Novas Tecnologias para o Tratamento Estético do Corpo e da Face

Thieme Revinter

Novas Tecnologias para o Tratamento Estético do Corpo e da Face

Spero J. Theodorou, MD
Clinical Assistant Professor of Surgery
Donald and Barbara Zucker School of Medicine
Hofstra/Northwell, Hempstead, New York;
Teaching Faculty
Aesthetic Plastic Surgery Fellowship
Manhattan Eye, Ear, and Throat Hospital;
Surgical Director and Co-Founder
bodySCULPT Plastic Surgery
New York, New York, USA

Christopher T. Chia, MD
Clinical Assistant Professor of Surgery
Donald and Barbara Zucker School of Medicine
Hofstra/Northwell, Hempstead, New York;
Teaching Faculty
Aesthetic Plastic Surgery Fellowship
Manhattan Eye, Ear, and Throat Hospital;
Surgical Director and Co-Founder
bodySCULPT Plastic Surgery
New York, New York, USA

Erez Dayan, MD
Harvard Trained Plastic Surgeon
Medical Director of Avance Plastic Surgery Institute
Reno/Tahoe, Nevada and Los Angeles, California, USA

353 Ilustrações

Thieme
Rio de Janeiro • Stuttgart • New York • Delhi

Dados Internacionais de Catalogação na Publicação (CIP)
(eDOC BRASIL, Belo Horizonte/MG)

T388n

    Theodorou, Spero J.
       Novas tecnologias para o tratamento estético do corpo e da face/ Spero J. Theodorou, Christopher T. Chia, Erez Dayan. – Rio de Janeiro, RJ: Thieme Revinter, 2023.

       246 p.: il.; 21 x 28 cm
       Inclui bibliografia.
       Título Original: *Emerging Technologies in Face and Body Contouring*
       ISBN   978-65-5572-167-6
       eISBN 978-65-5572-168-3

       1. Cirurgia plástica. 2. Lipectomia. 3. Ablação por radiofrequência. 4. Técnicas Cosméticas. I. Chia, Christopher T. II. Dayan, Erez. III. Título.

       CDD: 617.9

Elaborado por Maurício Amormino Júnior – CRB6/2422

Nota: O conhecimento médico está em constante evolução. À medida que a pesquisa e a experiência clínica ampliam o nosso saber, pode ser necessário alterar os métodos de tratamento e medicação. Os autores e editores deste material consultaram fontes tidas como confiáveis, a fim de fornecer informações completas e de acordo com os padrões aceitos no momento da publicação. No entanto, em vista da possibilidade de erro humano por parte dos autores, dos editores ou da casa editorial que traz à luz este trabalho, ou ainda de alterações no conhecimento médico, nem os autores, nem os editores, nem a casa editorial, nem qualquer outra parte que se tenha envolvido na elaboração deste material garantem que as informações aqui contidas sejam totalmente precisas ou completas; tampouco se responsabilizam por quaisquer erros ou omissões ou pelos resultados obtidos em consequência do uso de tais informações. É aconselhável que os leitores confirmem em outras fontes as informações aqui contidas. Sugere-se, por exemplo, que verifiquem a bula de cada medicamento que pretendam administrar, a fim de certificar-se de que as informações contidas nesta publicação são precisas e de que não houve mudanças na dose recomendada ou nas contraindicações. Esta recomendação é especialmente importante no caso de medicamentos novos ou pouco utilizados. Alguns dos nomes de produtos, patentes e design a que nos referimos neste livro são, na verdade, marcas registradas ou nomes protegidos pela legislação referente à propriedade intelectual, ainda que nem sempre o texto faça menção específica a esse fato. Portanto, a ocorrência de um nome sem a designação de sua propriedade não deve ser interpretada como uma indicação, por parte da editora, de que ele se encontra em domínio público.

Título original:
Emerging Technologies in Face and Body Contouring

Copyright © 2021 of the original English language edition by Thieme Medical Publishers, Inc. New York City, NY, USA.
Original title: Emerging Technologies in Face and Body Contouring, 1/e, by Spero J. Theodorou, Christopher T. Chia and Erez Dayan.

Copyright © 2021 da edição original em inglês da Thieme Medical Publishers, Inc. Cidade de Nova York, NY, EUA
Título original: Emerging Technologies in Face and Body Contouring, 1/e, por Spero J. Theodorou, Christopher T. Chia e Erez Dayan.

ISBN 978-1-62-623667-7

© 2023 Thieme. All rights reserved.

Thieme Revinter Publicações Ltda.
Rua do Matoso, 170
Rio de Janeiro, RJ
CEP 20270-135, Brasil
http://www.ThiemeRevinter.com.br

Thieme USA
http://www.thieme.com

Design de Capa: © Thieme
Créditos Imagem da Capa: Female Nude silhouette @shutterstock/ Eugene Partyzan
Mulher Nude Silhueta Jovem Sexy Mulher @shutterstock/Eugene Partyzan

Impresso no Brasil por Forma Certa Gráfica Digital Ltda.
5 4 3 2 1
ISBN 978-65-5572-167-6

Também disponível como eBook:
eISBN 978-65-5572-168-3

Tradução:
Edianez Chimello (Caps. Zero, 1 a 12)
Tradutora Especializada na Área da Saúde, SP

Vilma Ribeiro de Souza Varga (Caps. 13 a 25)
Médica e Tradutora Especializada na Área da Saúde, SP

Revisão Técnica:
Antonio Juliano Trufino
Membro Titular da Sociedade Brasileira de Cirurgia Plástica (SBCP)
Membro da American Society of Plastic Surgeons (ASPS)
Mestre em Medicina pela Universidade do Porto, Portugal
Graduado em Medicina pela Universidade Estadual de Londrina (UEL)
Residência Médica em Cirurgia Geral pela Universidade Estadual de Londrina (UEL)
Residência Médica em Cirurgia Plástica pelo Hospital Fluminense – Serviço do Prof. Ronaldo Pontes (MEC e SBCP)
Diretor da Clínica Trufino – São Paulo, SP
Cirurgião Plástico do Hospital Fluminense – Serviço do Prof. Ronaldo Pontes – Rio de Janeiro, RJ

Laís Ramalho Chaves Isobe
Membro da Sociedade Brasileira de Cirurgia Plástica (SBCP)
Formada em Cirurgia Plástica pelo Hospital Mater Dei – Belo Horizonte, MG

Leandro Ramalho Chaves Isobe
Membro Especialista da Sociedade Brasileira de Cirurgia Plástica (SBCP)
Formado em Cirurgia Plástica pelo Hospital Mater Dei – Belo Horizonte, MG
Clínica Interplástica Londrina, PR

Nádia de Rosso Giuliani
Membro Titular da Sociedade Brasileira de Cirurgia Plástica (SBCP)
Especialista em Contorno Corporal do HCFMUSP
Reconstrução de Mamas – Hospital São Camilo Oncologia

Todos os direitos reservados. Nenhuma parte desta publicação poderá ser reproduzida ou transmitida por nenhum meio, impresso, eletrônico ou mecânico, incluindo fotocópia, gravação ou qualquer outro tipo de sistema de armazenamento e transmissão de informação, sem prévia autorização por escrito.

Para John Polley por acreditar em mim, para Nick Tabbal por sua generosa amizade e para Daniel Baker por sua orientação e apoio valiosos. Para Gerald Pitman, por me apresentar à arte da lipoaspiração e a todos os professores que contribuíram para minha formação como cirurgião plástico. Para meu pai, John, por me permitir sonhar sem dificuldades. Para minha mãe, Maria, por sua crença verdadeira em mim e ao mesmo tempo reforçando as realidades do meu dilema, e para meu irmão, Peter, por seu amor infinito e cicatrizes na minha cabeça para continuar. Para minha incrível esposa, Julie, por não desistir em meio à insanidade e ficar comigo apesar de seu melhor julgamento para fugir para as colinas. Por último, para minha filha, Mary, por me deixar de joelhos, e para meu filho, John, por dar o último golpe em quaisquer vestígios remanescentes de ego que eu carregava. Amo todos vocês, ida e volta até a lua. "Pan Metron Ariston" (Tudo com moderação) à parte.

Spero J. Theodorou

Para minha esposa, Melissa, por seu apoio inabalável durante todos esses anos, com quem iniciei esta jornada com tantas voltas e mais voltas inesperadas. Para meus filhos, Annalise e Nico, que me permitem vislumbrar, por seus olhos, a nova perspectiva de oportunidades ilimitadas, e para minha mãe, Sophie, e meu pai, Frank, que instilaram em mim a força de superar até mesmo os desafios mais assustadores. Quero agradecer também a todos os meus professores em cirurgia plástica que me equiparam com as ferramentas e habilidades para continuar, humildemente, com o privilégio de nossa especialidade com o melhor da minha capacidade.

Christopher T. Chia

Para meus pais, Shalom e Simcha Dayan, que imigraram para este país sem nada e deram tudo ao meu irmão e a mim. Obrigado por acreditarem em nós antes que nós pudéssemos acreditar em nós mesmos. Para meu irmão, Etan, por compartilhar esta jornada comigo. Para minha esposa, Tali, por ser a copiloto da minha vida e a fundação da minha família. Eu não poderia nunca ter sonhado com melhor mãe e sócia na minha vida; sem você isto não teria sido possível. Para meus filhos, Elon, Asher e Leor – vocês fazem cada dia mais excitante que o próximo. Seu amor e energia me ajudaram a conseguir recuperar as forças. Para John e Catherine Farahi, obrigada por seu amor e apoio incondicionais; eu não poderia ter pedido a vocês para serem meus melhores segundos pais. E por último, para meus coautores, Doutores Spero J. Theodorou e Christopher Chia, por seu apoio em toda a minha carreira como cirurgião plástico.

Erez Dayan

Sumário

Prefácio xiii

Introdução xiv

Colaboradores xv

Seção I Princípios

1 Investigação por Imagens Tridimensionais para Tecnologia Emergente em Contorno Corporal 3
Isabel Robinson ▪ Pierre Saadeh

1.1	Introdução 4	1.5	Benefício Pós-Operatório da Investigação por Imagens 3D 6
1.2	História da Investigação por Imagens 3D na Cirurgia Plástica 4	1.6	Limitações 7
1.3	Benefício Pré-Operatório da Investigação por Imagens 3D 5	1.7	Conclusão 7
1.4	Benefício Intraoperatório da Investigação por Imagens 3D 6		

2 Conceitos Clinicamente Aplicáveis de Metabolismo de Gordura 9
Rachel L. Goldstein ▪ William G. Austen Jr. ▪ Erez Dayan

2.1	Introdução 9	2.4	Implicações Biológicas da Lipoaspiração 14
2.2	Anatomia do Tecido Adiposo 9	2.4.1	Efeitos Biológicos no Resultado Cosmético 14
2.2.1	Estrutura Macroscópica 9	2.4.2	Efeitos Metabólicos da Lipoaspiração 15
2.2.2	Componentes e Estrutura Celulares 11	2.5	Implicações Biológicas de Enxertia de Gordura .. 16
2.3	Fisiologia do Tecido Adiposo 12	2.6	Conclusão 16
2.3.1	Funções do Órgão Adiposo 12		
2.3.2	Desenvolvimento, Metabolismo e Giro do Tecido Adiposo 12		

Seção II Contorno Corporal Não Invasivo

3 Contorno Corporal Não Invasivo a *Laser* 21
John W. Decorato

3.1	Introdução 21	3.6	Técnica 23
3.2	Tratamento Hipertérmico 21	3.7	Resultados do Tratamento 25
3.3	Interação a *Laser* de Tecidos 21	3.8	Limitações de Tratamento 28
3.4	Resposta do Tecido ao Tratamento a *Laser* 22	3.9	Conclusão 28
3.5	Seleção de Pacientes 23		

4 Ultrassom em Modelagem Corporal Não Invasiva 30
Jennifer Croix ▪ Anne Chapas

4.1	Introdução 30	4.3.3	Procedimento de Ultrassom Focalizado de Baixa Frequência (Não Térmico) 36
4.2	Seleção de Pacientes 34		
4.3	Técnica 35	4.4	Aplicações Clínicas 37
4.3.1	Medidas e Avaliações Básicas 35	4.5	Tratamentos de Combinação 37
4.3.2	Procedimento para HIFU 35	4.6	Prós e Contras da Tecnologia 37

5 Criolipólise Tridimensional para Contorno Corporal 40
Villy Rodopoulou

5.1	Introdução 40	5.5	Avaliação-Consulta 43
5.2	Seleção de Pacientes 42	5.6	Tratamento 43
5.3	Critérios de Exclusão 42	5.7	Cuidados Posteriores 45
5.4	Técnica 42	5.8	Aplicações Clínicas 45

6 Destruição de Gordura por Radiofrequência Não Invasiva para Contorno Corporal 52
Alix O'Brien ▪ Sherrell J. Aston

7 O Papel das Células-Tronco no Contorno Corporal 61
Aris Sterodimas

7.1	Introdução 61	7.4.2	Paciente 2 65
7.2	Seleção de Pacientes 62	7.4.3	Paciente 3 66
7.3	Técnica 62	7.4.4	Paciente 4 67
		7.4.5	Paciente 5 68
7.4	Aplicações Clínicas 64	7.5	Discussão 69
7.4.1	Paciente 1 64		

8 Considerações Étnicas em Lipoaspiração 71
William Lao

8.1	Introdução 71	8.5	Atitude em Relação à Anestesia Geral 75
8.2	O Corpo Ideal 72	8.6	Cicatrização 76
8.3	Diferenças de IMC 74	8.7	Conclusão 77
8.4	Qualidade da Pele 75		

Seção III   Tecnologia de Lipoaspiração

9 Lipoaspiração a *Laser* com Anestesia Local: Cirurgia no Consultório 81
Christopher T. Chia

9.1	Introdução 81	9.3	Medicamentos Pré-Operatórios 82
9.2	Avaliação Pré-Operatória 82	9.4	Método de Anestesia Local 82

9.4.1	Solução Tumescente	83	9.5 **Considerações Pós-Operatórias**	89
9.4.2	Considerações Intraoperatórias	87	9.6 **Complicações**	89

10 Lipoaspiração com Radiofrequência para Contorno Corporal 91
Spero J. Theodorou ▪ Christopher T. Chia ▪ Erez Dayan

10.1	**Tecnologia de Radiofrequência**	91	**10.5** **RFAL: Seleção de Pacientes**	95
10.2	**RFAL: Mecanismo de Ação**	91	10.5.1 Candidatos à RFAL	96
10.3	**Dispositivo de RF**	92	10.5.2 Candidatos Insatisfatórios para RFAL	98
10.4	**Parâmetros de Segurança**	94	**10.6** **Pérolas e Armadilhas**	99

11 Tecnologia VASER para Contorno Corporal 102
Alfredo Hoyos ▪ Maurício Perez

11.1	**Introdução**	102	11.1.6 Lipoaspiração com VASER (VAL)	107
11.1.1	Tecnologia Ultrassônica em Medicina, História, Usos e Refinamentos	102	11.1.7 Retração da Pele com VASER	108
11.1.2	Física da VASER: Como funciona?	104	11.1.8 Perda Sanguínea e VASER	109
11.1.3	Indicações para VASER	105	11.1.9 Viabilidade das Células após o Uso de Lipoaspiração com VASER	109
11.1.4	Modo Contínuo *versus* Pulsado: Liberação de Energia e Conversão de Calor	106	11.1.10 Sondas e Configuração conforme cada Paciente	110
			11.2 **Complicações**	110
11.1.5	Desenho e Uso de Sondas	106	11.2.1 Prevenção e Tratamento	110

12 Lipoaspiração com Água 113
Sophie Pei-Hsuan Lu ▪ Steven Hsiang-Ya Wang

12.1	**Introdução**	113	12.3.5 LipoCollector	118
12.2	**Seleção de Pacientes**	113	12.3.6 Cuidados Posteriores	119
12.2.1	Indicações	113	**12.4** **Aplicações Clínicas**	120
12.2.2	Contraindicações	113	**12.5** **Tratamento de Combinação**	120
12.3	**Técnica**	114	12.5.1 Transplante de Gordura Autóloga	120
12.3.1	Dispositivo	114	**12.6** **Prós e Contras da WAL**	122
12.3.2	Modos de Operação da WAL	117	12.6.1 Prós	122
12.3.3	Sequências	118	12.6.2 Contras	123
12.3.4	Solução Tumescente	118	12.6.3 Dispositivo e Descartáveis	123

13 Tipos de Cânulas e Técnica para Vibrolipoaspiração 124
Briar L. Dent ▪ B. Aviva Preminger

13.1	**História da PAL**	124	**13.6** **Complicações**	127
13.2	**Equipamento**	124	**13.7** **Novas Aplicações**	127
13.3	**Vantagens para o Cirurgião**	125	**13.8** **Conclusão**	128
13.4	**Vantagens para o Paciente**	126		
13.5	**Procedimento**	127		

Seção IV Contorno Corporal com Base em Tecnologia de acordo com a Anatomia

14 *Facelifting* sem Cicatriz com Assistência por Radiofrequência Bipolar 133
Diane Irvine Duncan

14.1	Introdução 133		14.5	Discussão 136
14.2	Indicações: Escolha dos Pacientes 134		14.6	Aplicações Clínicas 138
14.3	Contraindicações 134		14.7	Terapia Combinada 138
14.4	Técnica 134			

15 Lipólise com Injeção – Pescoço
Sachin M. Shridharani

15.1	Introdução 140		15.5.2	Anestesia 145
15.2	Ácido Desoxicólico (ADC) 141		15.5.3	Técnica 145
15.3	Avaliação do Paciente 142		15.6	Resultados e Consequências 146
15.4	Planejamento e Preparação Pré-Operatórios 143		15.6.1	Caso 1 146
15.5	Técnica Cirúrgica 143		15.6.2	Caso 2 146
15.5.1	Posicionamento e Marcações 143		15.7	Problemas e Complicações 147

16 Pescoço: Lipoaspiração por Radiofrequência 150
Evangelos Keramidas

16.1	Introdução 150		16.10	Profundidade do Tratamento 153
16.2	Seleção dos Pacientes 150		16.11	Dicas Cirúrgicas 153
16.3	Planejamento e Preparação no Pré-Operatório .. 151		16.12	Estatística 154
16.4	Técnica Cirúrgica 151		16.13	Cuidados Pós-Operatórios 154
16.4.1	Marcação do Pescoço 151		16.14	Resultados 155
16.5	Incisões 151		16.15	Complicações 156
16.6	Infiltração 151		16.16	Estudos de Casos 156
16.7	Aparelhos 151		16.16.1	Caso 1 156
16.8	Gel 153		16.16.2	Caso 2 157
16.9	Técnica 153		16.16.3	Caso 3 157

17 Lipoaspiração do Pescoço: Técnica Clássica 160
Steven M. Levine

17.1	Avaliação do Paciente 160		17.3.4	Posicionamento do Paciente 161
17.2	Planejamento e Preparação Pré-Operatórios 160		17.3.5	Técnica 161
17.3	Técnica Cirúrgica 161		17.3.6	Procedimentos Auxiliares 163
17.3.1	Preparação da Pele 161		17.3.7	Cuidados Pós-Operatórios 163
17.3.2	Anestesia 161		17.3.8	Recuperação 163
17.3.3	Marcações 161		17.4	Resultados e Consequências 164
			17.5	Problemas e Complicações 164

18	Lipoaspiração Assistida por Radiofrequência para Contorno do Braço 165

Spero J. Theodorou ▪ Christopher T. Chia ▪ Stelios C. Wilson

18.1	Pontos de Referência Anatômicos no Braço para RFAL 165	18.5	Marcação do Coxim Adiposo do Tríceps e Parâmetros de Tratamento 168
18.2	Terra de Ninguém 166	18.6	Seleção de Candidatos à RFAL no Braço 171
18.3	Zona 1 e Zona 2 166	18.7	Aplicação de Radiofrequência 172
18.4	Coxim Adiposo do Deltoide 166	18.8	Conclusão 173
18.4.1	Marcação do Coxim Adiposo do Deltoide 166		

19	FaceTite: Técnica do Procedimento 174

P. Paolo Rovatti

19.1	Casos de Pacientes 178

20	Tratamento de Ginecomastia Masculina 181

Alfredo Hoyos ▪ David E. Guarin

20.1	O Bonito Normal: Anatomia Peitoral Masculina e Padrões de Beleza 181	20.5	Ginecomastia VASER: Abordagem Mista VASER para Induzir Retração da Pele e Reduzir o Sangramento 183
20.2	Análise das Deformidades do Tórax Masculino: Pele *versus* Glândula *versus* Gordura 182	20.6	Acesso Aberto para Tecido de Ginecomastia: Incisão Ômega Invertida 183
20.3	Algoritmo para as Opções Cirúrgicas na Ginecomastia Masculina; Específico Masculino 183	20.7	Complicações, Prevenção e Tratamento 184
20.4	Papel do Enxerto de Gordura para Melhorar a Aparência Muscular e Reduzir a Cicatriz nas Opções Cirúrgicas 183		

21	Contorno Corporal de Alta Definição do Abdome 185

Alfredo Hoyos ▪ David E. Guarin

21.1	Anatomia Feminina *versus* Masculina: Pontos de Referência, Planos e Anatomia Superficial 185	21.4.1	Marcações 187
21.2	Padrões de Beleza Constantes *versus* Flutuantes 186	21.5	Espaços Negativos 187
		21.5.1	Incisões 187
21.3	Biotipos e os Resultados de sua Influência 186	21.5.2	Infiltração 188
21.3.1	Ectomorfos 186	21.5.3	Emulsificação 188
21.3.2	Endomorfos 186	21.5.4	Extração 188
21.3.3	Mesomorfos 186	21.6	Músculo Reto Abdominal 188
21.4	Alta Definição Masculina na Área Abdominal: Procedimento e Variações de acordo com os Biotipos 187	21.7	Lipoaspiração da Camada Intermediária 189
		21.8	Enxerto de Gordura Adjuntivo no Tronco: Onde e Quando Usá-lo 189
		21.9	Complicações, Prevenção e Tratamento 189

22 Flancos e Quadris 191
Spero J. Theodorou

22.1	**Introdução** 191	**22.5**	**Tratamento** 193
22.2	**Anatomia**.. 191	**22.6**	**Cuidados Pós-Operatórios**............... 196
22.3	**Marcações** 192	**22.7**	**Complicações** 196
22.4	**Posicionamento** 192		

23 Gluteoplastia com Implantes.. 197
Douglas Senderoff

23.1	**Avaliação da Paciente**....................... 197	**23.5**	**Exemplos de Casos** 206
23.2	**Planejamento e Preparação Pré-Operatórios**.... 200	23.5.1	Caso 1 206
23.3	**Técnica Cirúrgica**............................... 200	23.5.2	Caso 2 207
23.4	**Complicações** 204	23.5.3	Caso 3 208

24 Contorno das Coxas com Base em Tecnologia... 210
W. Jason Martin

24.1	**Introdução** 210	**24.4**	**Técnica Cirúrgica**............................... 214
24.2	**Avaliação do Paciente**....................... 211	**24.5**	**Resultados e Consequências** 218
24.3	**Planejamento e Preparação Pré-Operatórios**.... 213	24.5.1	Problemas e Complicações 218

25 Contorno da Panturrilha, do Tornozelo e do Joelho.. 220
Christopher T. Chia ▪ Stelios C. Wilson ▪ Gerald H. Pitman

25.1	**Introdução** 220	**25.4**	**Procedimento** 221
25.2	**Avaliação Pré-Operatória**................. 220	**25.5**	**Considerações Pós-operatórias**........ 223
25.3	**Marcações** 221	**25.6**	**Dicas e Armadilhas** 223

Índice Remissivo 225

Prefácio

Quando apresentada, aproximadamente há 40 anos, a lipoaspiração foi um conceito revolucionário. Embora altamente eficaz em reduzir gordura corporal regional, seus resultados foram relativamente brutos e não tinham o controle associado à cirurgia tradicional.

Os refinamentos subsequentes usando cânulas mais finas e técnicas de anestesia local mais seguras tornaram a lipoaspiração o procedimento mais popular em cirurgia plástica estética.

Entretanto, apesar de seu sucesso e popularidade, a lipoaspiração sempre teve limitações significativas, principalmente em relação à falta de controle do envoltório de pele. O operador habilitado estará constantemente avaliando a nova relação entre o espaço morto subcutâneo criado pelo procedimento e a habilidade da pele de cobertura em se adaptar ao novo contorno. A idade do paciente, a área sendo tratada e muitos outros fatores desempenham um papel na determinação da habilidade do envelope de pele em se retrair apropriadamente. Esses parâmetros tiveram, com frequência, um papel limitante em termos de se atingir os resultados ideais.

Os pacientes de hoje têm expectativas elevadas. Eles buscam tratamentos não cirúrgicos, quando disponíveis, e tendem a evitar procedimentos associados a um período de recuperação prolongado. Nos últimos anos, novos desenvolvimentos tecnológicos surgiram – usando *lasers*, tecnologia de ultrassom, ondas de radiofrequência e uma nova variedade de meios para dissolver células adiposas sem cirurgia. Essas modalidades expandiram radicalmente o campo do contorno corporal ao reforçar a habilidade da pele em se retrair, ao mesmo tempo em que reduzem a morbidade cirúrgica. Este livro pioneiro, editado pelos Doutores Theodorou, Chia e Dayan apresenta este novo capítulo na ciência do contorno corporal. Estou emocionado por ver Dr. Theodorou e Dr. Chia assumirem a liderança nesse novo campo. Tendo participado na formação cirúrgica deles, considero suas conquistas com entusiasmo e orgulho genuíno.

Nicolas Tabbal, MD
Clinical Associate Professor of Surgery
Institute of Reconstructive Plastic Surgery
New York University School of Medicine
New York, New York, USA

Introdução

Os avanços tecnológicos na última década transformaram o panorama estético. Da análise do paciente ao tratamento e aos cuidados pós-operatórios – a maneira pela qual o tratamento estético é fornecido hoje é muito diferente do que era na época dos nossos predecessores. Além disso, os provedores de procedimentos estéticos estão vindo, cada vez mais, dos mais diversos cenários de treinamento, frequentemente, com escassez de treinamento em tecnologia estética.

Neste livro, as técnicas estéticas mais modernas foram discutidas com diretrizes teóricas e práticas. Ele servirá como um guia para os médicos. Os colaboradores deste livro são especialistas clínicos renomados. Eles forneceram detalhes concisos, embora abrangentes em suas áreas de especialização para o melhor uso e a segurança.

Esperamos que os leitores considerem este trabalho único como um recurso valioso para aprofundar sua compreensão da tecnologia estética emergente e ampliar seu arsenal de prática.

Spero J. Theodorou, MD
Christopher T. Chia, MD
Erez Dayan, MD

Colaboradores

SHERRELL J. ASTON, MD, FACS
Chairman
Department of Plastic Surgery
Manhattan Eye Ear and Throat Hospital;
Professor
Department of Plastic Surgery
New York University
New York City, New York, USA

WILLIAM G. AUSTEN JR., MD, FACS
Chief
Division of Plastic and Reconstructive Surgery and Division of Burn Surgery
Massachusetts General Hospital
Boston, Massachusetts, USA

ANNE CHAPAS, MD
Director
Union Square Laser Dermatology
Instructor of Dermatology
Mount Sinai Medical Center
New York, New York, USA

CHRISTOPHER T. CHIA, MD
Clinical Assistant Professor of Surgery
Donald and Barbara Zucker School of Medicine
Hofstra/Northwell, Hempstead, New York;
Teaching Faculty
Aesthetic Plastic Surgery Fellowship
Manhattan Eye, Ear, and Throat Hospital;
Surgical Director and Co-Founder
bodySCULPT Plastic Surgery
New York, New York, USA

JENNIFER CROIX, MD, PHD
Board Certified Dermatologist
Illinois Dermatology Institute
Skokie, Illinois, USA

EREZ DAYAN, MD
Harvard Trained Plastic Surgeon
Medical Director of Avance Plastic Surgery Institute
Reno/Tahoe, Nevada and Los Angeles, California, USA

JOHN W. DECORATO, MD, FACS
Board Certified Plastic Surgeon
Medical Director
Aesthetic Pavilion Ambulatory Surgery Center
Richmond, New York, USA

BRIAR L. DENT, MD
Plastic and Reconstructive Surgeon
Westmed Medical Group
Purchase, New York, USA

DIANE IRVINE DUNCAN, MD, FACS
Plastic Surgeon
Plastic Surgical Associates of Fort Collins
Fort Collins, Colorado, USA

RACHEL L. GOLDSTEIN, DO
Plastic Surgery Fellow, PGY-6
Houston Methodist Hospital
Houston, Texas, USA

DAVID E. GUARIN, MD
Plastic Surgeon
Professor
Plastic Surgery Section
PLASTICUV Research Group
Universidad del Valle
Cali, Colombia

ALFREDO HOYOS, MD
Associate Professor
Department of Plastic Surgery
University of San Martin in Bogota
Bogotá, Colombia

EVANGELOS KERAMIDAS, MD, FEBOPRAS
Director
Department of Plastic, Aesthetic, and Reconstructive Surgery
Co-Founder of Kosmesis Aesthetic Plastic Surgery Center
Central Clinic of Athens
Athens, Greece

WILLIAM LAO, MD
Board Certified Plastic Surgeon
Private Practice
New York, New York, USA

STEVEN M. LEVINE, MD
Clinical Assistant Professor of Plastic Surgery
Zucker School of Medicine at Hofstra University
New York, New York, USA

SOPHIE PEI-HSUAN LU, MD
Director
Haute Age Aesthetic Medicine Clinic
Former Assistant Professor
Department of Dermatology and Aesthetic Medical Center
Chang Gung Memorial Hospital
Taipei, Taiwan

W. JASON MARTIN, MD
Board Certified Plastic Surgeon
Adjunct Professor
Department of Plastic Surgery
University of Colorado
Denver, Colorado, USA

ALIX O'BRIEN, PA-C
NCCPA Board Certified Physician
New York, New York, USA

MAURICIO PEREZ, MD
Plastic Surgeon
Private Practice
Bogotá, Colombia

GERALD H. PITMAN, MD
Cosmetic, Plastic, and Reconstructive Surgery Specialist
President
Gerald H Pitman MD PC
New York, New York, USA

B. AVIVA PREMINGER, MD, MPH, FACS
Preminger Plastic Surgery
Department of Surgery
Columbia University
New York City, New York, USA

Colaboradores

ISABEL ROBINSON, MD
Resident
The Hansjörg Wyss Department of Plastic Surgery
NYU Grossman School of Medicine
New York, New York, USA

VILLY RODOPOULOU, MD, FEBOPRAS
Consultant Plastic Surgeon
Co-Founder of Kosmesis Aesthetic Plastic Surgery Center
Department of Plastic, Aesthetic, and Reconstructive Surgery
Central Clinic of Athens
Athens, Greece

P. PAOLO ROVATTI, MD
Lecturer
Agorà (School of Aesthetic Medicine)
International College of Aesthetic Medicine (ICAMP)
Founder and Director
Studio Rovatti Clinic
Verona, Italy

PIERRE SAADEH, MD
Vice Chair for Education
Associate Professor
The Hansjörg Wyss Department of Plastic Surgery
NYU Grossman School of Medicine
Chief of Plastic Surgery
Department of Plastic Surgery
Bellevue Hospital
New York, New York, USA

DOUGLAS SENDEROFF, MD, FACS
Board Certified Plastic Surgeon
Park Avenue Aesthetic Surgery
New York, New York, USA

SACHIN M. SHRIDHARANI, MD, FACS
Board Certified Plastic Surgeon
Founder of LUXURGERY–The Confluence of Luxury and Aesthetic Surgery
New York City, New York, USA

ARIS STERODIMAS, MD, MSC, PHD, ARCS
Head
Department of Plastic and Reconstructive Surgery
Metropolitan General Hospital in Athens
Athens, Greece

SPERO J. THEODOROU, MD
Clinical Assistant Professor of Surgery
Donald and Barbara Zucker School of Medicine
Hofstra/Northwell, Hempstead, New York;
Teaching Faculty
Aesthetic Plastic Surgery Fellowship
Manhattan Eye, Ear, and Throat Hospital;
Surgical Director and Co-Founder
bodySCULPT Plastic Surgery
New York, New York, USA

STEVEN HSIANG-YA WANG, MD
Director
Taipei Arts Plastic Clinic
Taipei, Taiwan

STELIOS C. WILSON, MD
Aesthetic Surgery Fellow
Department of Plastic Surgery
Manhattan Eye, Ear, and Throat Hospital
New York, New York, USA

Seção I
Princípios

1. Investigação por Imagens Tridimensionais para Tecnologia Emergente em Contorno Corporal   3

2. Conceitos Clinicamente Aplicáveis de Metabolismo de Gordura   9

1 Investigação por Imagens Tridimensionais para Tecnologia Emergente em Contorno Corporal

Isabel Robinson ▪ *Pierre Saadeh*

Resumo

Inicialmente adotada por cirurgiões craniofaciais, a tecnologia de investigação por imagens 3D se expandiu recentemente para os campos do contorno mamário e corporal. Esses sistemas criam valor pré, intra e pós-operatório ao facilitarem a conversação mais objetiva com os pacientes sobre as expectativas pré-cirurgia, permitindo a criação de guias de corte e implantes personalizados e permitindo aos cirurgiões uma quantificação mais precisa de seus resultados com o tempo. Embora atualmente limitada por custo e exigências de treinamento técnico, essa tecnologia continua a se desenvolver e provavelmente se tornará um recurso indispensável no arsenal do cirurgião de contorno corporal.

Palavras-chave: investigação por imagens tridimensionais (3D), CADCAS, contorno corporal, cefalometria, mamometria, microangiografia óptica sensível ultra-alta.

> **Pontos Essenciais**
>
> Sumário dos pontos técnicos das tecnologias de investigação por imagens 3D, aplicações e pontos para consideração (▶ Quadro 1.1).

Quadro 1.1 Sumário dos pontos técnicos das tecnologias de investigação por imagens 3D, aplicações e pontos para consideração

Seleção de pacientes	Indicações/contraindicações: todos os contornos corporais padronizados Indicações/contraindicações se aplicam, especificidades variam conforme o(s) procedimento(s)
Técnica	O paciente é fotografado (parado ou em movimento, dependendo da informação desejada), criando-se uma imagem digital. Dependendo do sistema, marcações anatômicas são automática ou manualmente identificadas. Essas marcações podem então ser manipuladas para alterar a imagem, dando uma ideia de consequências cirúrgicas em potencial. Imagens pós-operatórias podem ser obtidas e comparadas com as pré-operatórias para fornecer dados quantitativos sobre alterações volumétricas
Aplicações clínicas	Antes da operação, a investigação por imagens pode ser usada para consultar o paciente sobre os resultados estéticos de procedimentos em potencial. Durante a cirurgia, essa investigação pode ser usada para criar modelos, implantes e guias de corte impressos em 3D. Após a operação, esse recurso pode ser usado para avaliar, quantitativamente, resultados e monitorar alterações com o tempo
Combinações com outras tecnologias	A investigação por imagens complementa todas as manipulações de partes moles, particularmente para face e mama, pois já existe literatura relativamente extensa nessas duas áreas. Os princípios podem ser aplicados a outras áreas do corpo, mas, provavelmente, demandarão esforço manual maior por parte do usuário, pois são poucos os sistemas de análise automatizados para essas áreas
Prós	▪ Avaliação quantitativa e objetiva ▪ Identificação automática de marcas e análise de volume mais eficiente que o cálculo manual ▪ Aumento da confiança e da satisfação do paciente
Contras	▪ Custo (US$ 20.000 a US$ 60.000) ▪ Exigência de treinamento tecnológico ▪ *Software* atual voltado principalmente para face/mama

1.1 Introdução

A investigação por imagens em 3D é uma tecnologia emergente poderosa no campo do contorno corporal. O contorno corporal trata, inerentemente, das alterações e relações tridimensionais e, ainda assim, o planejamento pré-operatório e a avaliação pós-operatória têm, historicamente, confiado em representações bidimensionais. Com o advento da investigação por imagens em 3D, a análise volumétrica pode ser realizada e visualizada com uma precisão que as fotos em 2D são incapazes de superar. Isso permite aos cirurgiões fornecerem aos pacientes melhor compreensão de seus prováveis resultados cirúrgicos e assegurar a compreensão mútua sobre os objetivos cirúrgicos. Essa investigação também fornece um meio quantitativo de avaliar, com o tempo, resultados e alterações baseados em volume, para refinar mais ainda a técnica e otimizar os resultados cirúrgicos. Desenvolvimentos tecnológicos de investigação por imagens 3D recentes estão avançando na compreensão da microvasculatura[1] e permitindo aos cirurgiões e pacientes apreciarem vários resultados estéticos por meio de simulações virtuais em tempo real.[2] A investigação por imagens em 3D revoluciona a maneira pela qual os cirurgiões conseguem visualizar dados do paciente e tem grande potencial para aplicações tanto clínicas quanto de pesquisa.

1.2 História da Investigação por Imagens 3D na Cirurgia Plástica

A história da investigação por imagens 3D começa com a estereofotogrametria, ou a prática de estimar coordenadas tridimensionais na superfície de um objeto usando fotografias do objeto obtidas de diferentes posições. A técnica permite a compreensão mais matizada das relações tridimensionais e volumétricas que a fotografia bidimensional tradicional. Originalmente, Mannsbach sugeriu aplicar a estereofotogrametria aos campos da medicina e da odontologia em 1922, e em 1939 Zeller publicou, pela primeira vez, um mapa de contorno da face de um homem usando uma estereocâmera.[3] Entretanto, somente em 1944 a estereofotogrametria foi aplicada em um ambiente clínico com Thalmann usando a técnica para diagnosticar uma doença ortodôntica.[3]

Desde então, muitas variações da técnica foram desenvolvidas, mais notadamente os sistemas computadorizados que melhoram significativamente a velocidade e a profundidade da análise. Tais avanços incluem rastreamento de fluxo, que incorpora tempo em três análises tridimensionais para dar ao usuário a habilidade de rastrear alterações de partes moles imediatamente durante o movimento ou longitudinalmente após a cirurgia. Uma dessas interações é o rastreamento de manchas em 3D, no qual se aplica inicialmente maquiagem branca na face do paciente ou em outras superfícies de interesse. A maquiagem negra é então pontilhada sobre a branca, criando a aparência manchada que um computador pode detectar. Em um quadro craniofacial, o paciente faz várias expressões faciais que deslocam as manchas enquanto o computador rastreia e analisa essas alterações, produzindo um relatório sobre a expressividade facial desse paciente. Desenvolvimentos tecnológicos mais recentes, tais como o *software* de rastreamento óptico Di4D (Glasgow, Escócia) são capazes de rastrear um movimento facial pela criação digital de uma malha sobre a face do paciente e rastrear as alterações para ela com o tempo, evitando assim a necessidade de aplicação de maquiagem. Um dos mais recentes desenvolvimentos no campo da investigação clínica tridimensional por imagens é a microangiografia óptica sensível ultra-alta (UHS-OMAG), com a qual o monitoramento Doppler dos movimentos das hemácias é capaz de produzir mapas 3D da microvasculatura capilar na pele após 5 segundos de varredura.[1]

O que se segue será uma revisão de aplicações clínicas atuais de desenvolvimentos tecnológicos em investigação tridimensional por imagens, como o rastreamento de fluxo óptico e a UHS-OMAG, à prática de contorno corporal. Aplicações à cirurgia facial e de mama serão enfatizadas, pois a maior parte da pesquisa existente em tecnologia de investigação por imagens 3D vem dessas subespecialidades. Entretanto, muitos dos princípios discutidos se aplicam, igualmente, à maioria dos procedimentos de contorno corporal.

1.3 Benefício Pré-Operatório da Investigação por Imagens 3D

Já no início de 1978, leituras cefalométricas computadorizadas foram descritas por Malmgren *et al.*, como um meio de quantificar a aparência de estruturas ósseas na cabeça.[4] Em 1987 Guyuron expandiu o conceito de cefalometria em análise de partes moles, descrevendo padrões quantitativos para medir o nariz e ajudar no planejamento da rinoplastia.[5] A cefalometria clássica envolve a obtenção de leituras de marcos anatômicos e, em seguida, traçá-los à mão em papel de acetato para avaliar a harmonia facial e dentária. O planejamento cefalométrico tem sido usado no diagnóstico e no planejamento de tratamento de uma ampla faixa de doenças craniofaciais. O advento da tecnologia cefalométrica digital aumentou substancialmente a velocidade com a qual essas medições podem ser processadas e o nível de detalhes volumétricos que podem ser abordados.[6] Com um sistema de análise cefalométrica digital computadorizada (CADCAS) a imagem em 3D do paciente é capturada por meio da estereofotogrametria. Então, o *software* identifica automaticamente os marcos faciais e calcula volumes e distâncias relevantes. As medições cefalométricas computadorizadas demonstraram, repetidamente, produzir resultados que se correlacionam fortemente com valores derivados manualmente.[6,7]

Um desafio na cirurgia estética de mama é a falta de bancos de dados normativos em relação à prática craniofacial. Tradicionalmente, o planejamento dessa cirurgia e a avaliação dos resultados se basearam na discussão qualitativa entre o cirurgião e o paciente. Isso leva ao desenvolvimento de programas de assistência digital, os quais são quantitativos, inerentes e difíceis. Apesar de tudo, esforços têm sido feitos para padronizar a avaliação da cirurgia de mama com a ajuda da investigação por imagens tridimensionais. Para tanto, Karp *et al.* descrevem o princípio emergente da mamometria como ferramenta para planejamento e avaliação de cirurgia de mama por meio da análise volumétrica tridimensional.[2] Como ocorre com a cefalometria, a mamometria envolve o uso de sistemas de investigação por imagens 3D para fotografar o paciente e então identificar marcos essenciais na representação 3D resultante. Diferentemente da cirurgia craniofacial, que tem sistemas CAD-CAS que podem identificar marcos importantes automaticamente, o desenvolvimento de sistemas de investigação de mama por imagens tridimensionais é relativamente novo e, portanto, a interpretação automática da imagem está ainda em sua infância. Portanto, para programas de investigação de mamas por imagem, o cirurgião deve ou afinar os marcos mamários identificados pelo *software* ou identificar manualmente os marcos essenciais dos quais o *software* deriva volumes relevantes. Karp *et al.* sugerem incluir volume total de mama, distribuição volumétrica e projeção de mama entre as medidas de volume obtidas.[2] Estudos complementares validaram a investigação por imagens 3D da mama e mostram precisão de medições de volume pelo *software* em amostras de mastectomia dentro de 2% do volume medido, precisão de alteração em volume de mama e após o aumento, assim como precisão de medições automatizadas de até 91%.[8,9,10,11]

Uma vez capturadas as imagens e rotulados os marcos, as imagens 3D tanto craniofaciais quanto de mama fornecem benefício significativo ao cirurgião para o planejamento pré-operatório. As imagens obtidas e rotuladas digitalmente têm a vantagem de facilitar a manipulação e as imagens 3D fornecem informações importantes nas relações de volume e espaço que as fotografias-padrão em 2D não podem atingir. Isso fornece ao cirurgião estimativas visuais realistas dos resultados estéticos que seriam obtidos pela troca de valores volumétricos diferentes durante a cirurgia. Isso não só ajuda o cirurgião no planejamento pré-operatório, como é uma ferramenta altamente valiosa durante a consulta do paciente para a orientação e a conversão para a cirurgia. Com a ajuda da investigação por imagens 3D, o cirurgião pode demonstrar os resultados estéticos diferentes possíveis e fornecer ao paciente a compreensão mais precisa e personalizada de quais opções estão disponíveis para ele. Durante a consulta de rinoplastia, o cirurgião pode usar um CADCAS para manipular virtualmente o ângulo nasolabial, o ângulo nasofrontal, a ponta do nariz e a corcunda dorsal do paciente para demonstrar o efeito de cada procedimento.[12] Da mesma forma, o *software* pode demonstrar os efeitos 3D da cirurgia de aumento de mama, dependendo do tamanho e do formato do implante. Tal planejamento ajuda a verificar a compreensão do paciente, manejar as expectativas do paciente e permite um conjunto mais quantitativo de metas para a cirurgia.

1.4 Benefício Intraoperatório da Investigação por Imagens 3D

Em complementação à consulta do paciente, a investigação por imagens 3D pode ser útil ao cirurgião durante a cirurgia, ao ajudar na criação de guias de corte e implantes selecionados pessoalmente para o paciente. Na cirurgia craniofacial, as radiografias laterais e as varreduras de TC podem ser convertidas em imagens digitais 3D ou em modelos impressos em 3D do crânio de um paciente. Cirurgias simuladas podem então ser realizadas usando essas imagens e modelos 3D, dando ao cirurgião a compreensão mais precisa das especificidades da anatomia do paciente e o grau para o qual os tecidos devem ser manipulados para atingir o resultado desejado. Guias de corte e gabaritos de fixação personalizados podem ser projetados com base nessas cirurgias simuladas e então impressos em 3D de acordo com as medições peculiares de cada paciente. Quando aplicado à genioplastia esse sistema levou a resultados pós-operatórios que atingiram bem de perto os planos pré-operatórios e nível muito alto de satisfação do paciente em geral.[13] A investigação por imagens tridimensionais fornece benefícios intraoperatórios similares à cirurgia de mama. Para a redução de mama, a análise mamométrica pré-operatória pode fornecer ao cirurgião uma meta quantitativa para peso de ressecção por mama, o que pode ajudar a garantir o equilíbrio, particularmente em casos de assimetria pré-operatória significativa entre as mamas.

Junto com as representações virtuais em 3D de anatomia de superfície, existem hoje sistemas de investigação por imagens que conseguem mapear, em três dimensões, leitos capilares subjacentes, uma ferramenta poderosa em cirurgia de partes moles. A microangiografia óptica sensível ultra-alta oferece benefícios pré e intraoperatórios substanciais por meio de sua habilidade de, rápida e precisamente, mapear a microvasculatura facial, produzindo imagens tridimensionais de leitos capilares para facilitar a pesquisa em alterações vasculares e cicatrização de ferimentos. Em uma aplicação, a UHS-OMAG foi usada para demonstrar que a morbidade dos procedimentos de rejuvenescimento facial à base de ácido hialurônico pode ser causada pela injeção negligente do preenchedor nos capilares na face.[14] A habilidade dessa tecnologia de produzir representações 3D precisas de microanatomia permite a modelagem de uma faixa ampla de situações cirúrgicas e continuará a fornecer informações importantes para reduzir a morbidade e melhorar a técnica cirúrgica.

1.5 Benefício Pós-Operatório da Investigação por Imagens 3D

Além dos benefícios pré e intraoperatórios, a tecnologia de investigação por imagens 3D tem um valor imenso como ferramenta para a avaliação quantitativa pós-operatória. Isso é especialmente verdade no caso da cirurgia craniofacial, para a qual existem extensas coleções de dados normativos. Essa tecnologia permite aos cirurgiões a quantificação mais rápida da alteração cefalométrica pós-cirúrgica e a comparação dos resultados com o plano pré-operatório, assim como com os dados normativos. A espectrofotogrametria de rastreamento de manchas em 3D foi aplicada dessa maneira para medir, objetivamente, os efeitos do tratamento com toxina botulina tipo A para rugas, com mapas de calor gerados digitalmente e demonstrando a alteração em mobilidade pela face de pré para pós-operatória.[15] Da mesma forma, a análise da imagem 3D foi usada para criar o primeiro objetivo, a demonstração quantitativa da eficácia no longo prazo do ácido hialurônico no rejuvenescimento da cavidade lacrimal.[16]

Embora não exista um banco de dados mamométrico normativo e comparável para comparação de resultados, a investigação por imagens 3D realmente oferece aos cirurgiões de mama a habilidade de avaliar quantitativamente a alteração volumétrica atingida durante a cirurgia. Tal avaliação é crítica para continuar a desenvolver uma literatura baseada em evidência, com a qual se possa julgar a eficácia de técnicas e materiais cirúrgicos. Com o uso da investigação por imagens 3D pré e pós-operação, Karp *et al.* demonstraram que a projeção de 28 mamas após a colocação de implante foi 20,9% menor que a projeção informada pelo fabricante.[17] Além de quantificar imediatamente os resultados pós-cirúrgicos, a investigação por imagens tridimensionais permite a avaliação, no longo prazo, das consequências cirúrgicas. Em um estudo de pacientes submetidas à mamoplastia de redução, a investigação por imagens 3D demonstrou o processo de desenvolvimento de pseudoptose no primeiro ano pós-operatório, assim como a resolução desse quadro no segundo ano.[18] Dessa forma, esse tipo de investigação é capaz de registrar quantitativamente as alterações volumétricas pós-operatórias no longo prazo. O conhecimento dessas alterações pode ajudar em futuras consultas cirúrgicas e no planejamento, ao fornecer aos médicos uma estimativa de alterações mais definida, que tem a probabilidade de ocorrer após a cirurgia.

1.6 Limitações

Embora a nova tecnologia de investigação por imagens tridimensionais represente um grande potencial para reforçar o planejamento cirúrgico e a avaliação dos resultados, ela não é substituta do olho cirúrgico treinado. Procedimentos estéticos têm um nível inerente de subjetividade, e as contribuições quantitativas de investigação por imagens 3D e os sistemas de análise complementam, mas não substituem o julgamento qualitativo do cirurgião. Além disso, sistemas de investigação por imagens 3D podem ser proibitivamente dispendiosos, com as câmeras em 3D custando, em geral, entre US$ 20.000 e US$ 60.000.[2] Alternativas mais baratas incluem modelos manuais, com base em iPad, que podem variar entre US$ 1.000 e US$ 10.000.[12] Sistemas de análise que dependem de identificação manual de marcos, incluindo todos os sistemas existentes de investigação de mamas por imagens, exigem que o operador seja treinado no uso do *software*. A facilidade de uso percebida depende do sistema escolhido e da familiaridade do operador com a manipulação de imagens digitais.

1.7 Conclusão

A investigação por imagens 3D é uma ferramenta nova e poderosa com aplicações tanto em pesquisa como na clínica. Seu valor continuará a ser demonstrado em cenários pré, intra e pós-operatórios, à medida que seu uso se torne cada vez mais comum. Com esse tipo de imagens e análise, as práticas de contorno corporal podem reforçar a experiência do paciente e contribuir para o avanço do campo.

Referências Bibliográficas

[1] An L, Qin J, Wang RK. Ultrahigh sensitive optical microangiography for in vivo imaging of microcirculations within human skin tissue beds. Opt Express 2010;18(8):8220–8228

[2] Tepper OM, Unger JG, Small KH, et al. Mammometrics: the standardization of aesthetic and reconstructive breast surgery. Plast Reconstr Surg 2010;125(1):393–400

[3] Burke PH, Beard FH. Stereophotogrammetry of the face. A preliminary investigation into the accuracy of a simplified system evolved for contour mapping by photography. Am J Orthod 1967;53(10):769–782

[4] Bergin R, Hallenberg J, Malmgren O. Computerized cephalometrics. Acta Odontol Scand 1978;36(6):349–357

[5] Guyuron B. Precision rhinoplasty. Part I: The role of life-size photographs and soft-tissue cephalometric analysis. Plast Reconstr Surg 1988;81(4):489–499

[6] Chen SK, Chen YJ, Yao CCJ, Chang HF. Enhanced speed and precision of measurement in a computer-assisted digital cephalometric analysis system. Angle Orthod 2004;74(4):501–507

[7] Heike CL, Cunningham ML, Hing AV, Stuhaug E, Starr JR. Picture perfect? Reliability of craniofacial anthropometry using three-dimensional digital stereophotogrammetry. Plast Reconstr Surg 2009;124(4):1261–1272

[8] Losken A, Seify H, Denson DD, Paredes AA Jr, Carlson GW. Validating three-dimensional imaging of the breast. Ann Plast Surg 2005;54(5):471–476, discussion 477–478

[9] Mailey B, Freel A, Wong R, Pointer DT, Khoobehi K. Clinical accuracy and reproducibility of Portrait 3D Surgical Simulation Platform in breast augmentation. Aesthet Surg J 2013;33(1):84–92

[10] Creasman CN, Mordaunt D, Liolios T, Chiu C, Gabriel A, Maxwell GP. Four-dimensional breast imaging, part I: introduction of a technology-driven, evidence-based approach to breast augmentation planning. Aesthet Surg J 2011;31(8):914–924

[11] Roostaeian J, Adams WP Jr. Three-dimensional imaging for breast augmentation: is this technology providing accurate simulations? Aesthet Surg J 2014;34(6):857–875

[12] Weissler JM, Stern CS, Schreiber JE, Amirlak B, Tepper OM. The evolution of photography and three-dimensional imaging in plastic surgery. Plast Reconstr Surg 2017;139(3):761–769

[13] Qiao J, Fu X, Gui L, et al. Computer image-guided template for horizontal advancement genioplasty. J Craniofac Surg 2016;27(8):2004–2008

[14] Chang SH, Yousefi S, Qin J, et al. External compression versus intravascular injection: a mechanistic animal model of filler-induced ischemia. Ophthal Plast Reconstr Surg 2016;32(4):261–266

[15] Wilson AJ, Chin BC, Hsu VM, Mirzabeigi MN, Percec I. Digital image correlation: a novel dynamic three-dimensional imaging technique for precise quantification of the dynamic rhytid and botulinum toxin type a efficacy. Plast Reconstr Surg 2015;135(5):869e–876e

[16] Donath AS, Glasgold RA, Meier J, Glasgold MJ. Quantitative evaluation of volume augmentation in the tear trough with a hyaluronic acid-based filler: a three-dimensional analysis. Plast Reconstr Surg 2010;125(5):1515–1522

[17] Tepper OM, Small KH, Unger JG, et al. 3D analysis of breast augmentation defines operative changes and their relationship to implant dimensions. Ann Plast Surg 2009;62(5):570–575

[18] Choi M, Unger J, Small K, et al. Defining the kinetics of breast pseudoptosis after reduction mammaplasty. Ann Plast Surg 2009;62(5):518–522

2 Conceitos Clinicamente Aplicáveis de Metabolismo de Gordura

Rachel L. Goldstein ▪ *William G. Austen Jr.* ▪ *Erez Dayan*

Resumo

Este capítulo explora as propriedades anatômicas, de composição e fisiológicas diversas cirurgicamente aplicáveis do tecido adiposo e seu efeito nos resultados após procedimentos de contorno corporal. Adiposo é um órgão endócrino complexo e ativo. Cerca de 85% de todo o tecido adiposo no corpo humano é subcutâneo, disposto em camadas apical, do manto e profunda. A camada profunda é encontrada profunda à fáscia de Scarpa e representa a camada alvo para a lipoaspiração. O tecido adiposo é substancialmente vascularizado, com baixa demanda de oxigênio e alta suscetibilidade à epinefrina em fluido tumescente. Esse tecido contém vários tipos de células, incluindo um estoque rico em células-tronco mesenquimais, adipócitos distribuídos em lóbulos e tecido conjuntivo de suporte. Considerado hoje como o maior órgão endócrino no corpo, o tecido adiposo desempenha papeis ativos em homeostasia de energia, metabolismo de glicose, função imune e regulação hormonal. De acordo com a chamada "Hipótese Lipostática" amplamente aceita, o número total de adipócitos no corpo é definido durante a adolescência. Processos autonômicos com regulação central trabalham para manter um peso corporal definido. E se ficam sobrecarregados por um equilíbrio crônico de energia positiva ou negativa, os adipócitos alterarão o tamanho e, por fim, o volume levando a sequelas metabólicas daí resultantes. Alguns estudos sugerem que após procedimentos de lipectomia, o mecanismo lipostático pode levar ao crescimento de gordura de compensação em áreas não cirúrgicas ressecadas, tanto subcutâneas quanto viscerais, começando aos 3 meses após a operação. Alterações metabólicas resultantes em potencial podem, teoricamente, afetar a saúde geral do paciente, como consequência. Por fim, a compreensão da estrutura e das propriedades biológicas do adipócito ajudará a guiar as técnicas cirúrgicas para melhorar a "captação" geral após procedimentos de enxertia de gordura.

Palavras-chave: anatomia do tecido adiposo, lipectomia, obesidade, homeostasia de gordura, biologia de gordura, adipócito, enxertia de gordura.

2.1 Introdução

Embora historicamente tenhamos considerado que o tecido adiposo fosse inerte, capaz somente de armazenar energia, essa compreensão supersimplificada hoje é coisa do passado. Após pesquisa extensa e recente, o adiposo é hoje considerado como um órgão endócrino complexo e altamente especializado que exerce efeitos disseminados em virtualmente todos os sistemas orgânicos. De acordo com a American Society for Aesthetic Plastic Surgery, a lipectomia por sucção tornou-se a intervenção de cirurgia plástica mais comum, com quase 400.000 pacientes tratados em 2015. Aumentos nessa população de pacientes obrigam ainda mais os cirurgiões de órgãos adiposos a dominar o conhecimento da biologia desses órgãos, o que, por sua vez, cultiva uma apreciação mais profunda do impacto lipoescultural e proporciona resultados aperfeiçoados.[1]

2.2 Anatomia do Tecido Adiposo
2.2.1 Estrutura Macroscópica

O tecido adiposo existe por todo o corpo humano, fornecendo a maior contribuição volumétrica à matriz do tecido conjuntivo. A gordura corporal total em adultos magros, da qual 85% é subcutânea e o restante é visceral, contribui com aproximadamente 8% a 18% do peso corporal total em homens e com 14% a 28% nas mulheres, podendo chegar até 60% a 70% em pacientes obesos.[2]

Markman e Barton foram os primeiros a investigar a anatomia macroscópica da gordura subcutânea em um estudo com cadáveres em 1987 e suas descobertas ainda são usualmente aceitas e utilizadas atualmente.[3] As camadas discretas de gordura subcutânea são três: apical (ou perianexa), do manto (ou superficial) e profunda.

A camada apical é mais superficial, localizada logo embaixo da derme reticular e contendo gordura de aparência amarelada e septos fibrosos correndo perpendiculares à pele. Outras estruturas estão presentes incluindo glândulas sudoríparas, folículos pilosos e canais vasculares e linfáticos. Todas essas estruturas serão suscetíveis ao dano pela cânula de lipoaspiração se essa camada não for cuidadosamente evitada (▶Fig. 2.1). Lesões traumáticas eram mais comuns quando cânulas de diâmetro maior eram usadas (8-10 mm), com sequelas incluindo seromas, hiperpigmentação e até necrose da pele. Atualmente, essas complicações são raras na era das cânulas de 2-3 mm.[3,4]

A seguir, temos a camada do manto, localizada em toda parte, menos nas pálpebras, leito das unhas, ponte do nariz e no pênis e contendo pequenos lóbulos de gordura empacotados firmemente com septos pouco espaçados. Essa camada serve como absorvedora de choque, ajudando a pele a resistir ao trauma ao distribuir pressão sobre um campo mais amplo. A espessura dessa camada é consistente por todo o corpo e se correlata com o "teste do beliscão" (*pinch test*), um calibre profundo para a cânula de lipoaspiração que deverá ser inserida bem por baixo dessa camada.[3,4,5]

Por fim, a camada profunda, situada logo acima da fáscia do músculo subjacente, contém lóbulos de gordura grandes, irregulares e mal organizados. Ela é separada da camada do manto por uma membrana fibroelástica contínua, a fáscia superficial (chamada fás-

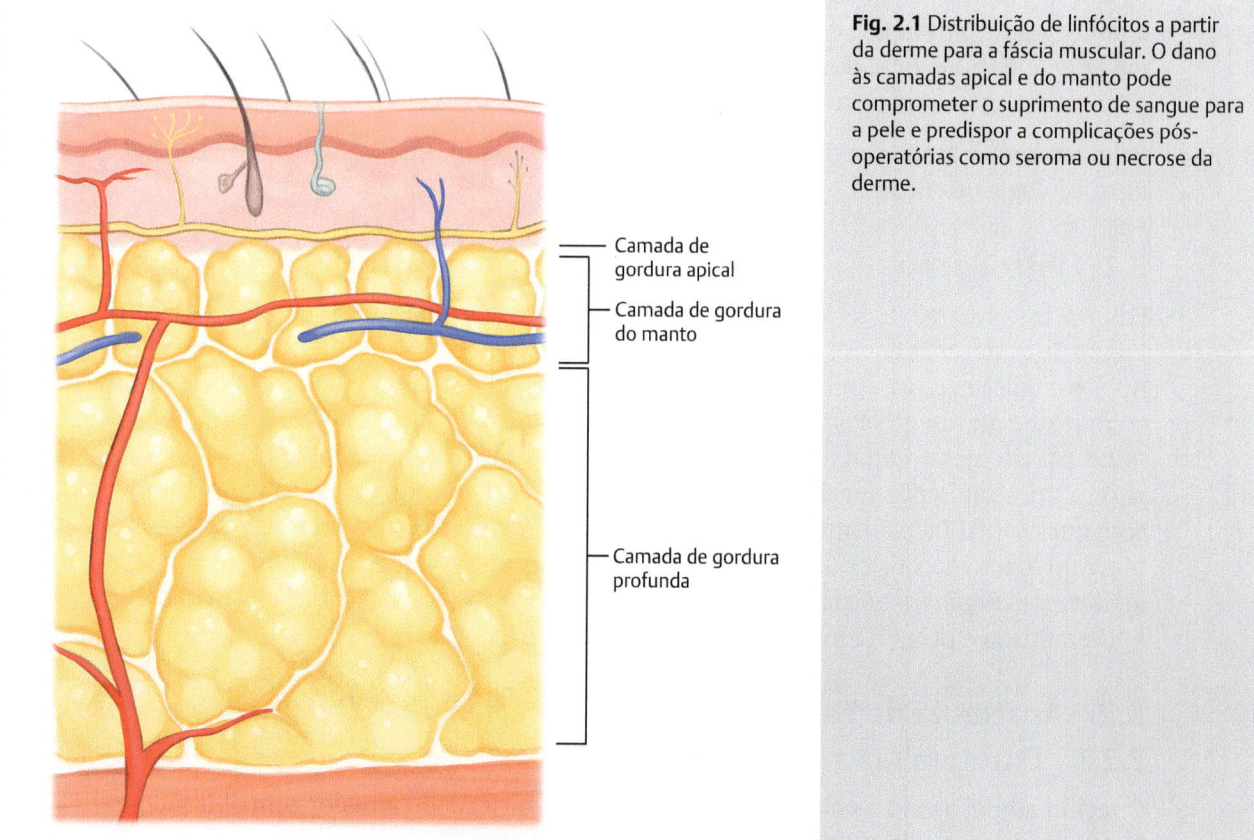

Fig. 2.1 Distribuição de linfócitos a partir da derme para a fáscia muscular. O dano às camadas apical e do manto pode comprometer o suprimento de sangue para a pele e predispor a complicações pós-operatórias como seroma ou necrose da derme.

cia de Scarpa, de Colles ou de Camper em certas áreas anatômicas). Essa é a camada alvo para a lipoaspiração. Sua espessura varia por região com base em genética, dieta e gênero, com as distribuições distintas específicas ao gênero a serem consideradas durante procedimentos de contorno corporal. Enquanto as mulheres exibem uma distribuição ginoide ou periférica metabolicamente favorável, com depósito de gordura aumentado nas áreas gluteofemorais, os homens tendem a uma distribuição androide ou central metabolicamente desfavorável, com aumento da deposição visceral.[6]

2.2.2 Componentes e Estrutura Celulares

O órgão adiposo compreende uma ampla variedade de tipos de célula, da qual apenas estimados 50% sejam realmente adipócitos (▶Fig. 2.2).[2] Outras células que se misturam com o adipócito predominante, incluindo os pré-adipócitos, células endoteliais, células de músculo liso e fibroblastos, são essenciais para a estrutura e a função do órgão adiposo. Existe também uma quantidade tão rica de células-tronco que o adiposo é considerado como o maior reservatório conhecido dessas células.[7] Quase todos os tipos de célula estão presentes na circulação normal: células imunes, mesenquimais, vasculares e nervosas, todas elas, foram identificadas em lipoaspirados.[2,7]

O adipócito é derivado de uma linha de células do tecido conjuntivo lembrando fibroblastos.[8,9] Células-tronco mesenquimais diferenciam-se em pré-adipócitos em formato fusiforme, que aumentam o tamanho das gotículas de lipídio, tornando-se mais esféricos para se desenvolverem em adipócitos maduros metabolicamente ativos.[8,9] O adipócito maduro consiste em uma gotícula de lipídio única, grande e central cercada por uma borda periférica de citoplasma contendo um núcleo visível e outras organelas, todas enclausuradas em uma membrana externa delgada.[9]

Na gordura subcutânea, os adipócitos são distribuídos em lóbulos suportados por septos, um estroma de tecido conjuntivo solto, contendo uma rede densa de capilares. Um alto gradiente de pressão osmótica força as células para o interior de uma configuração apertada dentro do lóbulo, cada uma suportada por uma rede de fibras de colágeno conhecida como matriz extracelular (ECM, em inglês para *extracellular matrix*). Essa matriz,

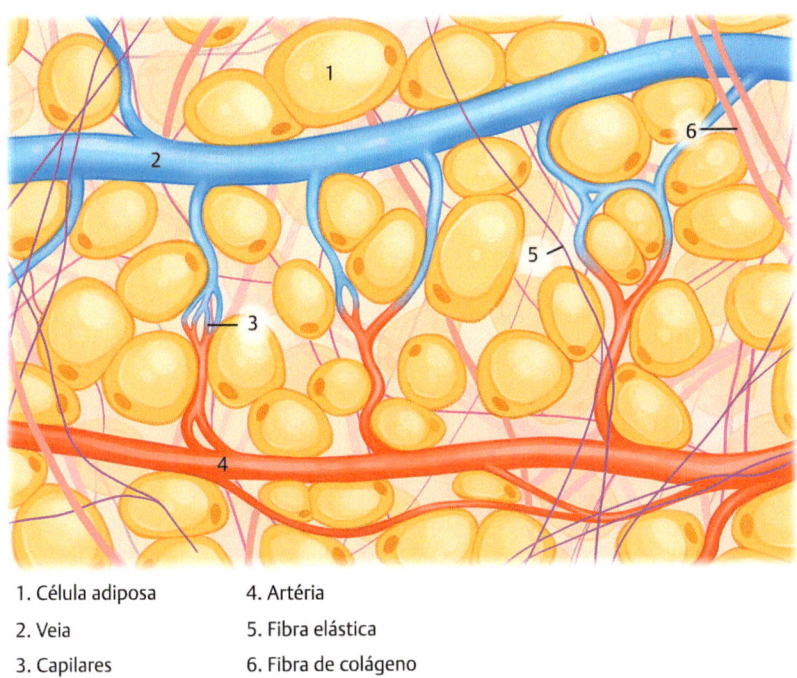

Fig. 2.2 Variedade de tipos de células que compõem o tecido adiposo.

1. Célula adiposa
2. Veia
3. Capilares
4. Artéria
5. Fibra elástica
6. Fibra de colágeno

contígua aos septos interlobulares, conecta cada célula à rede de capilares e atua também como substrato para o crescimento e a proliferação de células.[4,7,9] Essa alta densidade de capilares, junto com demandas baixas de O_2, fornece ao tecido adiposo a mais alta tensão parcial de oxigênio de todos os órgãos.[10] O arranjo característico do tecido adiposo (células compactadas no interior de uma rica microvasculatura) e a alta sensibilidade desses capilares à epinefrina permite o uso efetivo de anestesia tumescente e torna a lipoaspiração no consultório uma operação segura e sem sangue.[4]

2.3 Fisiologia do Tecido Adiposo

2.3.1 Funções do Órgão Adiposo

Até recentemente, a crença científica resignava o tecido adiposo somente aos simples papeis de armazenamento de energia, isolamento de calor e amortecimento de órgãos. Tudo mudou com a descoberta da leptina, por Friedman *et al.*, em 1994[8], um marco pioneiro que provocou uma erupção de interesse científico e conhecimento subsequente que continua a evoluir até hoje. O tecido adiposo é hoje considerado como o maior órgão endócrino no corpo[11] com papeis significativos conhecidos no transporte e na síntese, na sensibilidade da insulina e na regulação da hemostasia, da pressão arterial, da função imune e da angiogênese.[8]

A homeostasia por energia é uma função importante do adipócito, que é único em sua habilidade de armazenar a maior quantidade de calorias em forma de lipídios, prontamente disponíveis para liberação rápida.[8] Em momentos de descanso, os adipócitos captam os lipídios em circulação (produtos de gordura ingerida fragmentada) e os armazenam como gotas de triacilglicerol. Quando altas demandas metabólicas aumentam o impulso simpático, os adipócitos se tornam estimulados via receptores adrenégicos. Isso prepara a hidrólise do lipídio armazenado e a liberação de ácidos graxos na vasculatura para uso por outros órgãos e tecidos.[2,6,9] As perilipinas na superfície de gotas de lipídio intracelular atuam como porteiros, prevenindo o excesso de hidrólise. Na obesidade, as concentrações de perilipinas diminuem, tornando o adipócito frágil e apto à liberação de ácidos graxos livres.[12]

O tecido adiposo também atua com o sistema endócrino ao liberar dois hormônios específicos e substancialmente expressos nesse tecido. A leptina exerce efeito direto no hipotálamo, sinalizando saciedade e reduzindo a ingestão de alimentos.[8,13] Hormônios homeostáticos, como citocinas, insulina, glicocorticoides, hormônios sexuais e catecolaminas, modulam a liberação de leptina, implicando assim em vários outros papeis incluindo: metabolismo de glicose, desenvolvimento humano e pressão arterial.[13]

A adiponectina está significativamente envolvida no mecanismo da resistência à insulina ao reforçar a sensibilidade desse hormônio nos músculos e no fígado. Ela também promove a oxidação de ácidos graxos livres nos tecidos, reduzindo assim as concentrações séricas de lipídios. Na obesidade, o tecido adiposo mantém um estado inflamatório constante, liberando citocinas que modificam a liberação desses hormônios. A adiponectina reduz, enquanto a leptina na verdade aumenta, criando resistência em células-alvo. Essas alterações estão implicadas nos desarranjos metabólicos e nas associações de estado de doença (incluindo a aterosclerose) associados à obesidade.[12]

2.3.2 Desenvolvimento, Metabolismo e Giro do Tecido Adiposo

O desenvolvimento do tecido adiposo começa na infância, com a proliferação celular. O número de adipócitos continua a aumentar até a puberdade, antes de se nivelar na adolescência e finalmente cessar na vida adulta. Depois desse ponto, esse número de adipócitos no corpo geralmente não muda. A obesidade vitalícia é, portanto, substancialmente determinada na infância. As alterações de peso na vida adulta geralmente resultam de ajustes no volume celular – hipertrofia e hipotrofia – em vez de no número.[2,10,14] O número de adipócitos é rigidamente controlado em um processo constante de remodelagem que equilibra, cuidadosamente, o índice de apoptose/necrose dos adipócitos com a adipogênese.[10]

O giro de células de gordura começa com a adipogênese. O adipócito maduro totalmente desenvolvido tem, em média, 50-60 μm de diâmetro. Durante toda a sua vida de 10 anos, a célula continua a se expandir até atingir o tamanho máximo, governada por suprimento sanguíneo, cerca de 150-160 μm. Após esse ponto, a célula sucumbirá à hipóxia e morrerá. O adipócito moribundo libera fatores inflamatórios que recrutam macrófagos M1 para cercá-lo, formando "estruturas como coroas" e fagocitam as gotas de lipídio remanescentes das células mortas.[2,10] Esses macrófagos liberam mais citocinas, por sua vez recrutando mais células e promovendo angiogênese e diferenciação de pré-adipócitos. Na obesidade, um índice mais alto de morte celular sobrecarrega os recursos disponíveis e reduz o giro de gordura, precipitando, com o tempo, o acúmulo de gordura metabolicamente desfavorável.[10]

A chamada "Hipótese Lipostática" comumente aceita explica o mecanismo de manutenção da gordura corporal. Flutuações de peso desencadeiam sistemas autônomos centralmente regulados que ajustam a ingesta de alimentos e o índice metabólico até que o peso definido seja ganho novamente.[10] O desequilíbrio crônico de energia pode sobrecarregar mecanismos lipostáticos que resultam em alteração de peso significativa. A maioria dos pacientes em busca de lipoaspiração possui depósitos de gordura não desejados, acumulados de um estilo de vida favorecendo um estado de equilíbrio positivo entre dieta e exercício. Adipócitos nesse estado irão se atrofiar substancialmente, até atingirem um tamanho crítico, cerca de 170% do tamanho ideal de uma célula e determinado pela genética e pelo local de depósito anatômico. Depois desse ponto, começará a hiperplasia.[2] No tecido obeso, as células são geralmente maiores, com seu tamanho se correlacionando com a insensibilidade à insulina.[2]

No estado de equilíbrio de energia negativa, o tamanho e o volume do adipócito diminuem.

As células aparecem substancialmente emagrecidas, com escassez de lipídios e densidades adrenérgicas aumentadas de vasos e de fibras nervosas.[2] Glucagon e epinefrina ativam a lipase de triglicerídeos em tecido adiposo armazenado para mobilizar ácidos graxos, resultando em perda de peso.[4] Isso pode variar por região anatômica: por exemplo, na região gluteofemoral de regiões pré-menopausa existe expressão reduzida de receptores adrenérgicos com atividade lipolítica reduzida, tornando essas áreas mais resistentes à perda de peso.[2]

No estado alimentado, a glicose sérica aumenta ativando a insulina, que antagoniza o glucagon. Na presença de níveis crescentes de glicose, a proporção insulina-glucacon por fim favorecerá a insulina. Nesse ponto, os níveis de glucagon diminuem e a gordura não pode mais ser mobilizada. Isso levanta pontos importantes sobre dieta e nutrição. A dieta ideal deverá restringir tanto a ingesta calórica quanto promover a mobilização de gordura armazenada. Uma dieta rica em carboidratos refinados produz surtos de glicose, estimulando a liberação de picos de insulina, que inibem o catabolismo do adipócito. Por outro lado, uma dieta de gorduras, proteínas e carboidratos complexos (ou seja, frutas e vegetais), que demanda tempo prolongado de digestão e de absorção, mantém níveis mais baixos de glicose pós-prandial, e por isso promovendo efetivamente a perda de peso (▶Fig. 2.3).[4]

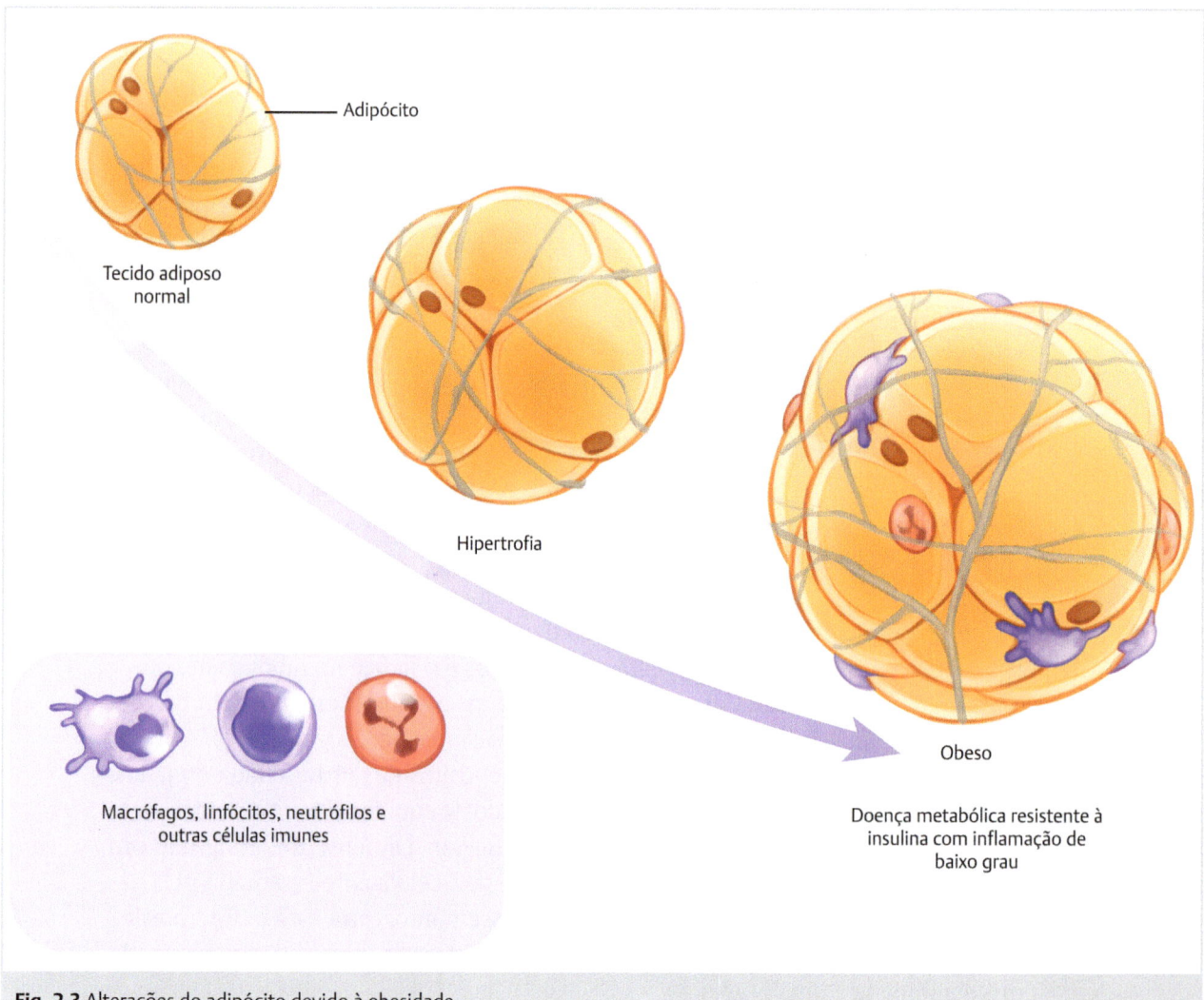

Fig. 2.3 Alterações do adipócito devido à obesidade.

2.4 Implicações Biológicas da Lipoaspiração
2.4.1 Efeitos Biológicos no Resultado Cosmético

O conhecimento da hipótese lipostática nos pede para perguntar sobre as implicações de procedimentos, como a lipoaspiração, que reduzem a gordura corporal total. Embora os dados atuais sejam conflitantes, isso levanta pontos interessantes que deverão ser incluídos em conversas pré-operatórias para assegurar consequências bem-sucedidas e manejar expectativas. A maioria das experiências de lipectomia foi conduzida com modelos animais e mostra, em geral, um aumento de compensação em coxins de gordura não excisados.[15] Resultados similares foram observados em estudos com seres humanos que reivindicaram que o crescimento adiposo de compensação após uma lipectomia se manifestava como dilatação das mamas. Isso pode ter sido causado por ganho geral de peso e redistribuição de gordura corporal em áreas não aspiradas, mas alterações na proporção androgênio-estrogênio também poderiam ser um fator de contribuição.[16]

Uma revisão recente resume dados de estudos clínicos com seres humanos examinando consequências no curto e no longo prazo após a lipoaspiração. Em geral, esses resultados concorrem com os de estudos com animais: após a operação, os pacientes experimentam uma perda inicial de massa de gordura e de peso que dura até 3 meses. Entretanto, após 3 meses a restauração da gordura corporal tem início gradativo e, em geral, completa-se em 1 ano.[16] Hernandez *et al.* foi o primeiro a avaliar a redistribuição anatômica de gordura em um estudo clínico prospectivo, randomizado e controlado. Pacientes tratados com lipoaspiração de coxas, quadris e/ou abdome foram comparados com um grupo-controle não tratado. Nas primeiras 6 semanas, o grupo tratado manteve uma porcentagem de redução em gordura corporal e massa de gordura total. Mas, durante os 6 meses seguintes, a diferença entre os grupos diminuiu gradualmente até que ninguém fosse visualizado em 1 ano. É interessante, porém, observar que após 1 ano, a perda de gordura foi realmente retida nas regiões de coxas e quadris, enquanto a gordura foi acumulada nas regiões abdominais, tanto visceral quanto subcutânea, independentemente de os pacientes terem realmente se submetido à lipoaspiração abdominal. Além disso, o volume de gordura abdominal visceral foi substancialmente aumentado, quando comparado com os volumes pós-operatórios no grupo-controle e com volumes básicos no grupo tratado.[16]

Vários mecanismos foram propostos para explicar a volta da gordura após a lipoaspiração. Alguns teorizam que as células danificadas pela cânula de lipoaspiração liberam citocinas inflamatórias que promovem a adipogênese.[4] Outros sugerem que a escassez súbita de energia armazenada desencadeia mecanismos homeostáticos, induzindo uma cascata adipogênica de compensação. Com base nesse conceito, Benetti *et al.* investigaram uma estratégia para melhorar resultados no longo prazo em um estudo controlado e randomizado. Após se submeterem à lipoaspiração abdominal, os pacientes inscritos foram designados a um grupo de treinamento, que manteve um programa vigoroso de exercícios três vezes por semana, ou a um grupo sem treinamento. Após 6 meses, a massa de gordura total diminuiu somente no grupo de treinamento, enquanto a massa de gordura visceral aumentou no outro grupo sem treinamento, quando comparados ambos com os valores pré-operatórios básicos nesses pacientes e com os resultados observados no grupo de treinamento.[16] Por isso, a garantia de consequências bem sucedidas da lipoescultura deve-se, em última análise, a uma combinação da operação do cirurgião e da dedicação do paciente a uma rotina de dieta e exercícios apropriados para manter um equilíbrio de energia negativa.

2.4.2 Efeitos Metabólicos da Lipoaspiração

Embora as consequências cosméticas da lipoaspiração sejam claramente visíveis, muito debate se concentrou em se saber se há também efeitos metabólicos. Já está bem estabelecido que uma distribuição central (abdominal) de gordura está associada a um aumento significativo no risco de doença cardiovascular e diabetes do tipo 2, enquanto a distribuição gluteofemoral, na verdade, protege contra a doença cardiovascular.[1]

Com essa base lógica, muitos testaram a hipótese de que a redução cirúrgica de volume de gordura de certas regiões anatômicas poderia levar a benefícios de saúde. Entretanto, os resultados foram conflitantes. Um estudo de referência por Klein *et al.*, de pacientes obesos submetidos à lipoaspiração abdominal de grande volume falhou em mostrar quaisquer diferenças significativas após 10-12 semanas em múltiplos parâmetros finais, incluindo sensibilidade à insulina e fatores de risco para doença de artéria coronária.[1,17] Outros estudiosos informaram descobertas similares em pacientes tanto obesos quanto magros.[1]

Por outro lado, numerosos outros investigadores sugerem que benefícios de saúde significativos realmente existem, especialmente na população obesa e após seguimento no longo prazo. Por exemplo, Giugliano *et al.* informaram redução na resistência à insulina e citocinas inflamatórias com adiponectina e HDL aumentados em pacientes obesos 6 meses após lipoaspiração de grande volume. Foi também observada uma correlação entre o volume de gordura extraído pela lipoaspiração e o grau de alteração nesses fatores.[1] Outros estudos, incluindo um contendo a maior coorte informada de mulheres obesas, demonstraram não só aperfeiçoamentos similares em níveis de insulina e sensibilidade, mas também pressão arterial e níveis de lipídios reduzidos, tudo aos 3-4 meses.

A razão para resultados tão inconsistentes não é clara. Uma explicação pode ser que enquanto a maioria dos estudos de maior porte limitou suas áreas de tratamento ao abdome, alguns estudos de menor porte não padronizaram áreas de tratamento e incluíram pacientes com lipoaspiração em múltiplas regiões diferentes. Somente um estudo examinou pacientes submetidos à lipoaspiração só na região gluteofemoral. Após 1 ano, esses pacientes mantiveram gordura reduzida nessa região e exibiram também aumento em triglicerídeos pós-prandiais, sugerindo um efeito prejudicial da lipoaspiração nessa área. Outros resultados sugeriram, ainda, que esses desarranjos metabólicos podem ser devidos à mobilização de estoques de triglicerídeos pré-existentes após o procedimento.[1]

Embora todas as informações anteriores sugiram ampla variedade em consequências cosméticas e metabólicas após uma lipoescultura, a satisfação geral do paciente permanece reconfortante. De fato, uma pesquisa informou um índice de satisfação de 80% após a lipoaspiração, apesar do ganho de peso em 43% dos que responderam.[16]

2.5 Implicações Biológicas de Enxertia de Gordura

Considerando-se a biologia do adipócito, uma célula com estrutura frágil, alta sensibilidade à hipóxia e propensão adaptativa para giro celular, não é surpresa que a enxertia de gordura apresente tantos desafios. Os índices informados de reabsorção do enxerto variam desde 20% até 90%. A chamada "Teoria de Sobrevivência da Célula" (*Cell Survivor Theory*) afirma que o sucesso da enxertia de gordura depende diretamente do número de adipócitos viáveis transplantados.[18] Portanto, compreender as implicações biológicas do processo de transplante pode ajudar os cirurgiões a melhorar a "pega" do enxerto. A estrutura celular do adipócito (uma grande gotícula de lipídio cercada por uma membrana externa fina) torna-o altamente suscetível à ruptura quando introduzido às forças de pressão negativa e positiva e à tensão de cisalhamento durante o processo de enxertia de gordura. Essa tensão de cisalhamento durante a aspiração pode ser minimizada usando-se cânulas maiores (de 5 mm em vez de 3 mm), que demonstraram melhorar a viabilidade e a pega.[18,19] Pressões altas de sucção e velocidades de centrifugação (até 5.000 g) não parecem exercer muito efeito na sobrevivência das células.[20] Muitos estudaram os efeitos das células-tronco, sugerindo aumento da viabilidade e da pega do enxerto com alta concentração de células-tronco no tecido enxertado.[11] Entretanto, outros informam que o processamento de tecido que atinge a mais alta concentração possível de gordura pura para injeção tem o maior impacto sobre a pega do enxerto.[21,22] Por fim, a força de cisalhamento gerada durante a injeção mostrou afetar substancialmente a viabilidade do enxerto. O mais importante é manter pressão positiva baixa mediante injeção lenta, mais do que o diâmetro da agulha da injeção.

2.6 Conclusão

Antes um tecido altamente subestimado, o tecido adiposo é hoje um órgão complexo e dinâmico. Descobertas recentes colocaram esse órgão no centro de muitas intrigas científicas. Nossa compreensão de suas propriedades está constantemente evoluindo com a proliferação de dados científicos que continua atualmente. Com o conhecimento profundo e a apreciação da dinâmica do tecido adiposo, as consequências cirúrgicas só podem se aperfeiçoar.

Referências Bibliográficas

[1] Pramyothin P, Karastergiou K. What can we learn from interventions that change fat distribution? Curr Obes Rep 2016; 5(2):271–281

[2] Cinti S. The adipose organ. In: Fantuzzi G, Mazzone T, eds. Nutrition and Health: Adipose tissue and Adipokines in Health and Disease. Totowa: Humana Press; 2007:319

[3] Markman B, Barton FE, Jr. Anatomy of the subcutaneous tissue of the trunk and lower extremity. Plast Reconstr Surg 1987;80(2):248–254

[4] Kaminski MV, Lopez de Vaughan RM. The anatomy and physiology metabolism/nutrition of subcutaneous fat. In: Shiffman MA, Giuseppe AD, eds. Liposuction Principles and Practice. Berlin: Springer; 2006: 1725

[5] Hoyos AE, Prendergast PM. Fat Anatomy, metabolism, and principles of grafting. In: Hoyos AE, Prendergast PM, eds. High Definition Body Sculpting. Berlin: Springer; 2014:8391

[6] Karastergiou K. The interplay between sex, ethnicity, and adipose tissue characteristics. Curr Obes Rep. 2015;4(2):269–278

[7] Tholpady SS, Llull R, Ogle RC, Rubin JP, Futrell JW, Katz AJ. Adipose tissue: stem cells and beyond. Clin Plast Surg 2006;33(1):55–62, vi

[8] Rosen ED, MacDougald OA. Adipocyte differentiation from the inside out. Nat Rev Mol Cell Biol 2006;7(12):885–896

[9] Slavin BG. The morphology of adipose tissue. In: Cryer A, Van RL, eds. New Perspectives in Adipose Tissue: Structure, Function and Development. London: Butterworths; 1985:2343

[10] Sun K, Kusminski CM, Scherer PE. Adipose tissue remodeling and obesity. J Clin Invest 2011;121(6):2094–2101

[11] Eto H, Suga H, Matsumoto D, et al. Characterization of structure and cellular components of aspirated and excised adipose tissue. Plast Reconstr Surg 2009; 124(4):1087–1097

[12] Greenberg AS, Obin MS. Obesity and the role of adipose tissue in inflammation and metabolism. Am J Clin Nutr 2006; 83(2):461S–465S

[13] Ahima RS, Flier JS. Adipose tissue as an endocrine organ. Trends Endocrinol Metab 2000; 11(8):327–332

[14] Spalding KL, Arner E, Westermark PO, et al. Dynamics of fat cell turnover in humans. Nature 2008;453(7196):783–787

[15] Mauer MM, Harris RB, Bartness TJ. The regulation of total body fat: lessons learned from lipectomy studies. Neurosci Biobehav Rev 2001;25(1):15–28

[16] Seretis K, Goulis DG, Koliakos G, Demiri E. Short- and long-term effects of abdominal lipectomy on weight and fat mass in females: a systematic review. Obes Surg 2015; 25(10):1950–1958

[17] Klein S, Fontana L, Young VL, et al. Absence of an effect of liposuction on insulin action and risk factors for coronary heart disease. N Engl J Med 2004;350(25):2549–2557

[18] Erdim M, Tezel E, Numanoglu A, Sav A. The effects of the size of liposuction cannula on adipocyte survival and the optimum temperature for fat graft storage: an experimental study. J Plast Reconstr Aesthet Surg 2009; 62(9):1210–1214

[19] Kirkham JC, Lee JH, Medina MA, III, McCormack MC, Randolph MA, Austen WG, Jr. The impact of liposuction cannula size on adipocyte viability. Ann Plast Surg 2012; 69(4):479–481

[20] Lee JH, Kirkham JC, McCormack MC, Nicholls AM, Randolph MA, Austen WG, Jr. The effect of pressure and shear on autologous fat grafting. Plast Reconstr Surg 2013;131(5): 1125–1136

[21] Salinas HM, Broelsch GF, Fernandes JR, et al. Comparative analysis of processing methods in fat grafting. Plast Reconstr Surg 2014;134(4):675–683

[22] Kurita M, Matsumoto D, Shigeura T, et al. Influences of centrifugation on cells and tissues in liposuction aspirates: optimized centrifugation for lipotransfer and cell isolation. Plast Reconstr Surg 2008;121(3):1033–1041, discussion 1042–1043

Seção II
Contorno Corporal Não Invasivo

3	Contorno Corporal Não Invasivo a *Laser*	21
4	Ultrassom em Modelagem Corporal Não Invasiva	30
5	Criolipólise Tridimensional para Contorno Corporal	40
6	Destruição de Gordura por Radiofrequência Não Invasiva para Contorno Corporal	52
7	O Papel das Células-Tronco no Contorno Corporal	61
8	Considerações Étnicas em Lipoaspiração	71

3 Contorno Corporal Não Invasivo a *Laser*

John W. Decorato

Resumo

O contorno corporal permanece como um dos procedimentos cosméticos mais populares. O advento das opções não cirúrgicas de contorno corporal levou ao aumento significativo no número de pacientes buscando redução em depósitos de gordura não desejados com melhora no contorno corporal. O procedimento de contorno a *laser* não invasivo se baseia nos princípios de resposta do tecido à hipertermia e início de apoptose, com resposta imunológica subsequente resultando na limpeza dos adipócitos danificados. O comprimento de onda a *laser* de 1064 nm foi escolhido por suas propriedades ópticas; ou seja, penetração profunda de energia no tecido subcutâneo com deposição controlada de calor, ausência de lesão à pele de cobertura e potencial para uso em qualquer tipo de pele. A redução substancial de gordura e a melhora duradoura no contorno são observadas em seguida ao tratamento a *laser* não invasivo com o dispositivo a *laser* SculpSure Cynosure.

Palavras-chave: redução não invasiva de gordura, redução de gordura a *laser*, hipertermia, interação tecidual a *laser*, condução térmica, apoptose, comprimento de onda de 1060 nm.

3.1 Introdução

O excesso de gordura corporal é um problema significativo nos EUA. Dados colhidos pelo CDC informam que aproximadamente um terço dos adultos está com sobrepeso (IMC > 25 e < 30)[1]. O contorno corporal, a remoção de depósitos de gordura localizada não desejados, é um procedimento cosmético muito popular. A American Society of Plastic Surgeons (ASPS) informou que mais de 635.000 procedimentos (cirúrgicos e não invasivos) foram executados em 2018 para a redução de gordura não desejada.[2] A lipoaspiração, a remoção cirúrgica de depósitos localizados de gordura subcutânea, é o procedimento cirúrgico cosmético mais popular realizado.[2] Os procedimentos de contorno corporal não invasivo entraram no mercado como método alternativo de aperfeiçoar o contorno corporal sem intervenção cirúrgica. De acordo com a ASPS, a redução não invasiva de gordura é hoje o sétimo procedimento não cirúrgico mais requisitado.[2]

3.2 Tratamento Hipertérmico

A resposta do tecido à hipertermia foi muito bem pesquisada. Os estudos sobre o efeito do tratamento hipertérmico em adipócitos demonstraram que um aumento moderado na temperatura de 5°C a 10°C (42°C-47°C) causará lesão celular e tecidual por vários mecanismos, incluindo alterações de permeabilidade da membrana celular, desnaturação de proteínas celulares e inibição da síntese e reparo do DNA.[3] Essas lesões resultarão em morte celular retardada ou apoptose.[4] A lesão celular e de tecido estimulará o sistema de vigilância imune inato e adaptativo do corpo, resultando na liberação dos adipócitos danificados.

3.3 Interação a *Laser* de Tecidos

O *laser* tem sido usado em tratamentos médicos por décadas. O comprimento de onda especial de luz a *laser* escolhido para um tratamento depende das propriedades físicas do tecido e das propriedades de absorção do comprimento da onda. A energia absorvida pelo tecido é convertida em calor, resultando na hipertermia controlada e lesão subsequente do tecido-alvo.

O dispositivo SculpSure da Cynosure Corporation é o primeiro aprovado pela FDA para redução de gordura a *laser* com aplicação externa. O comprimento de onda de 1060 nm escolhido para esse dispositivo a *laser* não invasivo de redução de gordura foi selecionado por suas propriedades ópticas em pele e gordura. Quando comparado com outros comprimentos de onda visíveis ou infravermelhos, o 1060 nm é conhecido por ter a absorção mínima na pele, tornando-o o comprimento de onda mais eficiente para enviar energia a *laser* ao tecido adiposo subcutâneo alvo, sem danificar a pele de cobertura.[5] Esse comprimento de onda tem penetração profunda relativamente mais alta no tecido adiposo subcutâneo, quando comparado com outros comprimentos de onda, facilitando a disseminação do efeito do calor sobre um volume maior, sem criar um grande gradiente de temperatura ou "ponto de acesso" que pode resultar em necrose de tecido, em vez de lesão. Por sua condução térmica, a extensão do efeito térmico desse desenho de tratamento em tecido é mais profundo que a profundidade de penetração óptica isolada. Músculo e fáscia, tecido rico em água, têm capacidade de calor mais alta que tecido adiposo; portanto, o aumento em temperatura e a lesão em potencial são drasticamente menores que na gordura. O comprimento de onda de 1060 nm também tem baixa afinidade por melanina, permitindo que o tratamento de tipos de pele mais escura, ou seja, os tipos de pele V-VI de Fitzpatrick, seja possível.

3.4 Resposta do Tecido ao Tratamento a *Laser*

Imediatamente após o tratamento, tem início uma resposta inflamatória. A investigação por imagens de ultrassom da zona de tratamento demonstra evidência de uma resposta inflamatória imediata com a aparência de uma "nuvem" (▶ Fig. 3.1). Dentro de uma semana do tratamento, a resposta aparece uniformemente por toda a área de tratamento. O exame histológico dessa área demonstra infiltração de linfócitos dentro de 2 semanas, seguida pela invasão de macrófagos resultando em fagocitose de adipócitos danificados com a formação de vacúolos. Por volta de 2-3 meses após o tratamento, os macrófagos cercam os adipócitos com redução significativa em volume de tecido adiposo (▶ Fig. 3.2).[6]

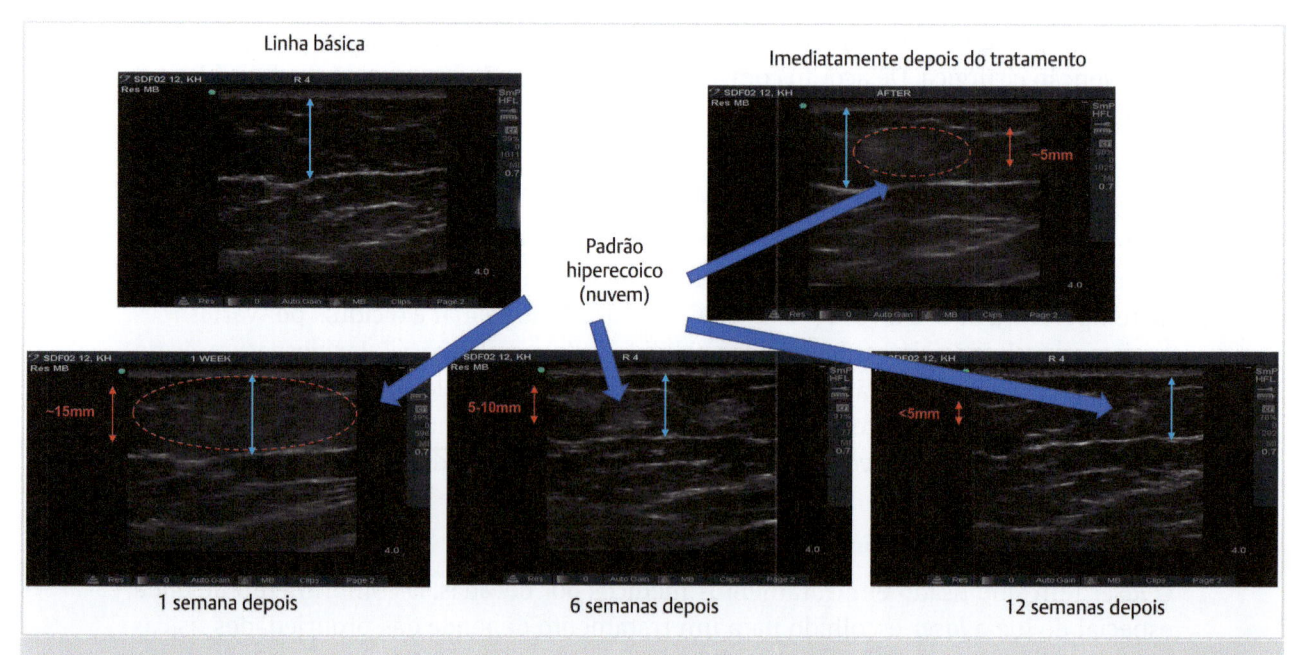

Fig. 3.1 Exame por ultrassom. A nuvem inflamatória que aparece imediatamente após o tratamento se espalha rapidamente por toda a camada de tecido adiposo subcutâneo e se dissipa gradualmente durante o período pós-tratamento. (Imagens fornecidas por cortesia de John W. Decorato, MD, FACS.)

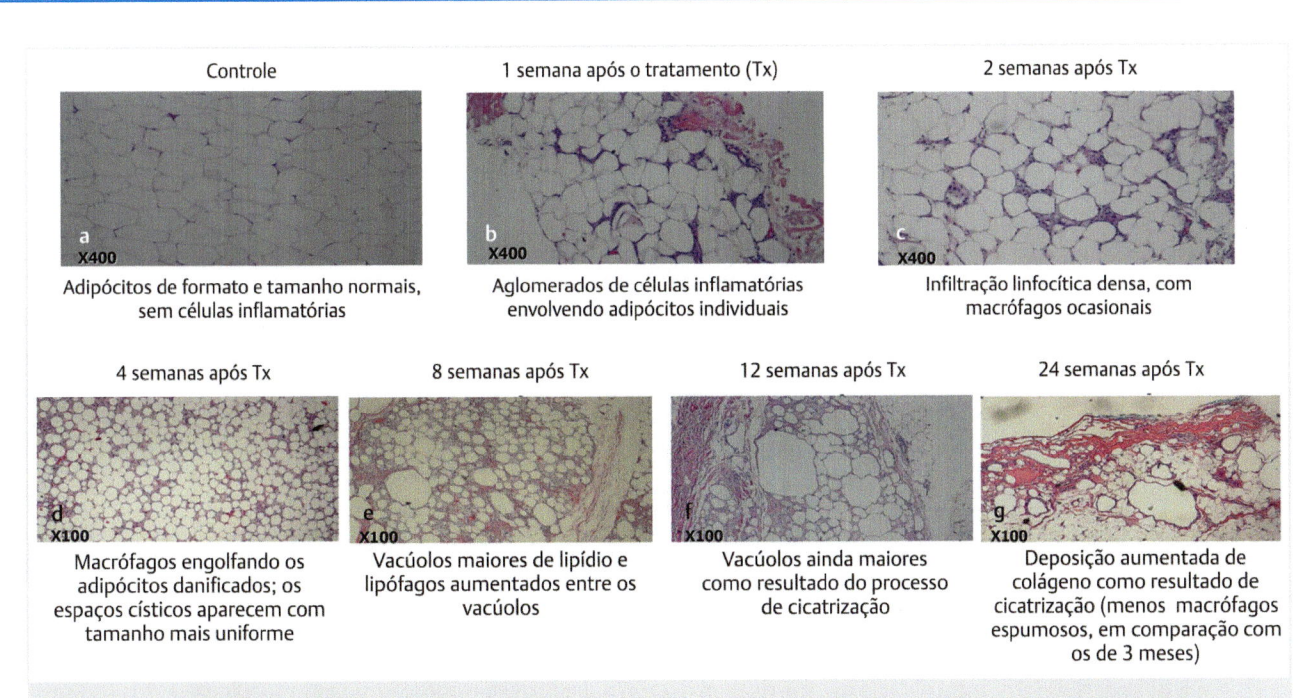

Fig. 3.2 Prazo da resposta tecidual à irradiação do *laser*. (**a**) Adipócitos de controle, com formato e tamanho normais, sem células inflamatórias. (**b**) Uma semana após o tratamento, aglomerados de inflamação abraçando adipócitos individuais. (**c**) Duas semanas após o tratamento, infiltrado linfocítico denso com macrófagos ocasionais. (**d**) Um mês após o tratamento, macrófagos engolfando os adipócitos danificados e com espaços císticos aparecendo com tamanho mais uniforme. (**e**) Dois meses após o tratamento, vacúolos maiores de lipídio e lipófagos aumentados entre os vacúolos. (**f**) Três meses após o tratamento, vacúolos ainda maiores como resultado do processo de cicatrização. (**g**) Seis meses após o tratamento, deposição aumentada de colágeno como resultado da cicatrização, com menos macrófagos espumosos, em comparação com aqueles de três meses pós-tratamento. (Imagens fornecidas por cortesia de John W. Decorato, MD, FACS.)

3.5 Seleção de Pacientes

O dispositivo SculpSure foi projetado para tratar depósitos de gordura subcutânea localizados. O estabelecimento de expectativas realistas do tratamento é essencial à satisfação do paciente. O(A) candidato(a) ideal tem IMC < 30 e gordura subcutânea "comprimível". A gordura visceral não será tratada adequadamente. A avaliação para o tratamento com esse dispositivo é semelhante à avaliação antes da lipoaspiração. A fotografia padronizada do tratamento antes e depois é documentação essencial para a avaliação dos resultados desse tratamento. Embora a aprovação corrente da FDA seja para tratamento do abdome, flancos, costas, área submentual e coxas internas e externas, tratamentos sem prescrição incluem braços, panturrilhas, região suprapatelar, gordura sutiã e ginecomastia.

3.6 Técnica

Após marcar a área de tratamento desejada, berços para matriz de *laser* são colocados sobre o sítio de tratamento para permitir a máxima cobertura da região (▶ Fig. 3.3). Esses berços de *laser* são fixos em posição usando um sistema de cintos ajustáveis. O "amortecimento da gordura" adequado no berço de *laser* garantirá o contato apropriado da matriz de *laser* com o tecido a ser tratado (▶ Fig. 3.3). O produto "Lux Lotion" é aplicado na pele para fornecer contato uniforme entre a pele e a janela de *laser*. A matriz de *laser* tem uma janela de safira refrigerada a água no ponto de contato com a pele. O resfriamento da superfície fornece mais conforto ao paciente quanto à pele rica em nervos sensitivos durante o tratamento, assim como proteção contra lesões térmicas superficiais.

O dispositivo SculpSure fornece quatro painéis nivelados independentes, matrizes de *laser* sem sucção para colocação no sistema de berços. O controle independente de po-

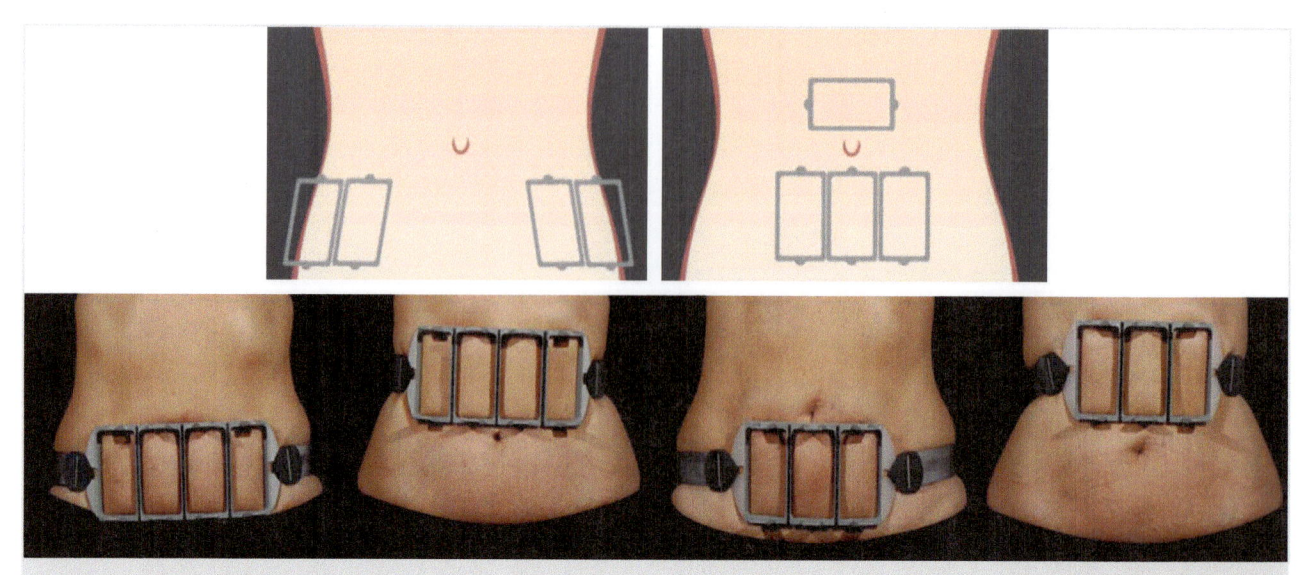

Fig. 3.3 Variações de colocação da casa de matriz de *laser*. Notar a "acomodação" da zona de tratamento dentro da casa para permitir o melhor contato possível entre a matriz de *laser* e a pele subjacente. (Estas imagens são fornecidas como cortesia da Cynosure Corporation.)

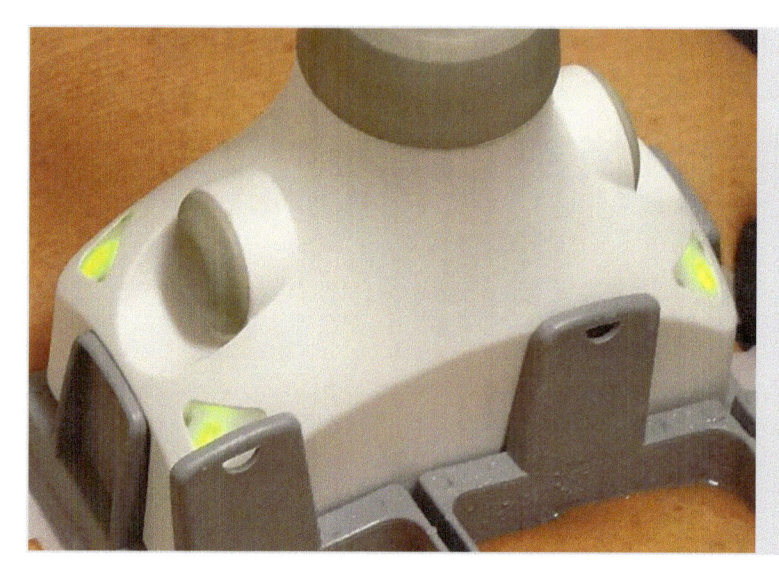

Fig. 3.4 Colocação apropriada da matriz de *laser* da casa. Notar que todas as luzes indicadoras na matriz são verdes, indicando contato adequado com a pele. O tratamento não continuará sem o assentamento adequado da matriz de *laser* dentro da casa. (Esta imagem é fornecida como cortesia da Cynosure Corporation.)

tência para cada matriz permite o ajuste do tratamento ao conforto e melhora desejada do paciente. A matriz de *laser* encaixa-se no berço mediante um clique audível. Uma vez na posição apropriada, uma luz indicadora visível fica verde, permitindo começar o tratamento (▶Fig. 3.4). Se a matriz não estiver em contato adequado com a área de tratamento, este será abortado. Nenhuma proteção ocular de segurança para o *laser* é exigida, pois este não funcionará a menos que o contato apropriado entre a matriz de *laser* e a área de tratamento seja estabelecido e mantido.

O *laser* foi projetado para criar um gradiente de temperatura suave ou uniforme por toda a zona de tratamento, resultando em um grande volume de tecido subcutâneo aquecido à faixa de temperatura terapêutica de 42°C-47°C. A temperatura tecidual máxima tolerada é limitada pelo desconforto do paciente. Embora o ajuste da potência seja possível, de 0,9-1,4/cm², definições de energia mais altas não são obrigatórias para se obter o efeito clínico desejado. Se a temperatura do tecido subcutâneo atingir nossa meta de > 42°C e < 48°C, redução clinicamente visível no tecido adiposo subcutâneo ocorrerá nos meses a seguir, sem evidência de necrose tecidual.[6]

O tratamento dura 25 minutos em duas fases. Os quatro minutos iniciais são a fase de "construir". Isso é pré-definido a um cenário de potência de 1.1J/cm², embora o ajuste da configuração de potência seja possível. Durante esse período, a potência do *laser* é aplicada à zona de tratamento para elevar rapidamente o tecido adiposo subcutâneo até a faixa de temperatura desejada de 42°C-47°C. A fase de "sustentação" do tratamento, de 21 minutos, envolve a ciclagem do *laser* ligado e desligado (ciclo de trabalho do *laser*) para manter a faixa-alvo de temperatura.[6] O ajuste na configuração da potência pode ser feito para o parâmetro clínico final do calor percebido na zona de tratamento. Não são exigidas configurações máximas de potência para obter resultados clínicos do tratamento, mas isso pode resultar em desconforto do paciente, limitando a tolerabilidade do tratamento.

Uma vez concluído o tratamento, as matrizes de *laser* são removidas dos berços e limpas. O berço e o sistema de cintos são removidos. Observa-se muito pouca, ou nenhuma, alteração na aparência da pele. O paciente pode reassumir suas atividades normais. O uso de vestuário de compressão não é necessário. A massagem do sítio pode proporcionar algum benefício quando se observar edema do tecido e nodularidade (edema de gordura) temporária. Se presente, a resolução dessa nodularidade ocorre em 2-3 meses. A nodularidade prolongada (> 6 meses), embora rara, pode ocorrer e é indicativa de tratamento em excesso, com temperatura tecidual de pico superior a 48°C. Os tratamentos são muito bem tolerados sem a necessidade de analgésicos. Os efeitos colaterais incluem: sensibilidade, inchaço e desconforto leve que geralmente se resolve em 2 semanas de tratamento.

3.7 Resultados do Tratamento

Os resultados clínicos do tratamento tornar-se-ão aparentes com 6 semanas, com melhora ótima com 12 semanas (▶Fig. 3.7, ▶Fig. 3.8, ▶Fig. 3.9, ▶Fig. 3.10 e ▶Fig. 3.11) para a paciente nas fotos do antes e depois. Nos estudos clínicos iniciais, os pacientes se submeteram a uma investigação por imagens de ultrassom antes e após o tratamento, para avaliar alterações em espessura da gordura e exame por IRM antes e depois do tratamento para avaliar e calcular alterações em volume de gordura da área tratada. A investigação por imagens de ultrassom foi validada como meio de medir a redução adiposa.[7,8,9] As imagens demonstraram uma redução consistente e prolongada na espessura da gordura na zona de tratamento (▶ Fig. 3.5). O exame por IRM é um teste de investigação por imagens altamente sensível para partes moles e a avaliação volumétrica é possível com a reconstrução de múltiplas fatias tomadas em toda a área de tratamento.[9] A IRM demonstrou alteração de 24% +/- 9% em volume de gordura na zona tratada (▶ Fig. 3.6).[6] Esses resultados foram coerentes durante todo o estudo investigativo inicial e, mais tarde, validados por Katz, Doherty, Bass, McDaniel e Weiss em estudos clínicos multicêntricos.[10,11,12,13,14]

A análise cuidadosa das zonas de tratamento do paciente no estudo clínico demonstrou redução em tecido adiposo além do sítio real de tratamento. A investigação de seguimento demonstrou melhora de até 3 cm fora da zona de tratamento.

Isso é teorizado como sendo o resultado do efeito de difusão de calor[15] que resulta em um efeito de plumagem além da área de tratamento e a ausência de uma linha distinta de demarcação entre as áreas tratadas e não tratadas. Esse efeito pode permitir variações na colocação do berço (e da matriz de *laser*) para obter os melhores resultados possíveis do tratamento.

O tratamento secundário da área pode ser conduzido em 6-12-semanas, com ótimos resultados clínicos com múltiplos tratamentos. A avaliação crítica de fotografias clínicas de pacientes submetidos a tratamentos múltiplos demonstra maior melhora que o tratamento inicial. Atualmente, teorizamos que a resposta imune adaptativa, baseada nos linfócitos, à lesão tecidual leva à eficácia aperfeiçoada de remoção de adipócitos danificados.

Exame por Ultrassom

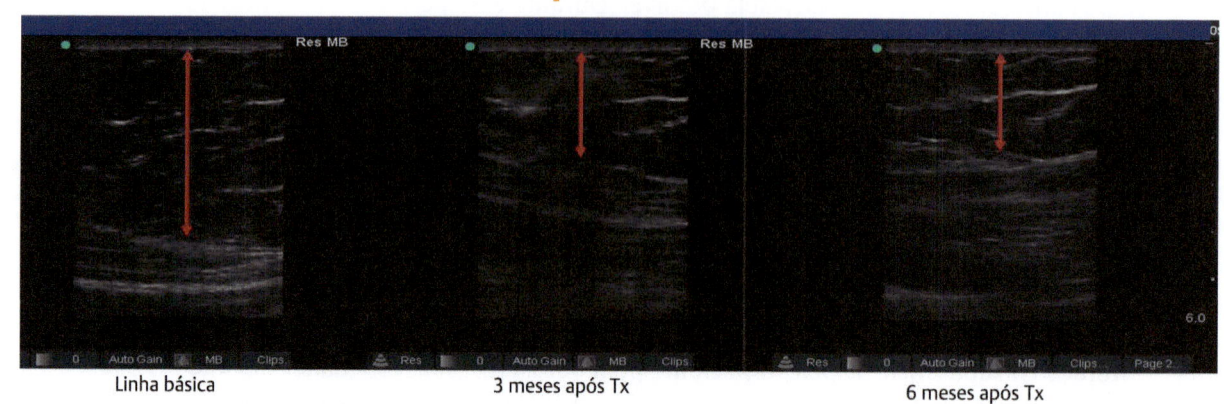

Linha básica   3 meses após Tx   6 meses após Tx

Fig. 3.5 Imagens antes do tratamento e 3 meses depois, em seguida a um tratamento do abdome com o sistema Cynosure de tratamento não invasivo de redução de gordura. (Imagens fornecidas por cortesia do Dr. John W. Decorato, FACS.)

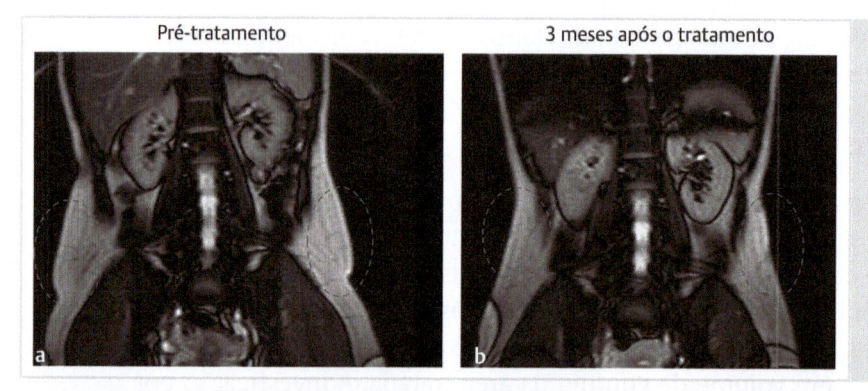

Fig. 3.6 v(**a, b**) Imagem de IRM de zonas de tratamento de flanco pré e pós, com o sistema Cynosure de tratamento não invasivo de redução de gordura. (Imagens fornecidas por cortesia do Dr. John W. Decorato, FACS.)

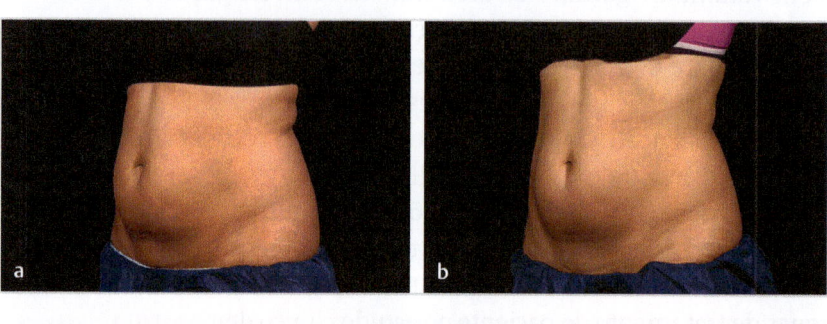

Fig. 3.7 (a, b) Imagens pré e de 12 semanas após tratamento de uma paciente submetida a tratamento do abdome com o sistema Cynosure de tratamento não invasivo de redução de gordura. (Imagens fornecidas por cortesia do Dr. John W. Decorato, FACS.)

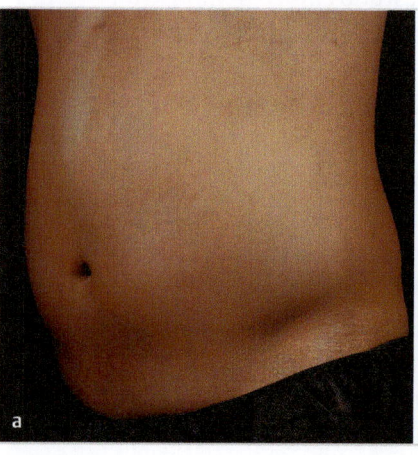

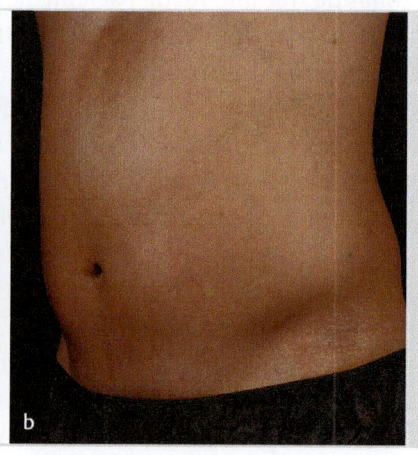

Fig. 3.8 (a, b) Imagens pré e de 12 semanas após tratamento de um paciente submetido a dois tratamentos do abdome e dos flancos com o sistema Cynosure de tratamento não invasivo de redução de gordura. (Imagens fornecidas por cortesia de Sean Doherty, MD.)

3.7 Resultados do Tratamento

Fig. 3.9 (a, b) Imagens pré- e de 12 semanas após tratamento de um paciente submetido a dois tratamentos do abdome e dos flancos com o sistema Cynosure de tratamento não invasivo de redução de gordura. (Imagens fornecidas por cortesia do Dr. Sean Doherty.)

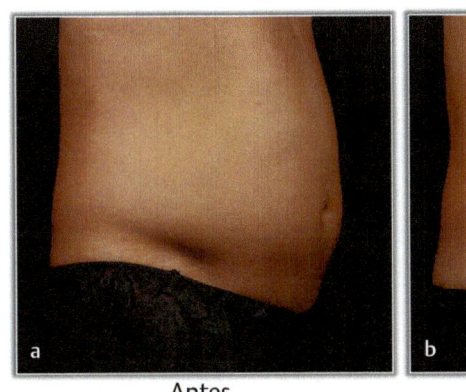

Antes

12 semanas após Tx.
Alteração no peso: 2,700 kg

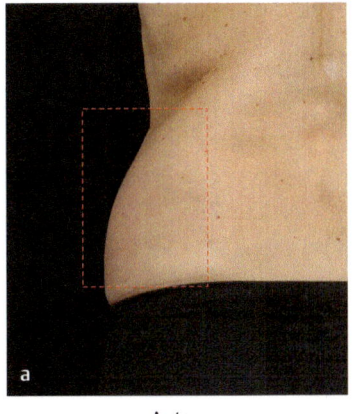

Fig. 3.10 (a, b) Fotografias de antes e de 12 semanas após o tratamento de um paciente submetido ao tratamento dos flancos com o sistema Cynosure de tratamento não invasivo de redução de gordura. (Imagens fornecidas por cortesia do Dr. Bruce Katz.)

Antes

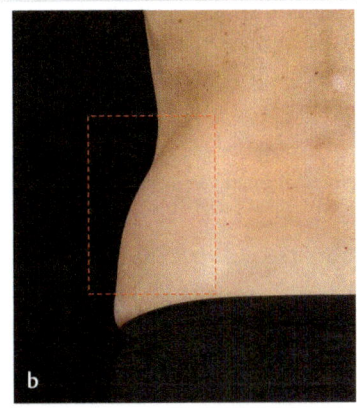

Um Tx; 12 semanas após SculpSure
Alteração no peso: perda de 900 gramas

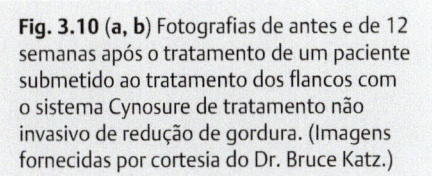

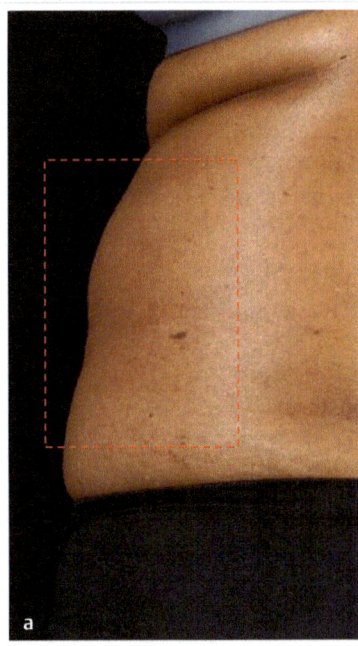

Fig. 3.11 (a, b) Fotografias de antes e de 12 semanas após o tratamento de um paciente submetido ao tratamento dos flancos com o sistema Cynosure de tratamento não invasivo de redução de gordura. A área retangular é a zona de tratamento com matriz de *laser* visível. Notar a melhora visível em contorno fora da zona de tratamento. (Fotografias fornecidas por cortesia do Dr. Bruce Katz.)

Antes

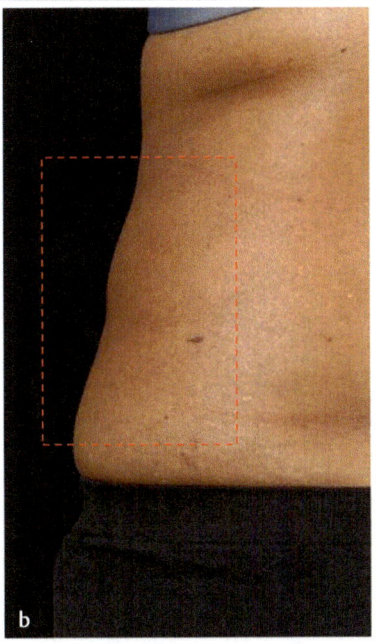

Um Tx: 12 semanas após
alteração no peso:
perda de 450 gramas

3.8 Limitações de Tratamento

Embora qualquer paciente com gordura subcutânea palpável possa se submeter ao tratamento com SculpSure, um subgrupo de pacientes foi excluído do protocolo de tratamento. Qualquer paciente em terapia imunossupressora foi excluído dos estudos clínicos, pois a falta de uma resposta imune adequada à lesão tecidual provavelmente limitaria a eficácia do tratamento. Nós não consideramos esse quadro como uma contraindicação absoluta ao tratamento; entretanto, com base na necessidade de uma resposta imune ao tratamento, esses pacientes podem obter resultados de menor qualidade. Os AINES não foram considerados como contraindicação ao tratamento, pois esses medicamentos inibem uma via não celular diferente na cascata inflamatória.

O exame cuidadoso quanto a hérnias é necessário antes do tratamento. Embora a temperatura aumente com a absorção do *laser*, a energia é significativamente mais baixa nos músculos e na fáscia que na gordura. O omento herniado com seu conteúdo natural de gordura pode ser afetado pelo tratamento.

História de herpes-zóster na zona de tratamento demanda consideração cuidadosa e profilaxia com um agente antiviral como valcyclovir, a ser considerado.

O tratamento em feridas abertas é contraindicado, pois se trata de uma terapia sobre cicatrizes frescas, decorrentes do potencial de amarração à fáscia subjacente e do volume limitado de gordura para o tratamento. Não se recomenda, também, o tratamento sobre proeminências ósseas, pois o aquecimento do periósteo resultará em desconforto significativo ao paciente.

O tratamento sobre tatuagens pode ser feito, mas cuidado especial deve ser tomado com respeito à colocação de casas e a adequada "acomodação da gordura" na casa. O contato inadequado entre a matriz de *laser* e a pele pode resultar em construção adicional de calor superficial. Isso pode ocorrer por causa de metais, ou seja, ferro, presentes na tinta da tatuagem. Com o contato apropriado da pele e o resfriamento de contato da superfície, o tratamento sobre tatuagens demonstrou ser seguro e eficaz.

"Empilhamento de tratamento", ou seja, tratando o mesmo local anatômico duas vezes durante uma única sessão, não é recomendado. Durante os estudos investigativos, foi observado que o tratamento por mais de 30 minutos resultou em dano tecidual excessivo. O resultado clínico demonstrou necrose da gordura nodular que não se resolveu espontaneamente.

A hiperplasia paradoxal de gordura é um fenômeno muito mal compreendido e que ocorre após um tratamento de criolipólise. Observa-se que a área tratada tem aumento (hiperplasia) de adipócitos após o tratamento. Isso pode estar relacionado com o papel que a gordura desempenha como isolante em controle de temperatura corporal, e existe pesquisa em andamento sobre a etiologia desse fenômeno. Essa ocorrência, que pode demandar tratamento cirúrgico, não foi associada à redução de gordura com *laser*.

3.9 Conclusão

O tratamento hipertérmico com *laser* 1060 nm é um método eficaz para redução não invasiva de gordura. Trata-se de um perfil de segurança excelente com alto grau de satisfação dos pacientes e uma alternativa às técnicas cirúrgicas não invasivas para redução de gordura localizada.

Referências Bibliográficas

[1] CDC/NCHS. Health, United States, 2015. Data from the National Health and Nutrition Examination Survey (NHANES). https://www.cdc.gov/obesity
[2] 2018 Plastic Surgery Statistics Report. American Society of Plastic Surgery (ASPS). www. plasticsurgery.org
[3] Hildebrandt B, Wust P, Ahlers O, et al. The cellular and molecular basis of hyperthermia. Crit Rev Oncol Hematol 2002;43(1):33–56
[4] Nijhius E. Hyperthermia-induced apoptosis. Ph.D. thesis, University of Twente, Enschede, The Netherlands, 2008
[5] Decorato JW, Sierra R, Chen B. Clinical and histological evaluations of a 1060 nm laser device for noninvasive fat reduction. Paper presented at: 2014 Annual American Society of Lasers in Medicine and Surgery Conference; April 2-6; Phoenix, AZ
[6] Decorato JW, Chen B, Sierra R. Subcutaneous adipose tissue response to a noninvasive hyperthermic treatment using a 1060 nm laser. Laser Surgery Med 2017
[7] McDaniel D, Weiss R, Doherty S, et al. Ultrasound findings in fat following a 1060 nm noninvasive diode laser—correlation with anatomic findings. Paper presented at: 2016 Annual American Society for Lasers in Medicine and Surgery Conference; March 30–April 3; Boston, MA
[8] Barton FE Jr, Dauwe PB, Stone T, Newman E. How should results of nonsurgical subcutaneous fat removal be assessed? Accuracy of B-Mode Ultrasound. Plast Reconstr Surg 2016;138(4):624e–629e
[9] Chen B. Objective evaluation of fat reduction with a noninvasive 1060 nm diode laser. Paper presented at: 2015 Annual American Society of Lasers in Medicine and Surgery Conference; April 22–26, Kissimmee, FL
[10] Katz B. A multicenter study of the safety and efficacy of a noninvasive 1060 nm diode laser of fat reduction of the flanks. Paper presented at: 2015 Annual American Society of Lasers in Medicine and Surgery Conference; April 22–26, Kissimmee, FL
[11] Bass L, Doherty S. Noninvasive fat reduction of the abdomen: a multicenter study with a 1060 nm diode laser. Paper presented at: 2015 Annual American Society of Lasers in Medicine and Surgery Conference; April 22–26, Kissimmee, FL
[12] Katz B, Bass L, Doherty S. Objective evaluation of noninvasive fat reduction with a 1060 nm diode laser for treatment of the thighs and back. Paper presented at: Paper presented at: 2015 Annual American Society of Lasers in Medicine and Surgery Conference; April 22–26, Kissimmee, FL
[13] Weiss R, McDaniel D, Doherty S, et al. Clinical evaluation of fat reduction treatment of the flanks and abdomen with a noninvasive 1060 nm diode laser: a multicenter study. Paper presented at: 2016 Annual American Society for Lasers in Medicine and Surgery Conference; March 30–April 3; Boston, MA
[14] Bass L, Katz B, Doherty S. A Multicenter study of a noninvasive 1060 nm diode laser for fat reduction of the abdomen and flanks—6 month follow-up. Paper presented at: 2016 Annual American Society for Lasers in Medicine and Surgery Conference; March 30–April 3; Boston, MA
[15] Doherty S, Chen B. In-vivo and In-vitro tissue temperature during a noninvasive 1060 nm hyperthermic fat treatment. Eposter at: 2016 Annual American Society for Lasers in Medicine and Surgery Conference; March 30–April 3; Boston, MA

4 Ultrassom em Modelagem Corporal Não Invasiva

Jennifer Croix ▪ *Anne Chapas*

Resumo

Os desenvolvimentos tecnológicos em ultrassom focalizado oferecem métodos para redução de gordura e contorno corporal não invasivos que são geralmente seguros, direcionados, demandam tempo mínimo, ou nenhum, de recuperação e podem ser conduzidos no consultório. Essa tecnologia atua para ablação de áreas de tecido adiposo subcutâneo (SAT, em inglês para *subcutaneous adipose tissue*) e fornece melhora mais permanente, comparada com dispositivos que fornecem melhora temporária por aquecimento ou compressão. A tecnologia de ultrassom direcionado pode ser classificada como ultrassom direcionado de alta intensidade (HIFU) ou ultrassom direcionado não térmico de baixa frequência e ambos estão liberados pela FDA para redução da circunferência da cintura. Os candidatos ideais para HIFU e ultrassom focalizado não térmico têm mais de 1,5 cm de adiposidade subcutânea abdominal e um IMC superior a 30. As técnicas detalhadas do tratamento para ultrassom focalizado descritas neste capítulo podem atingir a redução esperada da circunferência da cintura em aproximadamente 2 a 4 cm.

Palavras-chave: contorno corporal não invasivo, liposonix, *ultrashape*, ultrassom focalizado de alta intensidade, ultrassom focalizado não térmico de baixa frequência.

> **Pontos Essenciais**
>
> - O ultrassom focalizado de alta frequência (HIFU) e o ultrassom focalizado não térmico de baixa frequência removem tecido adiposo subcutâneo localizado e fornecem alternativas não invasivas para contorno corporal com perfis leves de efeitos colaterais
> - A técnica de HIFU e do ultrassom focalizado não térmico são aprovados pela FDA para a redução da circunferência da cintura
> - Os candidatos ideais para HIFU e ultrassom focalizado não térmico têm mais de 1,5 cm de adiposidade subcutânea abdominal e IMC < 30
> - Com base nos estudos atuais, a redução esperada da circunferência da cintura por ultrassom focalizado é de aproximadamente 2 a 4 cm

4.1 Introdução

Os desenvolvimentos tecnológicos em ultrassom focalizado oferecem métodos para redução de gordura e contorno corporal não invasivos que são geralmente seguros, direcionados, demandam tempo mínimo, ou nenhum, de recuperação e podem ser conduzidos no consultório. Essa tecnologia atua para ablação de áreas de tecido adiposo subcutâneo (SAT), e fornece melhora mais permanente, comparada com dispositivos que fornecem melhora temporária por aquecimento ou compressão. A tecnologia de ultrassom direcionado pode ser classificada como ultrassom direcionado de alta intensidade (HIFU) ou ultrassom direcionado não térmico de baixa frequência.

O HIFU envolve o envio de energia acústica de alta frequência (2 MHz, > 1.000 W/cm²) para áreas focalizadas de SAT, resultando em aumento rápido de temperaturas do tecido adiposo local para mais de 55°C, e necrose coagulante subsequente na área-alvo. Além disso, a pressão acústica negativa contribui para a destruição de adipócitos ao romper as membranas da célula e induzir a formação de bolhas de cavitação.[1,2] O exame microscópico de amostras de abdominoplastia colhidas após algumas horas de HIFU revelou uma área focalizada de hemorragia, adipócitos rompidos, edema intersticial e coagulação de células e colágeno intercelular. Essas lesões mostraram tamanho coerente, profundidade esperada e não envolvimento de pele ou fáscia ao redor no exame macroscópico.[3] A destruição de SAT estimula uma resposta de cicatrização do ferimento com remoção final de lipídios e desbridamentos celulares por macrófagos da área de tratamento e indução de fibroblastos. Na análise histológica 4 semanas após o tratamento com HIFU são aparentes o dano significativo aos adipócitos com áreas focalizadas de necrose de gordura e um infiltrado inflamatório.[2] Por volta de 8 semanas, a inflamação é mínima, sem necrose de gordura e são observados vacúolos preenchidos com lipídios e macrófagos espumosos. As lesões térmicas são menores, mas permanecem aparentes no SAT ao exame macroscópico. A desnaturação do colágeno resultante dos efeitos térmicos do HIFU resulta em contração e espessamento das fibras de colágeno, que podem ser histologicamente visualizadas e podem produzir a compressão da pele.[3,4] Esse efeito não ocorre com o ultrassom direcionado não térmico. O dano fica limitado às áreas-alvo de gordura, sem efeitos no tecido ao redor ou na pele de cobertura. Cerca de 8 a 12 semanas depois a zona de tratamento é reabsorvida, com cerca de 95% de reabsorção por volta de 18 semanas.[4]

Múltiplos estudos mostraram que o HIFU é seguro e que a maioria dos efeitos adversos é transitória. Os efeitos adversos usualmente informados incluem: dor e disestesia durante e pós-procedimento, equimoses leves a severas (▶ Fig. 4.1), eritema leve a moderado e edema, que são comunicados com duração de dias a até 12 semanas.[3,4,5] Caroços duros e transitórios, endurecimento e cefaleia também foram informados. Não houve alterações significativas na função hepática, na função renal, nos níveis de lipídios, nos painéis de química, nos estudos de coagulação, ou a ocorrência de contagem de hemácias após HIFU, quando medida até 24 semanas após o tratamento.[5] Não houve relatórios de covinhas na pele, queimaduras, cicatrizes ou flacidez da pele aumentada.

Existem vários estudos que avaliam a eficácia do HIFU para contorno corporal não invasivo. Fatemi informou redução média da circunferência da cintura na ordem de 4,7 cm, 3 meses após tratamento do abdome e dos flancos de 282 pacientes, com uma sessão e duas aplicações de HIFU usando duas profundidades focalizadas diferentes de 1,1 a 1,6 cm e carga média de energia de 137 J/cm². Níveis mais baixos de energia atingiram resultados satisfatórios, mas foi sugerido que a energia mínima por aplicação deveria ser de 47 J/cm².[4] Fatemi e Kane conduziram outro estudo retrospectivo não controlado, no qual 85 sujeitos se submeteram ao tratamento do abdome e dos flancos com uma sessão e duas

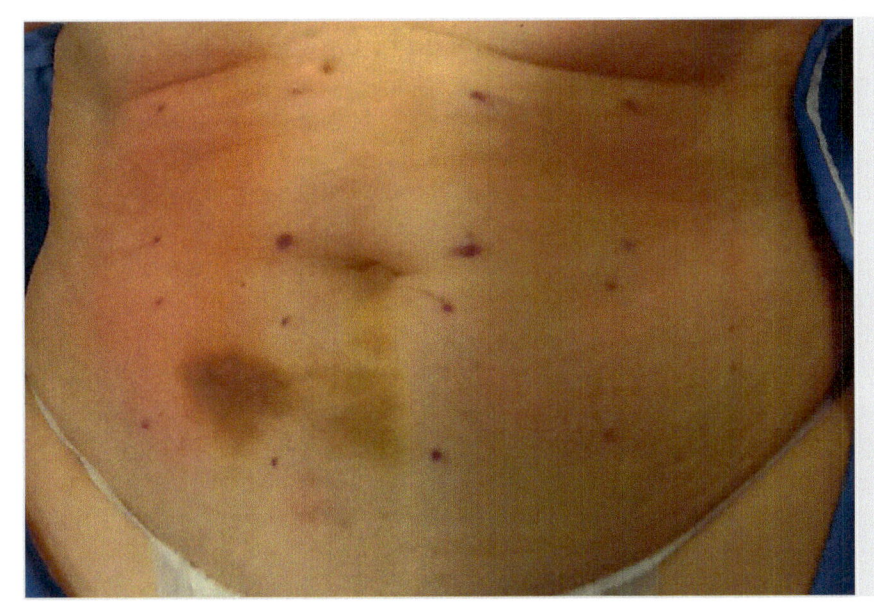

Fig. 4.1 Equimoses 7 dias após uma sessão de tratamento com HIFU.

aplicações de HIFU, à temperatura de 1,1 a 1,6 cm e dose total de energia de 104-148 J/cm^2 (média de 134,8 J/cm^2). O tratamento resultou em redução média da circunferência da cintura de 4,6 cm aos 3 meses após o tratamento, comparado com a linha básica. Eles trataram, da mesma forma, o abdome de 40 pacientes em uma única sessão de HIFU que produziu a redução média em circunferência da cintura de 2,9 cm após 3 meses. A análise *post hoc* indicou que não houve diferença significativa na redução da circunferência da cintura com o uso da energia total > 133 J/cm^2, comparado com uma energia total ≤ 126 J/cm^2.[6] Jewell *et al.* conduziram um estudo clínico duplo cego, multicêntrico, randomizado e controlado por simulação, que avaliou a eficácia e a segurança do HIFU para redução da circunferência da cintura. Os sujeitos foram randomizados para receber doses totais de energia de 141 J/cm^2 (três aplicações de 47 J/cm^2), 177 J/cm^2 (três aplicações de 59 J/cm^2) ou simulações (três aplicações de 0 J/cm^2) à profundidade de 1,3 cm. Conforme protocolo, ambos os grupos de tratamento mostraram redução média de cintura significativamente maior (em -2,10 cm a 47 J/cm^2 e -2,52 cm a 59 J/cm^2 *versus* -1,21 cm para a simulação) após 12 semanas do tratamento. Menos dor foi informada na aplicação de 47 J/cm^2, em comparação com o grupo de 59 J/cm^2.[7] Solish *et al.* conduziram um estudo pós-*marketing*, prospectivo e cego de 45 pacientes avaliando HIFU para tecido adiposo abdominal sem tratamento dos flancos. Os pacientes foram randomizados para receber três aplicações de 47 J/cm^2 (energia total de 141 J/cm^2), 52 J/cm^2 (energia total de 156 J/cm^2) ou 59 J/cm^2 (energia total de 177 J/cm^2) com cada aplicação a uma profundidade diferente (1,6-1,3 e 1,1 cm). A circunferência da cintura foi substancialmente reduzida após 12 semanas, em todos os grupos, com redução média de 2,51 cm. Não houve diferença significativa em redução de cintura entre os três grupos, embora uma redução notável a partir da linha básica tenha sido atingida mais rapidamente no grupo de 59 J/cm^2. Além disso, o grupo com energia mais baixa sofreu o menor desconforto.[8]

A eficácia e a tolerabilidade de múltiplos protocolos de tratamento com HIFU para o abdome e os flancos, incluindo fluências diferentes (energia total de 150 ou 180 J/cm^2, 30 ou 60 J/cm^2 por aplicação) e uma técnica de repetição de grade (aplicações) *versus* uma técnica de repetição de sítio (sítio empilhado) foram examinadas por Robinson *et al.* em um estudo randomizado aberto com 188 pacientes. O tratamento resultou em redução média de circunferência de cintura de 2,3 cm ±2,9 cm após 12 semanas, sem diferença significativa entre os diferentes protocolos de tratamento. Os pacientes no grupo de 30 J/cm^2 comunicaram escores de dor significativamente mais baixos, ilustrando novamente a vantagem de se usar fluências mais baixas.[9] Shek *et al.* também notaram fluências mais baixas com mais aplicações sendo associadas a menos desconforto em um estudo prospectivo de centro único e não controlado de 12 pacientes que receberam um único tratamento de HIFU enviado a 30-55 J/cm^2 por aplicação (energia total de 50-165 J/cm^2, com base na intensidade da dor sentida pelo paciente. A circunferência da cintura foi reduzida na média de 2,1 cm após 12 semanas de tratamento com energia total mais alta, em vez de energia enviada por aplicação, sendo associada a maior melhora em circunferência de cintura.[10]

A eficácia do HIFU, comparado com a criolipólise para tecido adiposo nos flancos foi examinada por Friedman *et al.* Oito mulheres foram randomizadas com tecido adiposo nos flancos, tratadas com HIFU e doses de energia de 140 a 160 J/cm^2 ou com criolipólise. Não houve alteração na circunferência da cintura na parte mais ampla aos 4 meses, mas ambos os grupos mostraram melhora moderada quando classificados por investigadores cegos. Não houve diferença significativa de melhora entre os dois grupos. Houve, entretanto, uma tendência no sentido de melhora maior com o HIFU, sugerindo que essa técnica é, pelo menos, tão efetiva quanto a criolipólise no tratamento de tecido adiposo nos flancos.[11] Não há outros estudos comparando diretamente o HIFU com outros métodos de contorno corporal.

Em contraste com o HIFU, o ultrassom direcionado não térmico de baixa frequência (200 kHz, 17,5 W/cm²) leva à destruição do tecido adiposo via ruptura mecânica e cavitação sem efeitos térmicos, à profundidade de 1,5 cm. Usando um modelo suíno, Brown *et al.* demonstraram cavitação focal bem definida de SAT com extensão e diâmetro de 10 mm e 6 mm, respectivamente, e evidência histológica de ruptura de adipócitos poupando o tecido conjuntivo, vasos, nervos e pele de cobertura após tratamento com ultrassom direcionado não térmico.[12] A desnaturação de colágeno com contração e espessamento subsequentes de fibras de colágeno, observada em HIFU, não ocorre com o ultrassom direcionado não térmico por falta de efeitos térmicos. Após a ruptura, o conteúdo de adipócitos, consistindo primariamente em triglicerídeos, é liberado no fluido intersticial, depurado pelo sistema linfático, transportado para o sistema vascular e metabolizado pelo fígado.

A segurança do ultrassom direcionado não térmico foi avaliada em vários estudos com efeitos colaterais transitórios e mais leves que aqueles do HIFU. Os efeitos colaterais informados incluem dor leve e transitória do procedimento e disestesia, eritema leve, púrpura leve e formação de bolhas localizadas nos sítios de tratamento. Não foram observadas alterações significativas em testes de laboratório incluindo hemograma completo, painéis de química, testes de função hepática ou painéis de lipídios,[13,14] com exceção do aumento em triglicerídeos, que permaneceu nos limites normais em um estudo.[13] O ultrassom do fígado não mostrou esteatose. Nenhum nódulo, irregularidade na textura da pele e hipo ou hiperpigmentação foram informados nas áreas tratadas.[13,14]

Estudos examinando a eficácia do ultrassom direcionado não térmico para contorno corporal demonstraram resultados favoráveis. Moreno-Moraga *et al.* conduziram um estudo prospectivo com 30 adultos sadios examinando o uso de ultrassom direcionado não térmico no abdome (n = 10), coxas interna (n = 2) e externa (n = 10), flancos (n = 3), parte interna dos joelhos (n = 2) e pseudoginecomastia (n = 3). Três tratamentos foram conduzidos com intervalos de 1 mês. A circunferência e a espessura da gordura foram medidas via ultrassom 1 mês após o último tratamento. Todas as áreas tratadas mostraram redução na circunferência, com redução média de 3,95 ± 1,99 cm. As maiores reduções foram observadas nas coxas externas em 4,60 cm, seguidas pelo abdome em 4,15 cm, embora as diferenças entre as áreas não fossem estatisticamente significativas. A redução média de gordura medida por ultrassom foi de 2,28 cm.[13] Um estudo multicêntrico e controlado por Teitelbaum *et al.* avaliou um tratamento único de ultrassom direcionado não térmico para abdome, flancos e coxas em 164 pacientes (137 tratados e 27 controles). A redução média da circunferência foi de 1,9 cm após 12 semanas, sem diferença significativa entre as áreas de tratamento ou entre os homens e as mulheres. A espessura da gordura, medida por ultrassom, foi reduzida da linha base em 2,6 mm no dia 14 e em 2,9 mm no dia 28. O índice geral de resposta foi de 82%.[14] Ascher investigou a eficácia e a segurança de intervalos mais curtos para a região abdominal, realizando três tratamentos com 2 semanas de intervalo em 25 mulheres. A redução média em circunferência da cintura após 112 dias foi de 3,58 cm, medida 2 cm abaixo da linha média e 3,12 cm medidos na linha média, sugerindo a eficácia de intervalos mais curtos entre os tratamentos.[15] Hotta informou resultados clínicos para 70 pacientes tratados com 1-3 tratamentos de ultrassom direcionado não térmico nas coxas, flancos e abdome, com redução média de circunferência de 2,5 cm por área.[16] Niwa *et al.* conduziram um estudo retrospectivo de 120 pacientes submetidos a 1-3 sessões de tratamento com ultrassom direcionado não térmico. As áreas de tratamento incluíram abdome (n = 72), quadris (n = 46), coxas (n = 30), dorso (n = 1) e região infraglútea (n = 4). A redução média em circunferência após três sessões para abdome, quadris e coxas foi de 4,95 cm, 4,88 cm e 3 cm, respectivamente. As regiões infraglútea e do dorso só receberam um tratamento com redução média da circunferência de 2,35 cm e 2,6 cm, respectivamente.[17]

Os resultados de um estudo multicêntrico, randomizado e controlado avaliando o ultrassom direcionado não térmico para redução não invasiva de gordura não foi publicado até o momento. Detalhes sobre o uso combinado de ultrassom direcionado não térmico e outros procedimentos são descritos mais tarde neste capítulo.

4.2 Seleção de Pacientes

Todos os pacientes deverão ter uma história completa e um exame físico antes de se submeterem a quaisquer procedimentos com ultrassom focalizado. As pacientes com contraindicações clínicas absolutas como gravidez, gestação antecipada, em amamentação, instabilidade emocional ou psicológica e pacientes em busca de perfeição deverão ser excluídos. O exame físico deverá incluir o cálculo do índice de massa corporal (IMC) para descartar obesidade, que está associada à adiposidade visceral e gordura subcutânea difusa. Os pacientes deverão estar completamente sadios, com IMC inferior a 30 e depósitos de gordura localizados. Para HIFU, eles devem apresentar, no mínimo, 2,5 cm de tecido adiposo. Para ultrassom focalizado não térmico, os pacientes devem ter pelo menos 1,5 cm de tecido adiposo antes da bandagem e pelo menos 2,5 cm de tecido após a bandagem. Pacientes com história de formação de queloide, má cicatrização de ferimentos ou outra terapia crônica com esteroides ou terapia de imunossupressão não devem se submeter ao tratamento. Pacientes com flacidez cutânea substancial decorrente de perda rápida de peso, gravidez, fotodanificação intensa ou idade avançada deverão se submeter a um procedimento de compressão da pele concomitantemente ou antes do tratamento com ultrassom.[18] Hérnias da parede abdominal ou diástase deverão ser descartadas antes do tratamento, pois sua presença pode aumentar o risco de dano visceral. A área de tratamento deverá estar livre de grandes cicatrizes, ferimentos, abscessos, doença de pele ativa, inchaço, infecção, grandes dobras cutâneas, implantes ou corpos estranhos (*piercing* corporal e joalheria deverão ser removidos antes do tratamento), ou perda sensorial ou disestesia antes de se proceder a um procedimento com base em ultrassom focalizado. Os pacientes não deverão ser submetidos ao contorno corporal por ultrassom focalizado se passaram por qualquer um dos procedimentos a seguir nos últimos 90 dias: lipólise por injeção, abdominoplastia, cirurgia, *laser*, radiofrequência, criolipólise ou lipoaspiração. Para ultrassom focalizado não térmico, recomenda-se aguardar pelo menos 6 meses após a lipoaspiração. Para HIFU, os pacientes não deverão estar recebendo medicamentos que impeçam a coagulação ou agregação de plaquetas. Essa é uma contraindicação relativa para ultrassom focalizado não térmico. O uso de medicamentos anti-inflamatórios não esteroidais (AINEs) para analgesia e baixa dose diária de aspirina é permitido. Para ultrassom focalizado não térmico, os pacientes também deverão ser excluídos do tratamento se apresentarem hipertensão, doença cardíaca isquêmica ou valvular, marca-passo, desfibrilador, aneurisma aórtico abdominal, hiperlipidemia, diabetes melito, hepatite doença hepática, HIV, coagulopatia, transtorno de sangramento, transtorno autoimune ou do tecido conjuntivo, malignidade, peso instável nos 6 meses anteriores e função renal ou hepática anormal, estudos de coagulação, lipídios séricos ou hemogramas nos 3 meses anteriores.[16,19]

4.3 Técnica

4.3.1 Medidas e Avaliações Básicas

Fotografia, peso e medições da linha de base deverão ser executados antes de qualquer tratamento com ultrassom para contorno corporal. As áreas de tratamento do paciente deverão ser fotografadas em condições padronizadas e o peso corporal deverá ser obtido. A espessura do tecido adiposo na área de tratamento pode ser avaliada pelo teste manual do beliscão de calibres padronizados com mola e deverão ser superiores ou iguais a 2,5 cm (1,5 cm antes da bandagem e 2,5 cm após a bandagem para ultrassom focalizado não térmico). A medição da circunferência da área de tratamento deverá ser feita em 2-3 sítios com uma fita métrica com mola.

4.3.2 Procedimento para HIFU

A analgesia pré-tratamento é prescrita a critério do médico encarregado do tratamento. Os pacientes submetidos a tratamentos em ambientres de energia mais alta geralmente demandam manuseio da dor, enquanto aqueles tratados em ambientes de energia mais baixa geralmente não precisam desses analgésicos. A analgesia efetiva tem sido, com frequência, atingida em nosso consultório com 60 mg de cetorolac intramuscular, 60 minutos antes do procedimento, ou 25-50 mg de meperidina intramuscular 15 minutos antes do procedimento. A área de tratamento é marcada com uma grade de 2,8 cm^2 com o paciente em pé. O paciente é borrifado com água purificada de um dispositivo manual para acoplar o transdutor à pele, para a transmissão eficiente da energia do HIFU. A interface gráfica de usuário do console do sistema permite ao operador controlar o padrão de entrada do HIFU para evitar áreas ósseas ou o umbigo, enviando assim energia personalizada que é única para a anatomia individual de cada paciente.

O envio de energia é personalizado para atingir energia total de 150-180 J/cm^2 nos sítios de tratamento individual. Robinson *et al.* demonstraram que múltiplas configurações diferentes de energia e passar padrões de entrega podem atingir a redução circunferencial da cintura.[9] A energia pode ser enviada em um padrão de repetição de grade, no qual cada sítio é tratado sequencialmente uma única vez para passagem completa que é repetida várias vezes ou um sítio isolado pode ser tratado múltiplas vezes sucessivamente até que a fluência total desejada seja enviada. Tratamentos conduzidos em configurações de energia mais baixas demandam mais passagens que os aqueles realizados em ambientes com energia mais alta, independentemente do envio padrão. Embora todos os níveis de tratamento possam ser eficazes, desde que a energia total enviada seja adequada, Robinson *et al.* descobriram que tratamentos com frequência mais alta tendiam a melhoras maiores. Na prática, nós tratamos na frequência mais alta tolerada até que a energia total enviada seja superior a 150 J/cm^2.

Após o tratamento, em geral não há instruções de cuidados posteriores específicos para a área tratada, mas os pacientes deverão ser alertados sobre os efeitos colaterais esperados. Vários relatórios informaram efeitos colaterais comuns: disestesia, equimoses, edema, eritema, dor após o tratamento. Esses são geralmente leves a moderados e se resolvem em 2 semanas após o tratamento.[7] Em geral, os pacientes podem reassumir todas as atividades após o tratamento e voltar para a avaliação de seguimento 3 meses após o procedimento. Resultados após 8 semanas do tratamento com HIFU em nosso consultório são mostrados na ▶Fig. 4.2.

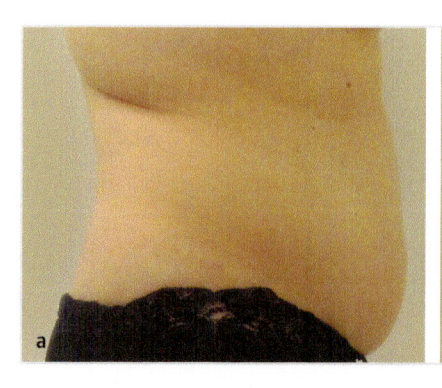

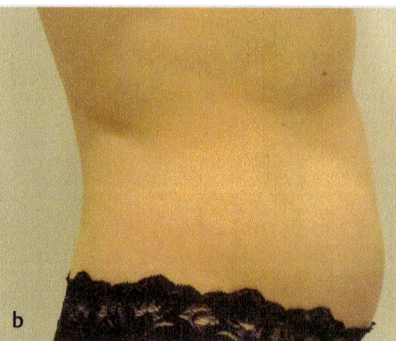

Fig. 4.2 (**a**, **b**) Linha básica e 8 semanas após uma sessão de tratamento com HIFU.

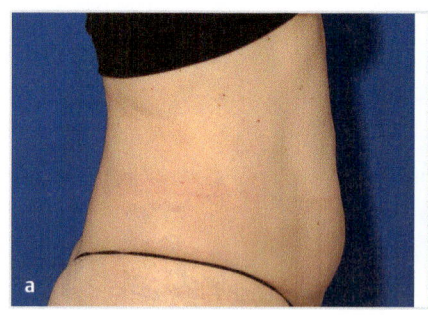

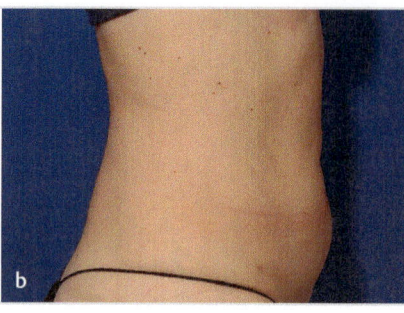

Fig. 4.3 (**a**, **b**) Linha básica e 12 semanas após três sessões de tratamento com ultrassom focalizado não térmico.

4.3.3 Procedimento de Ultrassom Focalizado de Baixa Frequência (Não Térmico)

Os pacientes deverão ser instruídos para raspar qualquer pelo visível na área de tratamento, no dia anterior. A analgesia pré-tratamento não é, em geral, solicitada. As áreas de convexidade são identificadas no abdome enquanto o paciente está em pé e olhando direto para a frente. A área de tratamento deverá ficar pelo menos quatro dedos abaixo do esterno e acima das cristas ilíacas. Um conjunto de alças reutilizáveis é usado para elevar e reunir o tecido adiposo em uma área de tratamento central com as alças pelo menos a 5 cm das linhas que marcam essa área. O paciente é colocado em supino e campos cirúrgicos são colocados horizontalmente no nível das alças superior e inferior. Três marcadores são colocados de modo triangular acima e abaixo da área de tratamento, junto com os campos azuis para ajudar na calibração da câmera e no rastreamento. Após a calibragem da câmera, a área de tratamento é definida e o modo *scan* (estilo livre ou direcionado) é selecionado. O modo de estilo livre que permite ao usuário selecionar os pontos de tratamento, é o mais rápido, mas pode resultar em espaçamento inapropriado de pulsos. Aplica-se gel ultrassônico à área de tratamento para acoplar o transdutor à pele do paciente. O painel de controle sensível ao toque permite ao operador monitorar e controlar o padrão de envio de ultrassom na área de tratamento definida. Áreas não apropriadas para tratamento ou associadas a desconforto, como cicatrizes e proeminências ósseas, podem ser ignoradas. Uma vez tratados 100% da área selecionada o operador é notificado. Em geral, três tratamentos são realizados em intervalos de 2 semanas. Os pacientes podem reassumir as atividades normais após o tratamento, embora uma dieta e estilo de vida saudáveis sejam recomendados. A avaliação de seguimento é feita em cerca de 1 mês, com resultados máximos esperados aos 3 meses. Os resultados após 12 semanas da aplicação do ultrassom focalizado não térmico em nosso consultório são mostrados na ▶ Fig. 4.3.

4.4 Aplicações Clínicas

Os tratamentos de ultrassom focalizado visam o contorno de áreas localizadas de SAT e redução da circunferência. Eles não visam a perda de peso ou o tratamento de tecido adiposo visceral. O HIFU é indicado, nos EUA, para redução não invasiva da circunferência da cintura, incluindo abdome e flancos. No Canadá e na Europa essa técnica é indicada também para quadris, nádegas e coxas. O ultrassom focalizado não térmico é, atualmente, indicado só para a redução não invasiva da circunferência da cintura.

4.5 Tratamentos de Combinação

Não há relatórios publicados sobre tratamentos de combinação com HIFU, mas existem múltiplos estudos descrevendo a combinação de RF com ultrassom focalizado não térmico. O acréscimo da RF aumenta a temperatura do tecido adiposo antes da aplicação do ultrassom focalizado, que se acredita reforçar a ruptura mecânica de adipócitos pelo ultrassom focalizado. Chang *et al.* trataram os abdomes de 32 sujeitos asiáticos com RF bipolar a vácuo durante 5-10 minutos, seguido do tratamento com ultrassom focalizado não térmico, e um segundo tratamento com RF durante 5-10 minutos para reforçar a drenagem linfática, a depuração da gordura e ajudar na compressão da pele. Três tratamentos foram realizados com intervalos de 2 semanas. A circunferência da cintura foi substancialmente reduzida em 3,91 cm e a redução média de gordura na IRM de dois pacientes foi de 21,4% e 25% no abdome superior e inferior, respectivamente. O procedimento combinado foi, no geral, seguro e bem tolerado, sem efeitos colaterais adversos intensos e apenas desconforto leve e tolerável em < 9,5% dos pacientes. Três reações adversas autolimitadas ocorreram incluindo dermatite de contato alérgica a uma faixa adesiva, eritema leve transitório, inchaço e eritema levando à hiperpigmentaçãp pós-inflamatória leve.[20] Os efeitos do tratamento no longo prazo foram avaliados 1 ano depois e demonstraram que resultados positivos podem ser mantidos pelo menos durante 1 ano, se os pacientes mantiverem seu peso corporal.[21]

Outro estudo examinando RF com ultrassom não térmico para tratamento de adiposidade abdominal em mulheres asiáticas foi conduzido por Shek *et al.* e dividido em abdome superior e inferior. Cada área foi tratada primeiro com o dispositivo de radiofrequência, com empilhamento de pulso até atingir a temperatura de 43°C, seguido pelo tratamento imediato com ultrassom. Três tratamentos foram conduzidos cada 2 semanas. Do total de 20 pacientes, 17 completaram o processo. A medição da circunferência abdominal e do calibre da gordura demonstrou melhora significativa na maioria dos pontos de tempo, com a redução média da circunferência da cintura sendo de 2,5 cm no seguimento de 3 meses. O procedimento foi bem tolerado com escore médio de dor de 2,3 e não ocorrência de efeitos adversos intensos. Seis casos de formação de pápulas ocorreram após o tratamento, o que foi resolvido em algumas horas.[22]

É importante notar a ausência de estudos comparando só o ultrassom focalizado não térmico com a RF em combinação com ultrassom focalizado não térmico para determinar se a RF teria acrescentado algum benefício. A redução da circunferência da cintura com os tratamentos combinados não parece ser maior que a informada só com o ultrassom não térmico.

4.6 Prós e Contras da Tecnologia

As vantagens e desvantagens do HIFU e do ultrassom focalizado não térmico estão resumidas no ▶ Quadro 4.1.

Quadro 4.1 Vantagens e desvantagens de HIFU e de ultrassom focalizado não térmico

	Vantagens	Desvantagens	Ritmo
Ambos	Não invasivo Tratamento focalizado em SAT Sem tempo de recuperação. Realizado no consultório	Exigidos > 1,5 cm de SAT Não para gordura visceral ou pacientes com IMC > 30	
HIFU	Efeito de compressão Estudos mais controlados mostram eficácia	Dolorido, pode causar hematomas significativos	Tratamento único
US focalizado não térmico	Dor leve ou nenhuma e outros efeitos colaterais leves e transitórios Foi combinado com outras modalidades de contorno corporal	Sem compressão Menos estudos controlados	Três tratamentos a cada 2 semanas

Referências Bibliográficas

[1] Haar GT, Coussios C. High intensity focused ultrasound: physical principles and devices. Int J Hyperthermia 2007;23(2):89–104

[2] Shalom A, Wiser I, Brawer S, Azhari H. Safety and tolerability of a focused ultrasound device for treatment of adipose tissue in subjects undergoing abdominoplasty: a placebo- control pilot study. Dermatol Surg 2013;39(5):744–751

[3] Gadsden E, Aguilar MT, Smoller BR, Jewell ML. Evaluation of a novel high-intensity focused ultrasound device for ablating subcutaneous adipose tissue for noninvasive body contouring: safety studies in human volunteers. Aesthet Surg J 2011;31(4):401–410

[4] Fatemi A. High-intensity focused ultrasound effectively reduces adipose tissue. Semin Cutan Med Surg 2009;28(4):257–262

[5] Jewell ML, Weiss RA, Baxter RA, et al. Safety and tolerability of high-intensity focused ultrasonography for noninvasive body sculpting: 24-week data from a randomized, sham-controlled study. Aesthet Surg J 2012;32(7):868–876

[6] Fatemi A, Kane MA. High-intensity focused ultrasound effectively reduces waist circumference by ablating adipose tissue from the abdomen and flanks: a retrospective case series. Aesthetic Plast Surg 2010;34(5):577–582

[7] Jewell ML, Baxter RA, Cox SE, et al. Randomized sham-controlled trial to evaluate the safety and effectiveness of a high-intensity focused ultrasound device for noninvasive body sculpting. Plast Reconstr Surg 2011;128(1):253–262

[8] Solish N, Lin X, Axford-Gatley RA, Strangman NM, Kane M. A randomized, single-blind, postmarketing study of multiple energy levels of high-intensity focused ultrasound for noninvasive body sculpting. Dermatol Surg 2012;38(1):58–67

[9] Robinson DM, Kaminer MS, Baumann L, et al. High-intensity focused ultrasound for the reduction of subcutaneous adipose tissue using multiple treatment techniques. Dermatol Surg 2014;40(6):641–651

[10] Shek SY, Yeung CK, Chan JCY, Chan HHL. Efficacy of high-intensity focused ultrasonography for noninvasive body sculpting in Chinese patients. Lasers Surg Med 2014;46(4):263–269

[11] Friedmann DP, Mahoney L, Fabi SG, Goldman MP. A pilot prospective comparative trial of high-intensity focused ultrasound versus cryolipolysis for flank subcutaneous adipose tissue and review of the literature. Am J Cosmet Surg 2013;30(3):152–158

[12] Brown SA, Greenbaum L, Shtukmaster S, Zadok Y, Ben-Ezra S, Kushkuley L. Characterization of nonthermal focused ultrasound for noninvasive selective fat cell disruption (lysis): technical and preclinical assessment. Plast Reconstr Surg 2009;124(1):92–101

[13] Moreno-Moraga J, Valero-Alts T, Riquelme AM, Isarria-Marcosy MI, de la Torre JR. Body contouring by noninvasive transdermal focused ultrasound. Lasers Surg Med 2007;39(4):315–323

[14] Teitelbaum SA, Burns JL, Kubota J, et al. Noninvasive body contouring by focused ultrasound: safety and efficacy of the Contour I device in a multicenter, controlled, clinical study. Plast Reconstr Surg 2007;120(3):779–789, discussion 790

[15] Ascher B. Safety and efficacy of UltraShape Contour I treatments to improve the appearance of body contours: multiple treatments in shorter intervals. Aesthet Surg J 2010;30(2):217–224

[16] Hotta TA. Nonsurgical body contouring with focused ultrasound. Plast Surg Nurs 2010;30(2):77–82, quiz 83–84
[17] Niwa ABM, Shono M, Monaco P, et al. Experience in the use of focused ultrasound in the treatment of localized fat in 120 patients. Surg Cosmet Dermatol 2010;2:323–325
[18] Friedmann DP, Avram MM, Cohen SR, et al. An evaluation of the patient population for aesthetic treatments targeting abdominal subcutaneous adipose tissue. J Cosmet Dermatol 2014;13(2):119–124
[19] UltraShape Power System User Manual, Syneron, Inc.; 2016
[20] Chang SL, Huang YL, Lee MC, et al. Combination therapy of focused ultrasound and radio-frequency for noninvasive body contouring in Asians with MRI photographic documentation. Lasers Med Sci 2014;29(1):165–172
[21] Chang SL, Huang YL, Lee MC, et al. Long-term follow-up for noninvasive body contouring treatment in Asians. Lasers Med Sci 2016;31(2):283–287
[22] Shek SY, Yeung CK, Chan JC, Chan HH. The efficacy of a combination non-thermal focused ultrasound and radiofrequency device for noninvasive body contouring in Asians. Lasers Surg Med 2016;48(2):203–207

5 Criolipólise Tridimensional para Contorno Corporal

Villy Rodopoulou

Resumo

A criolipólise tridimensional (3D) é uma técnica segura e efetiva não invasiva para redução de gordura localizada duradoura em todas as áreas do corpo, introduzindo uma nova tecnologia e método 3D patenteados. A aplicação é fácil em uma sessão solitária de 1 hora, com quase nenhum tempo para recuperação, além de também proporcionar um efeito de compressão extra, praticamente observado com regularidade nas áreas tratadas.

Palavras-chave: criolipólise 3D, procedimento de congelamento de gordura, redução não invasiva de gordura, redução de gordura localizada, contorno corporal total não invasivo, compressão da pele.

> **Pontos Essenciais**
>
> - A criolipólise 3D está entre os tratamentos não invasivos mais bem tolerados e eficazes para redução de áreas de gordura de tamanho médio duradouras ou até permanentes em múltiplas áreas do corpo (abdome, pernas, flancos, braços, costas, pescoço).
> - Os efeitos colaterais mais comuns são: eritema, inchaço, hematomas, dormência e leve desconforto.
> - Tipicamente, os resultados duram anos e podem ser considerados permanentes, pois a criolipólise 3D causa a apoptose das células de gordura.
> - O procedimento é mais bem combinado com a lipomassagem de endermologia para melhora da celulite e radiofrequência bipolar ou fracionada para mais compressão da pele e remodelagem tecidual.

5.1 Introdução

De acordo com as estatísticas da American Society of Plastic Surgeons para 2018, enquanto os procedimentos como elevação dos braços e da parte inferior do corpo mostraram crescimento substancial, pela primeira vez desde o ano 2000 pelo menos, o rejuvenescimento facial saiu do topo dos procedimentos mais realizados no último ano, dando lugar à abdominoplastia (estatísticas de procedimentos de cirurgia plástica da American Society of Plastic Surgeons para 2018). Nos últimos anos, a tendência está crescendo na direção de procedimentos não invasivos. Mais pacientes estão em busca de um procedimento menos invasivo que seja efetivo na melhora do corpo e da face com tempo mínimo de inatividade. Nesse contexto, a criolipólise preenche essas exigências e vem se tornando, gradativamente, o tratamento favorito para escultura corporal não invasiva. De acordo com Stevens *et al.*, o crescimento dessa técnica foi de 823% de janeiro 2010 a 2012 [n = 201(2010), 671 (2011) e 1.857% (2012)], enquanto Sasaki *et al.* afirmam que em 2014 mais de 450.000 procedimentos foram conduzidos e a criolipólise está se tornando uma das alternativas mais populares à lipoaspiração para redução pontual de tecido adiposo, com altos índices de satisfação dos pacientes.[1]

Existem vários outros desenvolvimentos tecnológicos disponíveis e sua comparação de mecanismo, nível de dor, efeitos colaterais e número de tratamentos necessários estão presentes no ▶ Quadro 5.1.

Em 1970, Epstein e Oren cunharam o termo "*popsicle panniculitis*" (paniculite fria) em seu relatório, envolvendo a presença de um nódulo vermelho endurecido seguido de necrose transitória na bochecha de um bebê que havia chupado um picolé e concluindo

5.1 Introdução

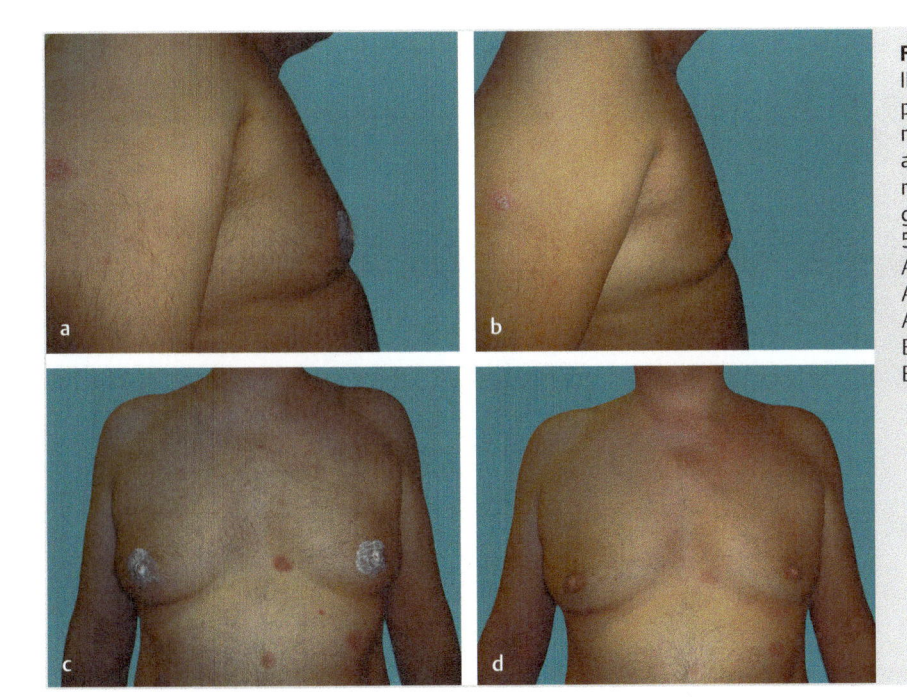

Fig. 5.1 Paciente masculino, 42 anos, IMC = 28. Alteração de peso: + 2 kg, pós-Tx: 2/12 após uma sessão na área das mamas (ele também recebeu tx na área abdominal e nos flancos, com resposta muito boa). Medidas com compasso de gordura para dobra de pele: (**a, c**) BTx-R: 50 mm BTx-L: 48 mm (**b, d**) ATx-R:30 ATx-L:26.
ATx-L: pós-tratamento lado esquerdo.
ATx-R: pós-tratamento lado direito.
BTx-L: pré-tratamento lado esquerdo.
BTx-R: pré-tratamento lado direito.

Quadro 5.1 Comparação de desenvolvimentos tecnológicos para redução de gordura

Tecnologia	Mecanismo de ação	Nível de dor	Efeitos colaterais	Tratamento necessário
US focalizado de alta intensidade	Necrose	Alto	Hematoma maciço e sensibilidade até 2 semanas	1-2
Radiofrequência unipolar	Apoptose	Médio	Vermelhidão e sensibilidade 1-3 dias	2-3
Terapia com ondas acústicas	Apoptose	Nenhum	Nenhum	8
Criolipólise 3D	Apoptose	Baixo	Dormência e hematoma até 7 dias	1-2
Terapia a *laser* de nível baixo	Apoptose		Nenhum	6

Adaptado de Cryolipolysis for noninvasive body contouring: Clinical efficacy and patient satisfaction. De Clinical Cosmetic and Investigation Dermatology. Dovepress.

que tecidos ricos em lipídios são mais suscetíveis a lesões pelo frio que os tecidos ricos em água ao redor deles.[2] Mas apenas quase 40 anos depois essas observações foram introduzidas por Manstein *et al.* como um método novo e não invasivo para redução de gordura usando congelamento e apresentaram o novo termo "criolipólise".[3] Embora o mecanismo exato da criolipólise ainda não esteja completamente provado, há algumas explicações de sua função, como a indução de cristalização de adipócitos, decorrente da sucção a vácuo com extração regulada de calor, que impede o fluxo sanguíneo deles. Essa lesão isquêmica do frio para o tecido adiposo alvo é composto ainda pela lesão de reperfusão de isquemia que leva à apoptose das células adiposas, assim como a uma resposta inflamatória intensa, enquanto os macrófagos estão executando a evacuação das células danificadas e dos desbridamentos da área tratada em um período de 3 meses.[4] Entretanto, múltiplos estudos clínicos não mostraram qualquer anormalidade nos níveis de lipídios séricos e na função hepática durante e após a criolipólise.[5,6,7] Além disso, observa-se uma redução transitória para a sensação cutânea que volta ao normal por volta de 7 semanas após o tratamento, sem dano permanente aos nervos e à pele da área tratada.[8] E mais, há estudos que confirmam sua segurança e eficácia sobre muitos tratamentos e em tipos de pele mais escura.[9]

5.2 Seleção de Pacientes

- Homens e mulheres com IMC inferior a 30.
- Maiores de 18 anos.
- Presença de camadas de gordura com espessura > 20 (medição usando o compasso para dobra de pele para gordura corporal: *The FatTrack PRO DIGITAL*), em áreas do corpo como: pescoço, abdome, rolos de quadril/flancos, rolos na linha de sutiã, braços, parte interna das coxas, áreas peritrocantéricas, parte interna dos joelhos, tornozelos, mamas masculinas, queixo duplo e parte lateral do pescoço.
- Sem alteração de peso superior a 5% do peso corporal no mês anterior.
- Concordância em manter o peso (isto é, dentro de 5%) não fazendo alterações significativas na dieta ou na rotina de exercícios durante a conclusão do tratamento.
- Candidatos à lipoaspiração, mas que desejam tentar um método não invasivo.

5.3 Critérios de Exclusão

- IMC inferior a 19.
- Menores de 18 anos.
- Camadas de gordura com espessura inferior a 20.
- Gordura intra-abdominal ou gordura muito fibrosa.
- História de procedimento para redução de gordura (ou seja, lipoaspiração ou outra cirurgia para contorno corporal, injeção com agentes que dissolvem gordura ou outro procedimento não invasivo etc.) durante o ano anterior.
- Hérnia ou cirurgia anterior na área pretendida de tratamento.
- Quaisquer quadros dermatológicos ou cicatrizes no sítio da área de tratamento que possam interferir com o tratamento ou avaliação.
- História conhecida de doença autoimune e/ou malignidade.
- Presença conhecida da doença de Raynaud, ou crioglobulinemia, urticária do frio, ou hemoglobinúria paroxística do frio ou qualquer outro quadro conhecido com resposta à exposição ao frio que limite o fluxo sanguíneo para a pele.
- História de transtorno de sangramento ou se o(a) candidato(a) estiver recebendo qualquer medicamento que possa aumentar, significativamente, o risco do paciente para contusões.
- Estar ingerindo, ou tenha consumido pílulas para emagrecer ou suplementos para controle de peso no mês anterior.
- Portar dispositivo implantado ativo como: marca-passo, desfibrilador, placas de titânio ou sistema de administração de medicamentos.
- Gravidez ou intenção de engravidar nos próximos 6 meses.
- Lactação nos últimos 6 meses.
- Incapaz ou sem vontade de obedecer às exigências.

5.4 Técnica

Nosso protocolo de tratamento foi padronizado após revisão meticulosa da literatura, assim como da nossa experiência com o dispositivo CLATUU (Classys Inc – Coreia) marcado como equipamento médico pela EC (*European Conformity*), em mais de 550 pacientes e 3.500 horas/sessões de tratamento nos últimos quatro anos, com resultados satisfatórios para mais de 87% dos pacientes, conforme a avaliação de escala de 5 pontos GAIS. Esse dispositivo vem com dois pares em forma de asas e aplicadores planos que funcionam com tecnologia protegida, patenteada e particular que introduz um efeito de resfriamento cercado de 360°, contribuindo para um resultado mais natural e esteticamente agradável, evitando irregularidades. A quantidade de resfriamento (índice selecionado de extração de energia) é controlada pelas células de resfriamento termoelétricas carregadas por corrente DC e controladas por termistores que monitoram a temperatura da pele. Além disso, o último modelo – Clatuu Alpha – é ainda mais avançado e com pares de peças manuais de múltiplas formas e tamanhos.

5.5 Avaliação-Consulta

Após história detalhada, o paciente é examinado em pé e suas áreas de tratamento pretendidas são avaliadas quanto à espessura/qualidade (fibrosas ou não), distribuição e "geografia" das áreas adiposas, flacidez da pele ou existência de gordura intra-abdominal. A primeira avaliação pode ser feita clinicamente usando o "teste do beliscão" e, em seguida, usando um compasso de gordura de dobra de pele, com medições precisas registradas e obtidas para futura comparação entre os mesmos pontos marcados de acordo com a área tratada (p. ex., na área abdominal: umbigo-púbis, umbigo-espinha ilíaca superior anterior). De acordo com os achados, a avaliação é explicada ao paciente incluindo: a porcentagem provável de resposta (que pode chegar a 40%, com a média de 25%), o prazo para se atingir o resultado (aproximadamente 3 meses), o número de sessões necessárias, assim como para o próprio procedimento e um plano organizado prioritariamente das áreas de maior significância/problema. Pode-se avaliar uma previsão aproximada do número de sessões necessárias na mesma área. Foi observado que se as medições com o compasso de gordura estão variando entre 49-59, o paciente pode precisar de mais duas sessões para atingir um resultado ótimo, enquanto se os resultados estiverem na faixa de 38 e 49 o paciente precisará de 1-2 sessões. Geralmente, uma sessão é suficiente para tratar de áreas adiposas com menos de 38.

5.6 Tratamento

Um comprimido de paracetamol de 500 mg é administrado ao paciente cerca de ½ hora antes do tratamento.

O peso do paciente e qualquer alteração são registrados em cada consulta de seguimento, para documentar resultados e assegurar que ele/ela não está ganhando peso por causa de uma dieta insatisfatória ou falta de exercícios. Deformidades de partes moles (depósitos de gordura indesejados) deverão ser avaliadas a partir de várias visualizações, para o melhor acesso possível. Após a fotografia padronizada das áreas-alvo o/a paciente é marcado na posição em pé, de modo similar àquele para pacientes submetidos à lipoaspiração. O coxim de gordura exigido, providenciado pela companhia como CLATUU Matrix Gel Pad, e que contém os seguintes ingredientes: propileno glicol, água, glicerina, fenoxietanol, PEG-14M, poliacrilato de sódio, etilhexilglicerina, betaína e EDTA dissódico, é aplicado para cobrir totalmente a área a ser tratada e proteger a pele. A aplicação dos dois aplicadores a vácuo de criolipólise 3D disponíveis começa nas áreas marcadas, com poucos minutos de intervalo um do outro. De acordo com as áreas de tratamento selecionadas, são usados os aplicadores planos ou em forma de asa, sempre na capacidade máxima de congelamento, mas a sucção pode ser conduzida gradualmente até completar os primeiros 5 minutos em pacientes com baixa tolerância à dor ou em áreas mais sensíveis como braços, parte interior das coxas ou joelhos e em pacientes de ginecomastia (na qual os mamilos são pré-tratados com creme anestésico e cobertos com curativo autoadesivo, como Tegaderm) (▶Fig. 5.1). Em geral, os aplicadores planos são usados para os braços, rolos nas costas, mamas masculinas, parte interna dos joelhos, das coxas e dos tornozelos, enquanto os aplicadores em formato de asa (curvos) podem ser usados para as demais áreas. Em especial para os braços, como proposto por Wanitphakdeedecha R. *et al.*, nós posicionamos os aplicadores em direção à parte lateral do braço, para evitar o aprisionamento do nervo ulnar na parte superficial no aplicador a vácuo que está causando dor e disestesia mais intensas. Além disso, recomendamos aos pacientes movimentarem os dedos continuamente durante o tratamento para diminuir a sensação de dormência.[10]

Naturalmente, cada paciente e área a ser tratada são individualizados e podem precisar de combinações de aplicadores diferentes e de colocação e direção cuidadosas para evitar irregularidades de contorno e resultados não desejáveis e atingir a redução natural e esteticamente agradável de gordura subcutânea. A parte mais proeminente da área adiposa (protuberância) precisa, sempre, ser coberta pelo centro do aplicador, para se tornar mais afetada pelo efeito da criolipólise 3D, enquanto as áreas menos proeminentes ao redor são menos afetadas e se chega a um resultado naturalmente "suavizado".

A maioria dos pacientes sente apenas dormência nas áreas tratadas após os primeiros 5 minutos e pode tolerar muito bem o ciclo de tratamento de 60 minutos em cada área. Até duas-três sessões num total de quatro-seis áreas diferentes podem ser aplicadas no mesmo dia com segurança e nos dias seguintes, mais áreas/sessões podem ser tratadas. Entretanto, para retornar à mesma área para um segundo tratamento de criolipólise 3D, recomenda-se pelo menos um período de 10 semanas a partir do primeiro tratamento, para se considerar que o resultado é o final. De acordo com Sasaki *et al*[4] há três estudos que avaliaram a eficácia teoricamente reforçada com múltiplos tratamentos na mesma área anatômica e demonstraram que um segundo curso sucessivo de tratamento com criolipólise 3D levou à redução de mais gordura.

Embora um tratamento subsequente leve à redução de mais gordura, a extensão da melhoria, de acordo com um estudo,[9] não foi tão dramática quanto a do primeiro tratamento e pode estar relacionada, também, à área de aplicação (o abdome foi mais respondedor que os flancos). Isso pode ser devido ao nível da gordura exposta à segunda extração por calor, que está mais próxima à camada muscular e seu suprimento vascular pode diminuir a eficiência da extração por calor desejada, ou possivelmente porque os adipócitos que sobreviveram ao primeiro tratamento possuem tolerância maior ao frio. Nossa experiência apoia múltiplos tratamentos na mesma área anatômica (até três em certos pacientes), atingindo melhora adicional que leva a um resultado mais satisfatório no final (▶Fig. 5.2 e ▶Fig. 5.7).

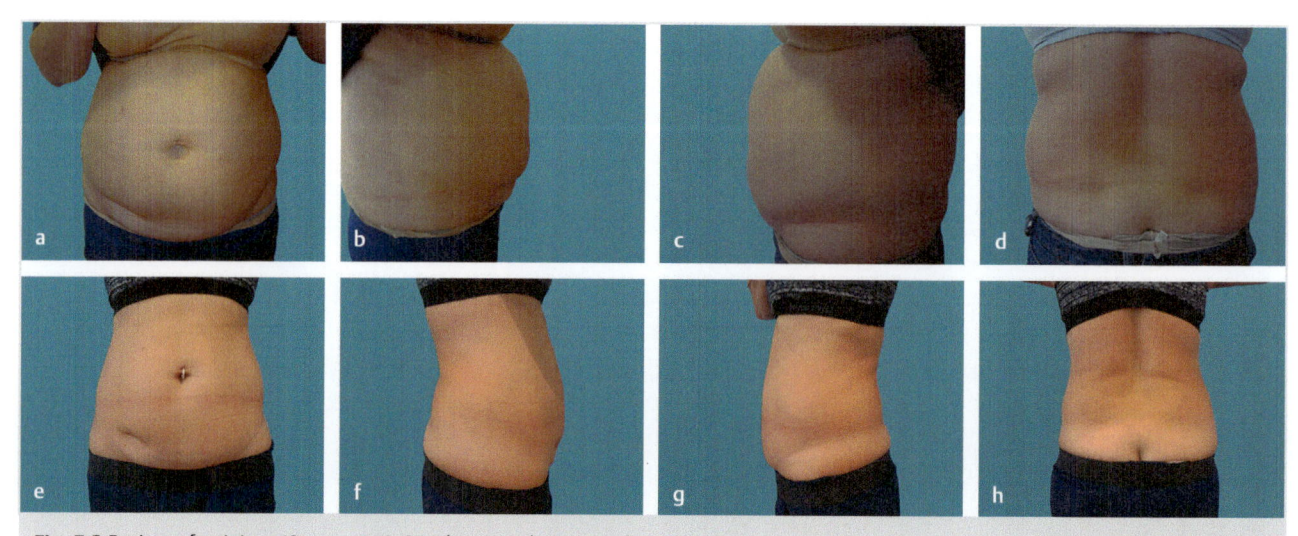

Fig. 5.2 Paciente feminina, 43 anos, IMC: 27, alteração de peso: -5 kg pós-tx: 8/12 acompanhado de mais duas sessões em várias áreas da porção superior do corpo incluindo: abdome, flancos, gordura das costas e área da axila demonstrando mais de 50% de redução nas medidas do compasso de gordura para dobra de pele. (**a-d**) BTx, (**e-h**) ATx.

5.7 Cuidados Posteriores

Completado o tratamento, os aplicadores são gentilmente removidos, aplicando-se 1 minuto de massagem vigorosa do tecido tratado entre o polegar e os dedos, seguido de 1 minuto de massagem circular, como descrito por Boey e Wasilenchuk.[11] Eles informaram melhora significativa de até 68% em 2 meses, em comparação com a área de tratamento não massageada. Isso pode ser devido ao fato de que a massagem manual esteja causando um mecanismo adicional de dano ao tecido adiposo alvo imediatamente após o tratamento, talvez de uma lesão de reperfusão do tecido. Sasaki *et al.* também apoiam a aplicação da massagem pós-tratamento, com 5 minutos de massagem mecânica pré-configurada e integrada pós-tratamento usando o aplicador.[12] Recomenda-se que a massagem seja feita com o paciente ainda deitado, pois ela pode ser desconfortável e poderia, raramente, causar reação vasovagal e hipotensão. Apesar de tudo, a massagem manual pós-tratamento é uma técnica que pode ser incorporada para melhorar com segurança a eficácia do tratamento.

O creme de arnica para a prevenção de hematomas e o creme de bepantol para recuperação rápida do eritema da pele são aplicados e o paciente será capaz de retornar às atividades regulares. Ele é avisado para evitar a exposição ao sol até que o eritema se resolva, mas não antes de 1 semana e o retorno para uma primeira avaliação após 1 mês. Os pacientes também são informados de que as áreas tratadas podem apresentar dormência nos poucos dias a seguir (o período mais longo observado e informado foi de 3 semanas) e que devem esperar o resultado em mais de 10 semanas. Nesse ponto o paciente pode voltar para uma avaliação para se determinar se o resultado desejado nas áreas tratadas foi atingido ou se mais uma sessão será necessária. As complicações mais comuns após a criolipólise, que geralmente se resolvem dentro de poucos dias/semanas, são: eritema, inchaço, hematoma, hipossensibilidade e dor. As temperaturas induzidas na criolipólise 3D não têm efeito permanente sobre a derme e epiderme de cobertura e, consequentemente, não foram descritos efeitos colaterais permanentes, como: cicatrização, parestesias, formação de bolhas, hiper ou hipopigmentação, ulcerações ou infecções, desde que a máquina e a técnica usadas sejam apropriadas. Existem alguns efeitos colaterais raros descritos como a reação vasovagal e a hiperplasia adiposa paradoxal, que mostram uma incidência estimada de 0,0051%, ou cerca de 1 em 20.000 casos.[4] Entretanto, nenhum desses episódios ocorreu em nossos pacientes até o momento.

5.8 Aplicações Clínicas

A criolipólise tridimensional pode ser aplicada em quase todas as áreas do corpo onde protuberâncias de gordura sejam encontradas e com mais de 2 cm, tais como: abdome (▶Fig. 5.3), gordura das costas/flancos (▶Fig. 5.4), queixo duplo/pescoço lateral[13] (▶Fig. 5.5), braços (▶Fig. 5.6), parte interna das coxas, áreas peritrocantéricas, parte interna dos joelhos (▶Fig. 5.7a), tornozelos (▶Fig. 5.8) e mamas masculinas (▶Fig. 5.1). Entretanto, suas aplicações aprovadas pela FDA, para o Coolsculpting System (por Zeltiq Aesthetics, Pleasanton, CA, EUA) são até agora para o tratamento dos flancos (2010), abdome (2012), coxas (2014) e gordura submentual (2015), embora sejam usadas sem prescrição para reduzir gordura nas costas, braços, queixo duplo e pescoço lateral, parte interna das coxas, dos joelhos, pernas e tórax[13,14,15,16] (▶Fig. 5.9).

Atenção especial deverá ser dedicada à área abdominal, especialmente nos homens, nos quais geralmente existe gordura intra-abdominal coexistente que não pode ser tratada com a criolipólise 3D ou mesmo com lipoaspiração e os pacientes deverão ser informados sobre isso e terem expectativas mais baixas (▶Fig. 5.10). Outras áreas desafiadoras, decorrentes da flacidez da pele coexistente ou mesmo predominante, são os braços nas mulheres e, naturalmente, qualquer área com flacidez da pele. Entretanto, há estudos que apoiam a contribuição da criolipólise na compressão cutânea.[13,17,18] De acordo com Carruthers J.

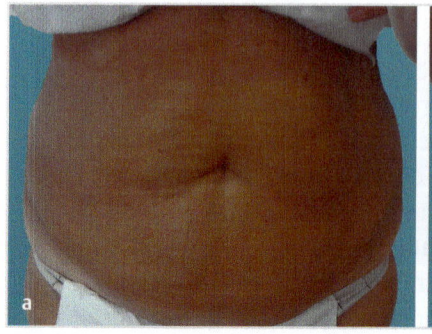

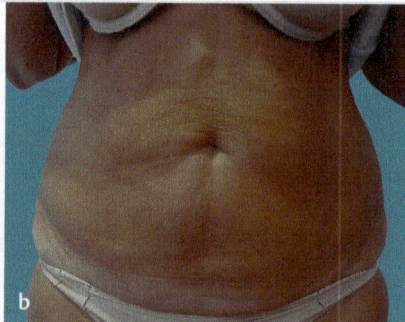

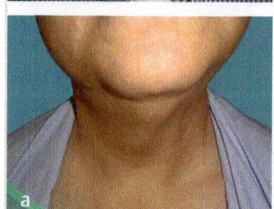

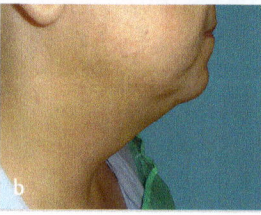

Fig. 5.3 Paciente feminina, 66 anos, IMC:25, alteração de peso: +1 kg pós-tx: 1 ano após uma sessão na área abdominal (ela também teve tx nos flancos, com resposta muito boa também). Medições de compasso de gordura para dobra de pele: acima do umbigo antes do Tx: 52 mm, pós-Tx: 27 mm, abaixo do umbigo antes de Tx: 55 mm, pós-Tx: 29 mm (**a**) BTx (**b**) ATx.

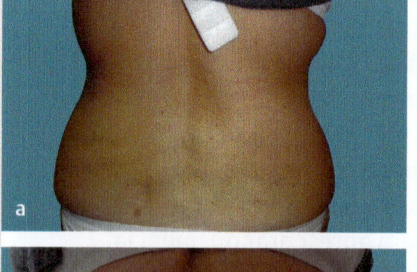

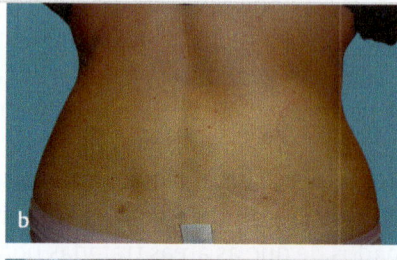

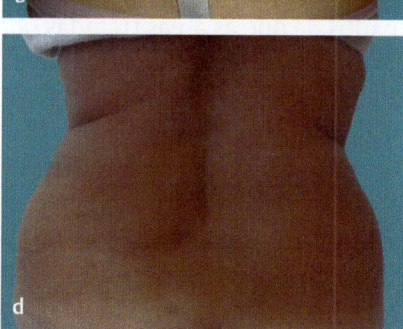

Fig. 5.4 Paciente feminina, 42 anos, IMC: 22, alteração no peso: - 1 kg, pós-Tx: 2 anos após uma sessão na área dos flancos e gordura das costas (ela também foi tratada na lateral das coxas com resposta muito boa). Medições de compasso de gordura para dobra de pele nas alças do amor: BTx-R: 51 mm, BTx-L: 53 mm (**a**), ATx-R: 30 mm, ATx-L: 32 mm (**b**). Medições de compasso de gordura para dobra de pele: BTx-R: 58 mm, BTx-L: 59 mm (**c**), ATx-R: 36 mm, ATx-L: 38 mm (**d**).

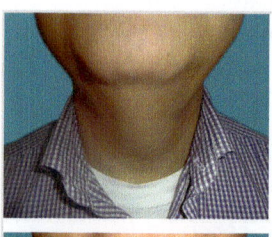

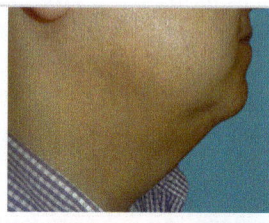

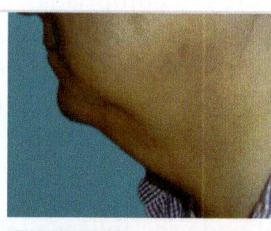

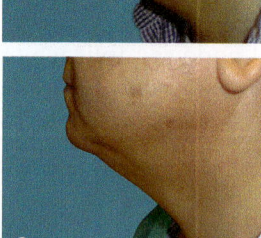

Fig. 5.5 Paciente masculino, 51 anos, IMC: 27, alteração de peso: - 1 kg pós-tx: 6/12 após uma sessão nas áreas de criolipólise submentual/mediana e lateral direita e esquerda do pescoço. Medições de compasso de gordura para dobra de pele: (**a**) BTx-M: 24 mm, ATx-M: 17 mm (**b**) BTx-R: 20 mm, ATx-R: 14 mm (**c**) BTx-L: 17 mm, ATx-L: 12 mm.

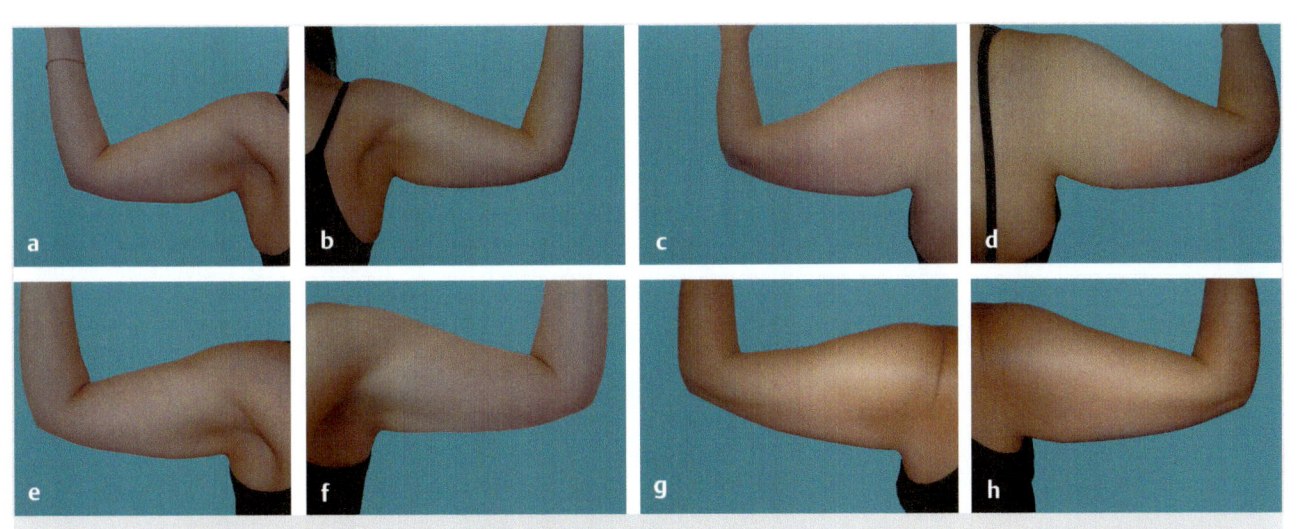

Fig. 5.6 Paciente feminina, 37 anos, IMC:25, alteração de peso: 0 kg, pós-tx: 3/12 após 1 sessão na área dos braços (ela também recebeu tx nas áreas laterais das coxas, com resposta muito satisfatória). Medições de compasso de gordura para dobra de pele: (**a-d**) BTx-R: 25 mm, BTx-L: 30 mm (**e-h**) ATx-R: 17 mm, ATx-L: 14 mm.

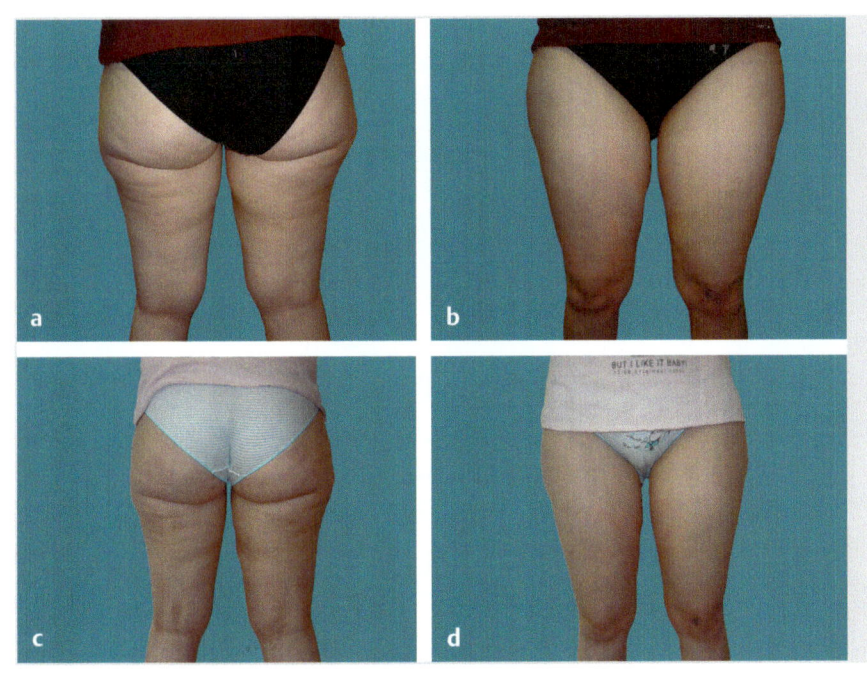

Fig. 5.7 (**a-d**) Paciente feminina, 48 anos, IMC: 21, alteração de peso: -2 kg, flacidez excessiva de pele pós-tx: 8/12 após uma sessão em múltiplas áreas das pernas: parte interna das coxas e dos joelhos, parte externa das coxas demonstrando redução de mais de 40% de medições de compasso de gordura para dobra de pele (ela também recebeu tx nas áreas inferiores dos flancos com resposta muito satisfatória). Notar ausência de deterioração, mas melhora significativa da flacidez da pele.

et al.[17] a firmeza resultante da pele pode ser atribuída à estimulação da neocolagênese. Como os preenchedores dérmicos podem estimular a neocolagênese esticando os fibroblastos, da mesma forma o mecanismo de estiramento mecânico por sucção a vácuo da protuberância adiposa também pode ser um fator contribuinte para a neocolagênese no tratamento com criolipólise e resultar na compressão cutânea. Nossas observações informais também foram um suporte significativo do efeito "bônus" da criolipólise, claramente demonstrado nos pacientes com flacidez cutânea significativa (▶Fig. 5.11). Parece que a criolipólise tridimensional poderia ser benéfica à qualidade da pele das áreas tratadas, além de diminuir a gordura nas áreas criolipolizadas. Isso poderia ser atribuído também ao efeito destrutivo de gordura muito gradual que a criolipólise 3D possui, o que permite à pele ajustar-se com o tempo e sem excesso. De modo geral, isso poderia ser uma vantagem importante da técnica para certas áreas e para pacientes mais idosos com flacidez de

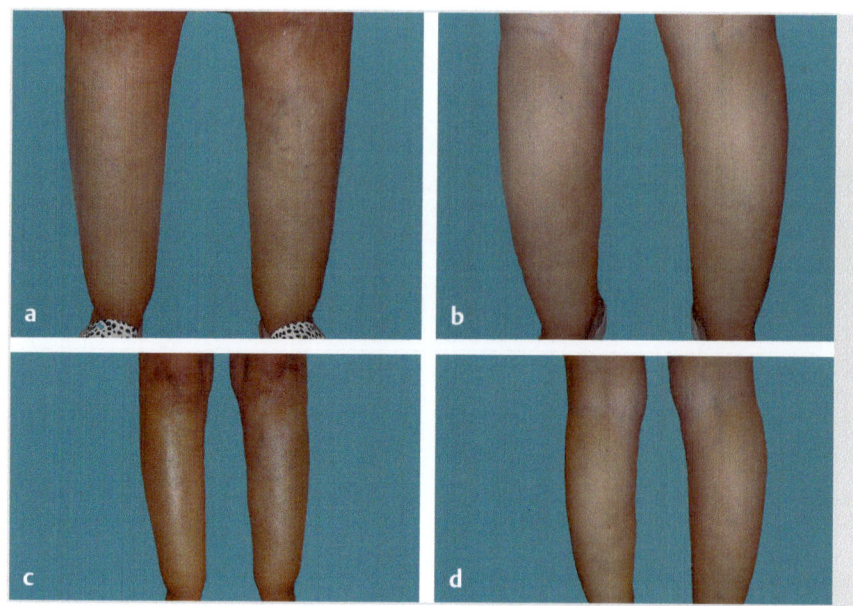

Fig. 5.8 Paciente feminina, 53 anos, IMC:24, alteração de peso: +1 kg, pós-tx: 6/12 após uma sessão nas áreas externa e interna das pernas (área dos tornozelos). Ela também recebeu tx na parte interna dos joelhos com resposta muito satisfatória. Medições de compasso de gordura para dobra de pele: parte externa direita antes de Tx: 47 mm, pós-Tx: 31 mm, área interna direita antes de Tx: 53 mm, pós-tx: 35 mm, parte externa esquerda antes de Tx: 51 mm, pós-Tx: 38 mm, parte interna esquerda antes de Tx: 55 mm, pós-Tx: 37 mm (**a**, **b**) BTx (**c**, **d**) ATx.

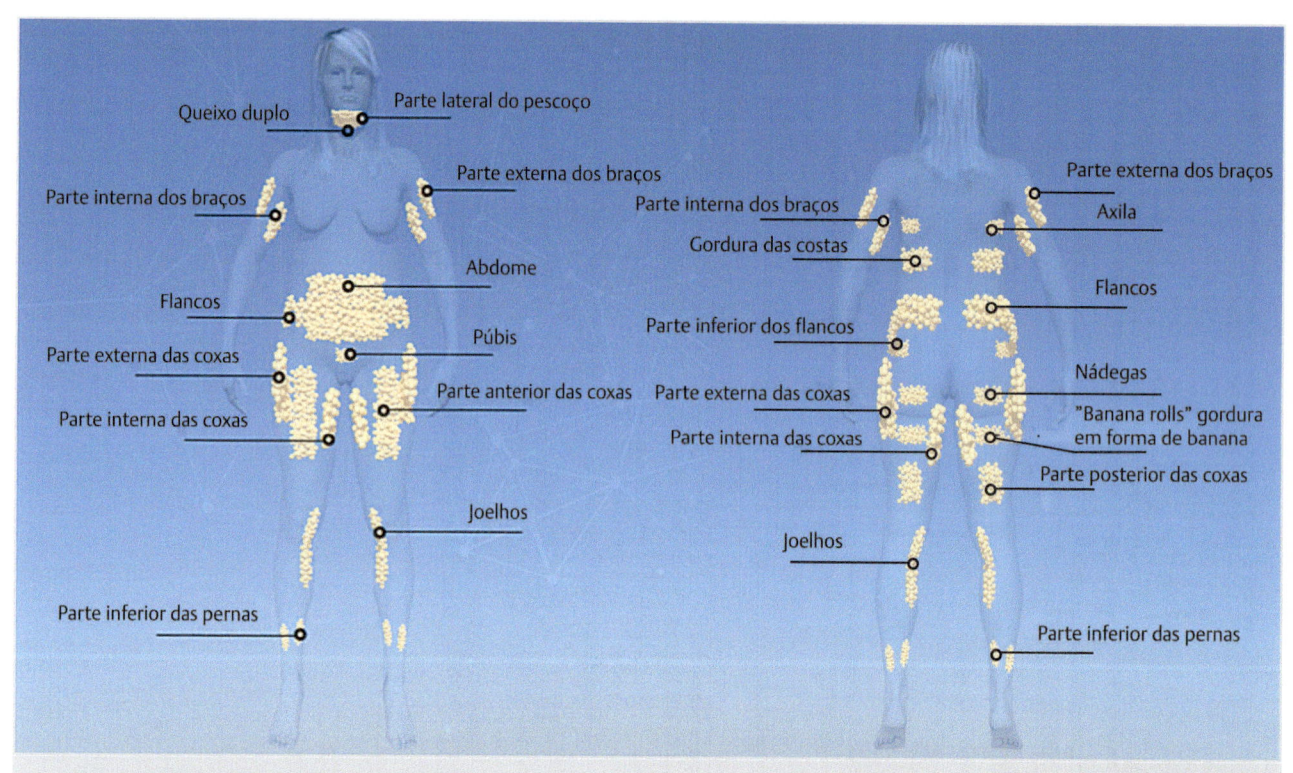

Fig. 5.9 Indicações liberadas pelo Food and Drug Administration nos EUA e indicações sem prescrição para criolipólise, como mencionado em publicações revisadas por pares.

pele; especialmente se comparada com lipoaspiração clássica na qual a perda de gordura é imediata e a pele se esvazia quase instantaneamente. Obviamente, o efeito observado da compressão da pele induzida pela criolipólise[13] fornece outra vantagem significativa do método, que deverá ser investigado e elucidado com mais estudos clínicos.

Por fim, embora todos os estudos tenham informado redução de gordura em cada área examinada, ainda não se esclareceu quais áreas são as mais respondedoras à criolipólise 3D e quais são as características favoráveis para um resultado ótimo (p. ex., vascularidade

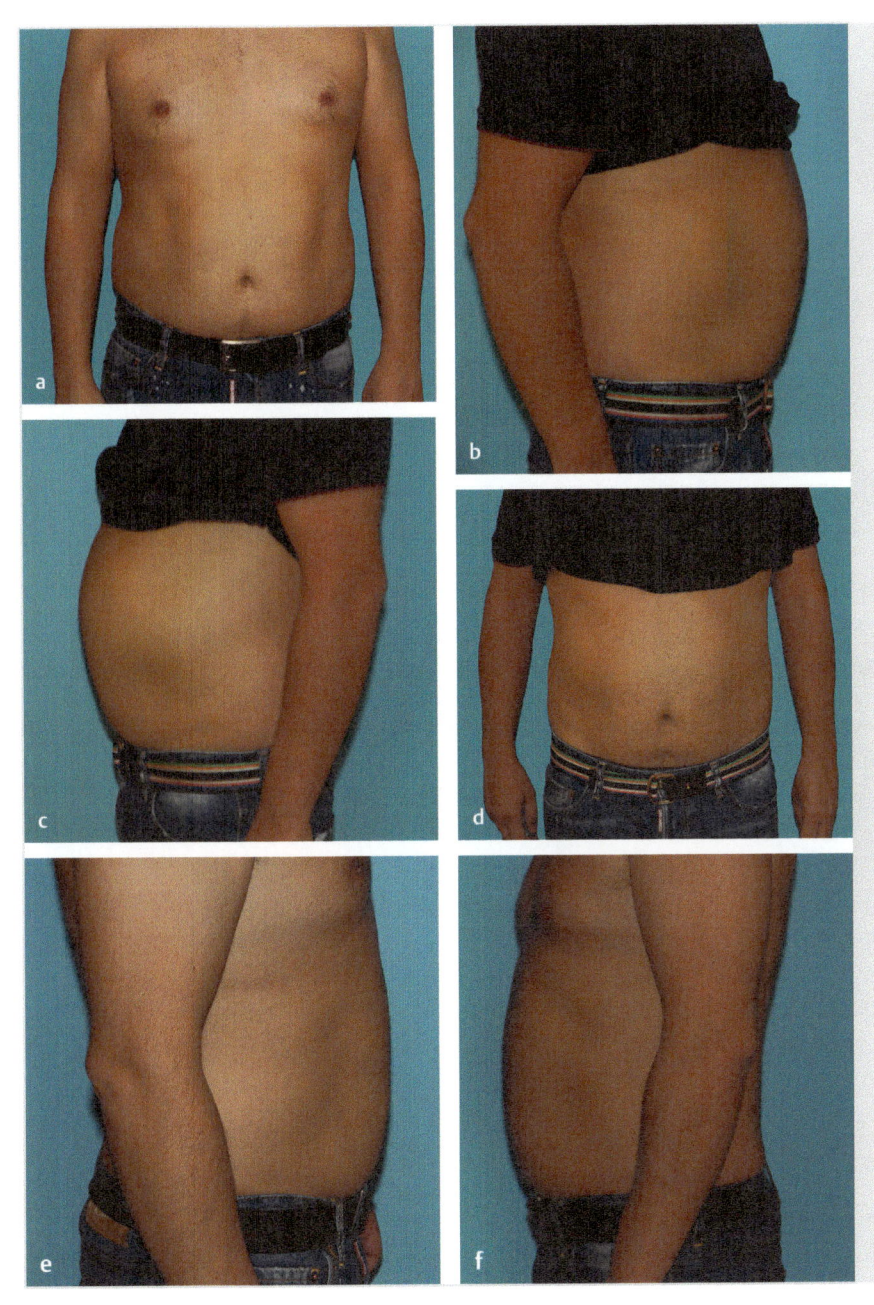

Fig. 5.10 Paciente masculino, 42 anos, IMC: 28, alteração de peso: +1 kg pós-tx: 3/12 após uma sessão na área abdominal. Medições de compasso de gordura para dobra de pele: acima do umbigo antes de tx: 34 mm, pós-tx: 18 mm, abaixo do umbigo antes de Tx: 40 mm, pós-tx: 20 mm (**a-c**) BTx, (**d-f**) ATx.

de depósitos de gordura, atividade metabólica ou localização). Foi observado que a gordura fibrosa é mais difícil de tratar, provavelmente por ser mais difícil de ser aspirada no aplicador à vácuo e ter mais conexões interlobulares entre as células lobulares adiposas a serem destruídas. Como resultado, mais sessões podem ser necessárias que aquelas para gordura maleável. Pacientes e médicos deverão estar cientes disso durante a consulta e pode ser necessário tratar essas áreas usando aplicadores de superfície adaptáveis que estão disponíveis em vários formatos e tamanhos.[14]

Enquanto a criolipólise 3D está reduzindo (presumivelmente de modo permanente) células de gordura, a endermologia está completando o resultado ao diminuir as conexões fibrosas superficiais remanescentes, que estão causando a aparência de "pele de laranja" característica, além de estar ajudando a drenagem linfática mais rápida. Ela poderá ser útil como um tratamento pré e pós-criolipólise tridimensional. Uma combinação de tratamentos personalizados poderia ser formada de acordo com as necessidades de cada

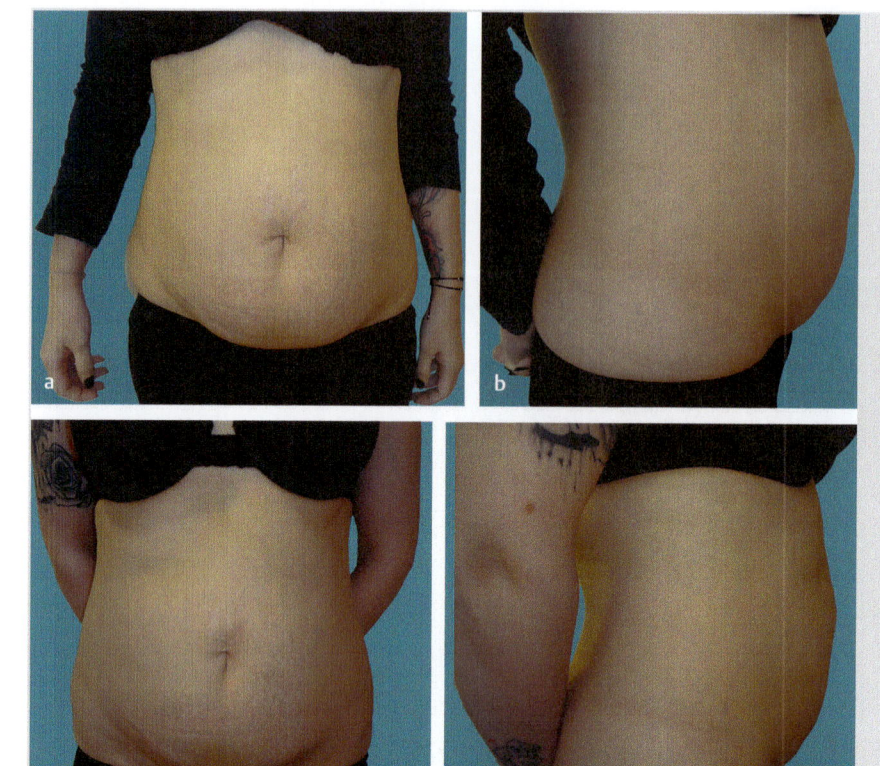

Fig. 5.11 Paciente feminina, 31 anos, IMC: 22, alteração de peso: -1 kg; excesso de flacidez de pele coexistente, com estrias proeminentes pós-tx: 4/12 após uma sessão na área abdominal. Notar ausência de deterioração, mas melhora significativa na firmeza da pele. Medições de compasso de gordura para dobra de pele: acima do umbigo antes de Tx: 53 mm, pós-tx: 39 mm, abaixo do umbigo antes de tx: 44 mm, pós-tx: 35 mm (**a, b**) BTx (**c-d**) ATx.

paciente. Além disso, a criolipólise 3D poderia ser combinada com tratamentos de compressão cutânea usando sistemas de radiofrequência bipolar ou monopolar. Os tratamentos por radiofrequência poderão fornecer mais de um efeito de compressão além do que a criolipólise 3D parece oferecer, assim como melhora na aparência da pele. Há poucos dispositivos disponíveis no mercado, ou dispositivos monopolares como o Accent Prime (Alma Lasers), que é combinado com ultrassom, ou a radiofrequência bipolar como o VelaShape III, aprovado pela FDA, para tratamento de celulite (Candela). Além disso, BodyFX, MiniDX e Plus são dispositivos manuais de radiofrequência bipolar (InMode Aesthetic Solutions) que poderiam resultar em melhora para a celulite duradoura e o contorno corporal.[19] Recentemente, uma modalidade nova e efetiva foi aprovada pela FDA, o Morpheus8 (InMode Aesthetic Solutions)[20], um dispositivo para microagulhamento que usa energia de radiofrequência para remodelar e contornar a face e o corpo via remodelação adiposa subdérmica. Idealmente, esses tratamentos podem ser programados para alguns dias após a sessão de criolipólise 3D, para fornecer um ótimo resultado, especialmente em áreas com flacidez cutânea coexistente e/ou anormalidades de superfície da pele.

Referências Bibliográficas

[1] Stevens WG, Pietrzak LK, Spring MA. Broad overview of a clinical and commercial experience with CoolSculpting. Aesthet Surg J 2013; 33(6):835–846
[2] Epstein EH, Jr, Oren ME. Popsicle panniculitis. N Engl J Med 1970; 282(17):966–967
[3] Manstein D, Laubach H, Watanabe K, Farinelli W, Zurakowski D, Anderson RR. Selective cryolysis: a novel method of noninvasive fat removal. Lasers Surg Med 2008; 40(9):595–604
[4] Ingargiola MJ, Motakef S, Chung MT, Vasconez HC, Sasaki GH. Cryolipolysis for fat reduction and body contouring: safety and efficacy of current treatment paradigms. Plast Reconstr Surg 2015; 135(6):1581–1590
[5] Ferraro GA, De Francesco F, Cataldo C, Rossano F, Nicoletti G, D'Andrea F. Synergistic effects of cryolipolysis and shock waves for noninvasive body contouring. Aesthetic Plast Surg 2012; 36(3):666–679
[6] Lee KR. Clinical efficacy of fat reduction on the thigh of Korean women through cryolipolysis. J Obes Weight Loss Ther 2013; 3:1–5

[7] Riopelle JT, Kovach B. Lipid and liver function effects of the cryolipolysis procedure in a study of male love handle reduction. Lasers Surg Med 2009;82

[8] Coleman SR, Sachdeva K, Egbert BM, Preciado J, Allison J. Clinical efficacy of noninvasive cryolipolysis and its effects on peripheral nerves. Aesthetic Plast Surg 2009; 33(4): 482–488

[9] Shek SY, Chan NP, Chan HH. Noninvasive cryolipolysis for body contouring in Chinese--a first commercial experience. Lasers Surg Med 2012; 44(2):125–130

[10] Wanitphakdeedecha R, Sathaworawong A, Manuskiatti W. The efficacy of cryolipolysis treatment on arms and inner thighs. Lasers Med Sci 2015; 30(8):2165–2169

[11] Boey GE, Wasilenchuk JL. Enhanced clinical outcome with manual massage following cryolipolysis treatment: a 4-month study of safety and efficacy. Lasers Surg Med 2014; 46(1):20–26

[12] Sasaki GH, Abelev N, Tevez-Ortiz A. Noninvasive Selective Cryolipolysis and Reperfusion Recovery for Localized Natural Fat Reduction and Contouring. Aesthetic Surgery Journal 2014; 34(3):420–431

[13] Rodopoulou S, Gavala M-I, Keramidas E. Three-dimensional cryolipolysis for submental and lateral neck fat reduction. Plast Reconstr surgery Glob open. 2020;8(4):e2789. doi:10.1097/GOX.0000000000002789

[14] Stevens WG, Bachelor EP. Cryolipolysis conformable-surface applicator for nonsurgical fat reduction in lateral thighs. Aesthet Surg J 2015; 35(1):66–71

[15] Zelickson BD, Burns AJ, Kilmer SL. Cryolipolysis for safe and effective inner thigh fat reduction. Lasers Surg Med 2015; 47(2):120–127

[16] Kilmer SL, Burns AJ, Zelickson BD. Safety and efficacy of cryolipolysis for noninvasive reduction of submental fat. Lasers Surg Med 2016; 48(1):3–13

[17] Carruthers J, Stevens WG, Carruthers A, Humphrey S. Cryolipolysis and skin tightening. Dermatol Surg 2014; 40(Suppl 12):S184–S189

[18] Stevens WG. Does Cryolipolysis Lead to Skin Tightening? A First Report of Cryodermadstringo. Aesthet Surg J 2014; 34(6):NP32–NP34

[19] Mulholland RS, Paul MD, Chalfoun C. Noninvasive body contouring with radiofrequency, ultrasound, cryolipolysis, and low-level laser therapy. Clin Plast Surg 2011; 38(3): 503–520, vii–iii

[20] Dayan E, Chia C, Burns AJ, Theodorou S. Adjustable depth fractional radiofrequency combined with bipolar radiofrequency: a minimally invasive combination treatment for skin laxity. Aesthet Surg J. 2019;39(Suppl_3):S112-S119. doi:10.1093/asj/sjz055

6 Destruição de Gordura por Radiofrequência Não Invasiva para Contorno Corporal

Alix O'Brien ▪ *Sherrell J. Aston*

Resumo

A destruição seletiva de gordura por radiofrequência não invasiva para contorno corporal usando o dispositivo BTL Vanquish ME (máxima energia) produz alguma destruição permanente de células adiposas subcutâneas. Recomenda-se, usualmente, quatro a seis sessões de tratamento de 45 minutos por meio de aplicação sem contato para cada área de parte do corpo (abdome, alças do amor, coxas). Alguma melhora dos resultados com radiofrequência para destruição de gordura continuará a ficar mais evidente em 3-4 meses. Embora os resultados sejam moderados quando comparados com a lipoaspiração, os pacientes apreciam o tratamento não cirúrgico sem tempo de inatividade.

Palavras-chave: radiofrequência, destruição de gordura, contorno corporal, BTL Vanquish.

O dispositivo BTL Vanquish ME subiu rapidamente ao topo da cadeia de "dispositivos não cirúrgicos" ao oferecer a redução circunferencial do abdome sem anestesia, dor ou tempo de inatividade. Esse dispositivo é um aparelho de radiofrequência seletiva que visa o tecido adiposo subcutâneo, reduzindo permanentemente o número de células de gordura na área tratada. Durante o tratamento, o dispositivo de não contato (ou aplicador) da unidade é posicionado sobre a área a ser tratada e envia energia baseada em RF, iniciando a apoptose induzida nas camadas de gordura.[1] O protocolo de tratamento recomenda quatro sessões semanais de 45 minutos de duração para atingir os resultados. Absorção e excreção das células adiposas destruídas ocorrem em 21 dias, de modo que se podem esperar resultados totais 3 a 4 semanas após o tratamento final. Descobrimos que seis tratamentos melhoram significativamente os resultados e oferecem até duas sessões semanais se os níveis de hidratação forem mantidos – um componente crucial para uma série bem-sucedida de Vanquish ME.

Muito tempo antes de os dispositivos de radiofrequência serem usados no cenário da estética, eles foram aplicados em outras áreas da medicina, como o manuseio da dor. A BTL, líder na fabricação de dispositivos tanto clínicos quanto estéticos, foi fundada em 1993 em Praga, República Checa. Os primeiros anos da empresa foram dedicados ao desenvolvimento e ao avanço de dispositivos que usavam a terapia de radiofrequência direcionada para tratamento da dor. A descoberta de que essa tecnologia poderia também destruir células de gordura levou à pesquisa e ao desenvolvimento dos dispositivos para a estética que usamos hoje. Um estudo de 2013 usando cobaias (porcos) vietnamitas levou à seguinte conclusão: "Um novo modelo de redução de gordura usando RF de alta frequência foi obtido com sucesso em um modelo suíno. Isso tem implicações muito positivas no desenvolvimento de um dispositivo sem contato, independente do operador para redução de gordura na prática clínica."[2] Em 2013, a BTL apresentou o Vanquish, um dispositivo não cirúrgico para redução de gordura diferente de todos os demais existentes no mercado, por sua característica de não contato, aplicador grande para tamanho de pontos e tratamentos indolores. Por meio de um sistema patenteado de controle de fluxo de energia (EFC, em inglês para *energy flow control*) esse dispositivo sintoniza automaticamente o circuito de tecido-aplicador-gerador para enviar, seletivamente, a energia para a camada de tecido adiposo, ao mesmo tempo minimizando o risco de superaquecimento da pele, músculos ou órgãos internos.[3] O modelo Vanquish original tem sido, desde então, atualizado para o sistema Vanquish ME que usamos atualmente. O novo sistema fornece ao paciente aquecimento mais direcionado e o faz com muito mais eficiência que o modelo original. O BTL Vanquish ME oferece desempenho aperfeiçoado de sintonia, mais energia térmica concentrada e menos dispersão para o tecido não adiposo.[4] Descobrimos que os resultados com o sistema atualizado foram superiores e os tratamentos ainda toleráveis, mas com aquecimento maior do que aquele sentido com o dispositivo original.

Uma pergunta comum feita durante as consultas sobre redução de gordura é: como o BTL Vanquish ME pode aquecer a gordura subcutânea até um grau que inicia a apoptose induzida sem causar lesão térmica a pele, músculos e estruturas mais profundas? O tecido cutâneo e muscular contém uma quantidade significativa de água, o que não acontece com a gordura. As ondas de radiofrequência viajam facilmente pela água e, portanto, penetram rapidamente na pele, mas são incapazes de passar pela camada de gordura subcutânea. E somente quando impedida na camada de gordura subcutânea, a energia aquece a níveis apoptóticos de temperatura. A energia fica essencialmente aprisionada na camada de gordura, deixando risco mínimo para as estruturas musculares e mais profundas (▶Fig. 6.1). Os pacientes sentem o que foi descrito como "um aquecimento confortável" e, com frequência, consideram o tratamento agradável. A combinação de manter a temperatura da pele remanescente em um grau mais baixo que a do tecido adiposo e os múltiplos aspectos de resfriamento do dispositivo contribui para o conforto do paciente durante o tratamento.

Manter os pacientes muito bem hidratados durante os tratamentos com BTL Vanquish ME é absolutamente necessário. A pele bem hidratada permite a penetração de mais energia e impede que a camada adiposa induza apoptose maior. Os pacientes deverão aumentar seu consumo de água no dia, antes do tratamento, e continuar a hidratação no dia e no dia após a sessão com Vanquish ME.

A seguinte recomendação de hidratação foi feita no *Supplement to Modern Aesthetic Journal*: "Pacientes bem hidratados atingem, rapidamente, 200 watts de energia, enquanto aqueles mal hidratados podem não atingir esse pico desejado de energia. E para encorajar o atendimento, deve-se instruir os pacientes a consumirem metade do seu peso corporal em litros no dia, 1 dia antes e no dia posterior ao tratamento com Vanquish ME."[5]

O Vanquish ME é mais efetivo no tratamento de áreas de gordura resistentes à dieta e exercícios em indivíduos, por outro lado, com peso sadio. A consulta inicial determinará se um paciente é um bom candidato a esse dispositivo. Embora ele não tenha sido projetado para se transformar em um procedimento para perda de peso, trata-se de uma boa ferramenta para "acelerar" o esforço do paciente para perder peso. Os pacientes são motivados por resultados, e observar uma alteração positiva do Vanquish ME inspira as pessoas a fazer mudanças no estilo de vida associadas à perda de peso no longo prazo. A quantidade de alterações varia, porém qualquer pessoa com excesso de gordura subcutânea tratada com Vanquish ME verá um resultado (▶Fig. 6.2). De acordo com o Dr. Jerry L.

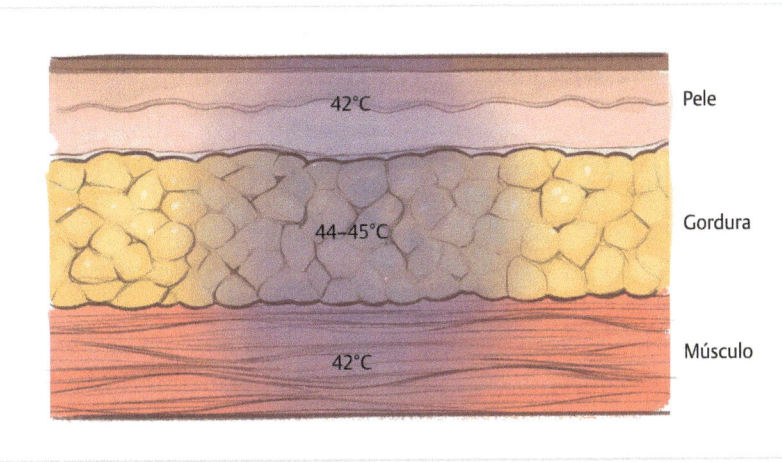

Fig. 6.1 Níveis de apoptose de temperatura.

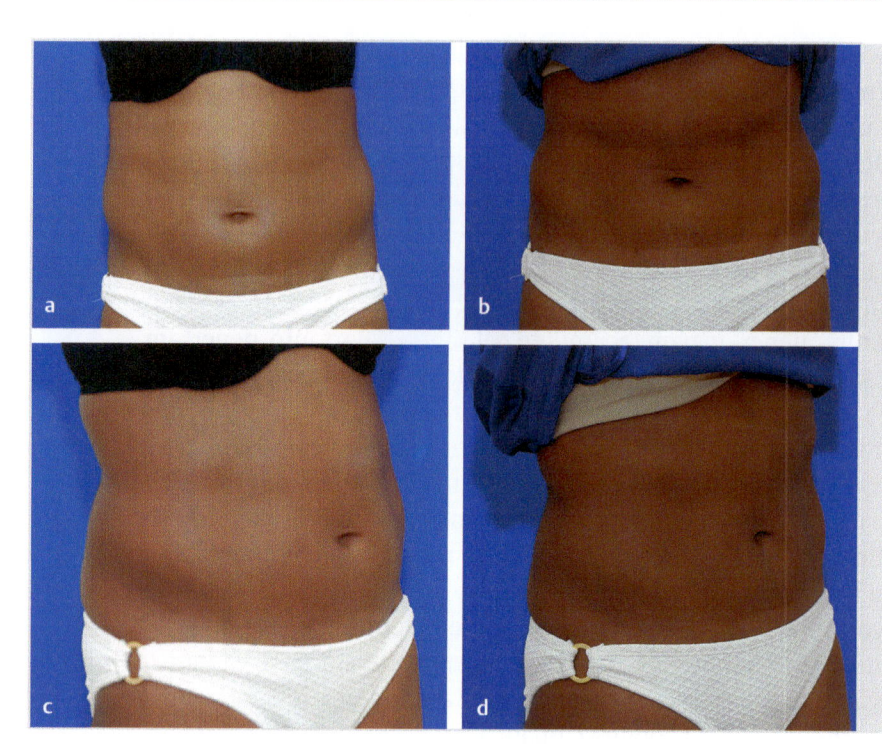

Fig. 6.2 (a-d) Fotografias de antes e de 1 mês após uma série de quatro tratamentos com Vanquish no abdome.

Cooper, "O tratamento é apropriado para qualquer paciente com gordura externa, gordura que pode ser pinçada entre o polegar e o dedo indicador".[5] Ele é oferecido com frequência como alternativa não cirúrgica para pessoas que se beneficiariam da lipoaspiração, mas que não querem um procedimento cirúrgico, ou nas quais a cirurgia seja contraindicada. Diferentemente de muitos dispositivos não cirúrgicos, o Vanquish ME pode tratar todos os tipos de pele e não demanda nenhum tempo de inatividade. Os pacientes podem voltar imediatamente ao trabalho após o tratamento e são estimulados a fazer exercícios nos dias a seguir. As áreas mais comuns tratadas são: abdome (superior e inferior), alças do amor e "gordura do sutiã". O aplicador grande e sem contato tem painéis laterais que permitem contorno adicional à cintura quando do tratamento do abdome ou das costas. Com frequência, o abdome pode ser tratado como uma área única; entretanto, se a área de excesso de gordura está superior e inferior ao umbigo em um paciente com torso extenso, será necessário tratá-lo primeiro como duas áreas.

    Há várias maneiras de se abordar um paciente que tenha múltiplas áreas de interesse. Na maioria deles, cada área é tratada individualmente com uma série de seis aplicações, completando-se uma série antes de iniciar a seguinte. Descobrimos que isso permite aos pacientes avaliar seus resultados antes de investirem mais tempo e dinheiro em áreas adicionais. Sabemos que eles chegarão a um resultado, mas a verdadeira expectativa de um paciente quanto ao resultado só pode ser determinada após o fato e, por fim, queremos que as pessoas se sintam como se seu retorno no investimento financeiro valeu a pena. Além de oferecer às pessoas a oportunidade de pesar a relação entre custo e benefício, pode ser difícil aos pacientes ficarem quietos durante 1 hora e meia de duração do tratamento de duas áreas consecutivamente. Existe também um tempo adicional necessário para reposicionar o paciente da posição supina para prona (ou vice-versa) e configurar o dispositivo uma segunda vez. Às vezes, se um paciente se mostra mais preocupado com seu abdome, mas há protuberâncias menores nas alças do amor, um tratamento de 45 minutos no abdome, e de 15 minutos nas alças do amor será conduzido para otimizar a redução circunferencial. Vale a pena incluir o tempo adicional sem custo para reforçar o resultado e ter um paciente feliz no final. Os pacientes são geralmente tratados com Vanquish ME uma vez por semana, durante 6 semanas, mas aqueles que conseguem ficar bem hidratados e buscam por resultados rápidos podem atender a duas sessões por semana. Há exceções com as pessoas sentindo e observando as alterações mais rapidamente, mas a maioria dos pacientes pode esperar por seu resultado total cerca de 1 mês após o último tratamento. Deve-se notar que o BTL Vanquish ME é contraindicado para pessoas com implantes de metal e com qualquer dispositivo clínico implantado e ativo.

O BTL Vanquish ME está mais perto de todos os dispositivos "para todos os tamanhos" que você pode usar para redução de gordura. Ele pode ser usado em todos os tipos de pele, trata a menor área possível de excesso de gordura para redução do volume e é muito popular entre homens e mulheres. Mais e mais homens estão aderindo a procedimentos cosméticos para melhorar sua aparência e essa tendência continuará a crescer. O número crescente de opções não cirúrgicas é um fator contribuinte para o aumento em pacientes masculinos. Isso é benéfico para o BTL Vanquish ME, uma vez que há muitos homens com excesso de gordura no abdome, alças do amor e flancos. Ainda mais do que as mulheres, os homens gostam de ser discretos sobre usarem procedimentos cosméticos e se desviam pela ideia de dor e/ou de inatividade de um procedimento. Desde a introdução do Vanquish original na prática, temos observado um influxo de homens que, caso contrário, poderiam não ter atravessado a porta da frente. Alguns desses homens foram determinados como melhores candidatos à lipoaspiração e continuaram até a cirurgia. Outros optaram pelos tratamentos não cirúrgicos por radiofrequência para evitar a cirurgia ou porque seu excesso de gordura era mínimo. Dispor de mais opções para os pacientes provou ser atraente aos pacientes e financeiramente benéfico à prática. A maioria dos homens e das mulheres considera o Vanquish ME como uma experiência confortável, sentindo calor, mas não excessivo, com o "raro quente" facilmente aliviado movendo-se o dispositivo ou abaixando a potência.

Durante um tratamento, o paciente fica deitado embaixo de um grande ponto do dispositivo, o aplicador sem contato que se anexa a um "braço" desenhado para colocar esse aplicador na melhor posição possível (▶Fig. 6.3). As recomendações oficiais são para que o aplicador seja posicionado a 10 mm da pele em todos os três lados. Em nossa prática, visamos deixar o aplicador o mais próximo possível da pele sem a tocar (▶Fig. 6.4). É obrigatório que o médico, ou o médico auxiliar, tome o tempo que for necessário para manter

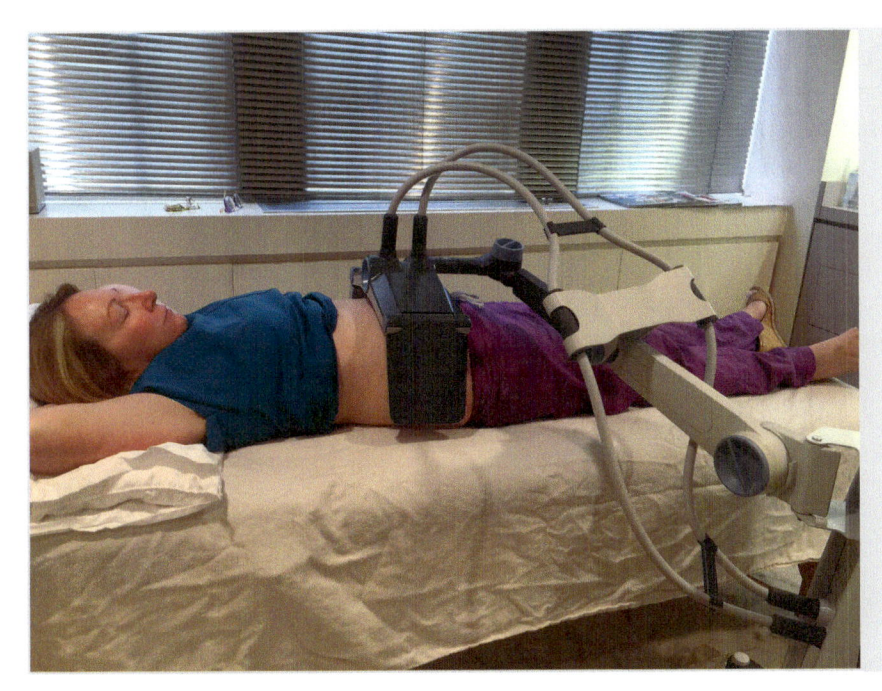

Fig. 6.3 Posicionamento de paciente e do dispositivo para tratamento do abdome.

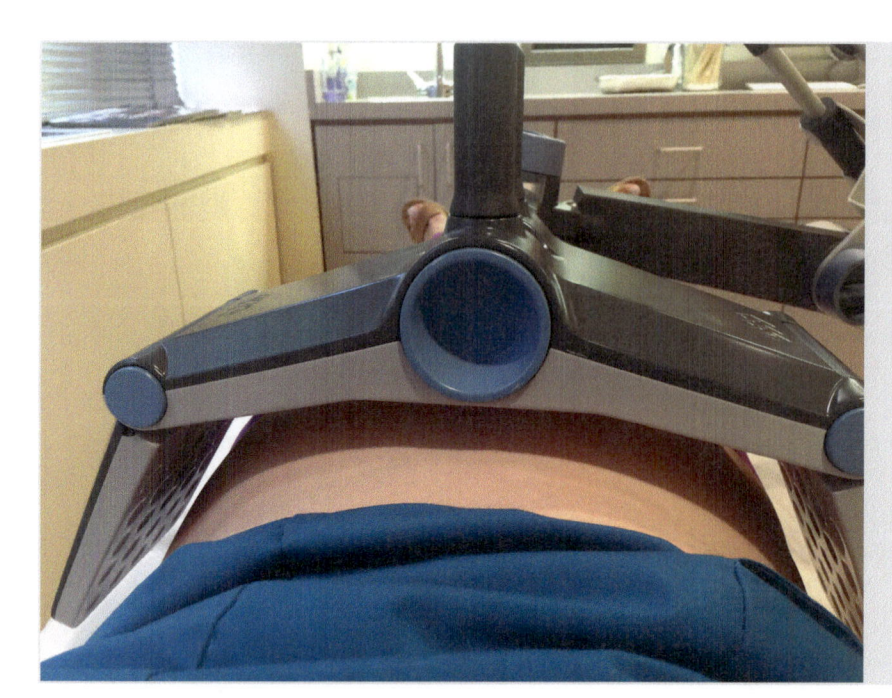

Fig. 6.4 Distância ótima entre o aplicador e a pele – 10 mm.

o aplicador próximo à pele. O "braço" do dispositivo tem três componentes que podem ser ajustados independentemente de personalizar o posicionamento do aplicador à estrutura do paciente. Os painéis laterais são estruturas semelhantes a retalhos que podem ser movidos para cima e para baixo para sincronizar melhor a configuração que, uma vez completa, permite ao operador iniciar o tratamento.

O Vanquish ME oferece um máximo de 200 watts de energia de radiofrequência e a potência é titulada no maior volume possível, enquanto é mantido um ajuste superior a 90% (preferivelmente > 95%). Se a sintonização cair para menos de 90% a potência deverá ser reduzida até voltar a um mínimo de 90%, idealmente 95% ou mais (▶Fig. 6.5). Um equívoco comum é o de se achar que quanto mais alta a potência, maior o volume de apoptose induzida irá ocorrer, entretanto este não é o caso. O Vanquish ME é mais eficaz quando opera em uma potência que fornece a maior eficiência possível. O débito e a absorção são medidos e esses números deverão estar juntos o mais próximo possível (▶Fig. 6.6). Uma ampla discrepância entre esses dois cálculos indica ineficiência e, portanto, menos eficácia. Há múltiplas razões pelas quais a potência ótima varia de um paciente para outro, e de tratamento para tratamento no mesmo indivíduo. Pacientes com volumes maiores de gordura subcutânea absorverão mais energia de radiofrequência que aqueles com áreas de tratamento menores. Em geral, a potência para a absorção ótima diminui à medida que os pacientes recebam mais tratamentos e a camada de gordura se torne menor. Esse pode não ser o caso com pacientes de maior porte, que podem sustentar a maior potência para toda a série do Vanquish ME. Os operadores do dispositivo deverão ter em mente que se um paciente tem uma camada substancial de gordura, mas não consegue manter uma potência alta durante todo o tratamento, o dispositivo pode estar muito distante da pele. Se esse for o caso, o dispositivo poderá ser pausado para permitir o reposicionamento do aplicador. Os painéis laterais podem sempre ser ajustados sem interrupção do tratamento. Se um paciente não estiver bem hidratado, a energia da radiofrequência não será capaz de penetrar na pele efetivamente, e haverá menos energia disponível para absorção da camada de gordura.

Pacientes e médicos apreciam da mesma maneira o perfil de segurança do BTL Vanquish ME. Embora seja tecnicamente possível que um paciente sustente uma lesão térmica, isso é extremamente improvável quando tratamentos com Vanquish ME são configurados

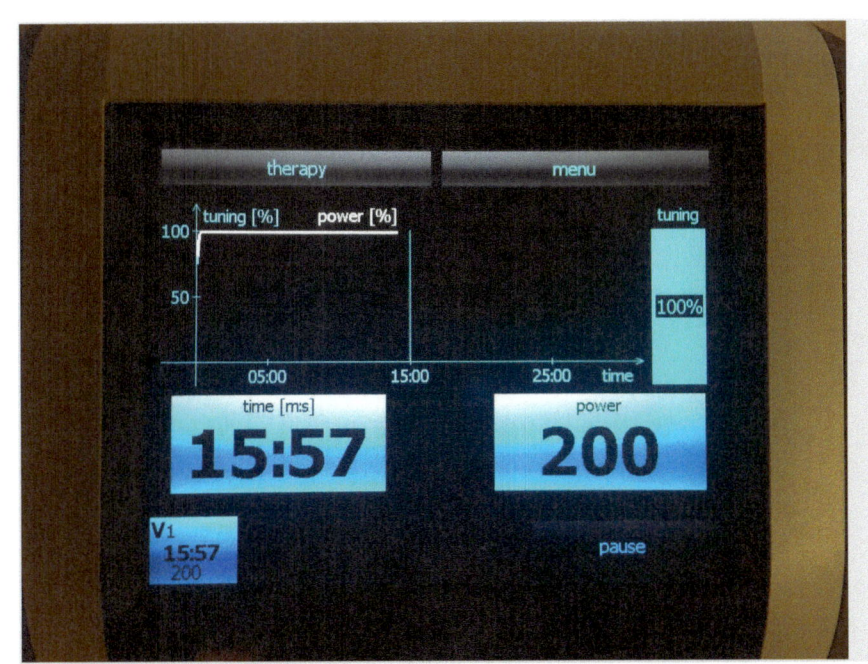

Fig. 6.5 Configuração desejada para o tratamento – potência mais alta e manutenção da sintonia > 90%.

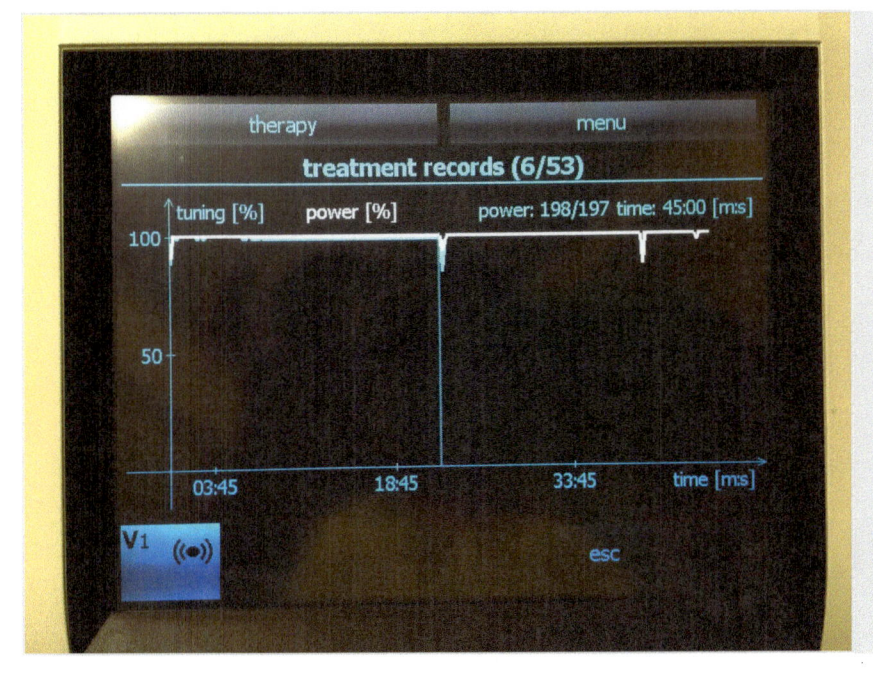

Fig. 6.6 Proporção alvo de débito/absorção é de 1:1 para atingir resultados máximos.

e monitorados apropriadamente. O dispositivo Vanquish ME é independente do operador no sentido de que, uma vez o dispositivo configurado, não há outra exigência de operação manual. Isso, porém, não o transforma em um dispositivo para "configurar e esquecer". É crucial para a segurança e a eficácia do tratamento que o operador esteja monitorando a paciente durante toda a duração de uma sessão com Vanquish ME. Quanto mais próximo da pele estiver o aplicador do dispositivo, mais fácil será para a energia de radiofrequência atingir a camada de gordura subcutânea. Isso causará mais apoptose, mas também tornará a pele mais quente. O operador é responsável por interagir com o paciente para determinar quando o calor se tornará intolerável. Para a maioria dos pacientes, isso será nunca, mas é comum ter de elevar o retalho lateral do aplicador, ou diminuir a potência para dar alívio ao paciente. "Pontos quentes" usualmente se resolvem rapidamente, sem pausa no tratamento. Às vezes, os pacientes sofrerão um quadro de paniculite autolimitada após o Vanish ME, que terá a sensação de um nódulo firme e que pode ser sensível. Todo o reconforto deverá ser proporcionado de que essa resposta inflamatória cercando uma célula adiposa destruída se resolverá assim que a célula de gordura for absorvida pelo corpo. O processo metabólico pode levar 2-3 semanas e não é necessário suspender tratamentos nesse período. Medicamentos anti-inflamatórios podem ser consumidos para alívio da dor, conforme o necessário. Possíveis efeitos colaterais de tratamentos seletivos por radiofrequência sem contato incluem: vermelhidão e inchaço leves durante 1 hora, sensibilidade da pele ao calor temporariamente aumentada, e ocasionalmente sudorese excessiva no final do tratamento.[3]

Pacientes que são bons candidatos, estejam bem hidratados e tratados por médicos treinados podem esperar seus resultados após uma série de BTL Vanquish ME (▶ Fig. 6.7). Assim como em qualquer procedimento cirúrgico ou não cirúrgico, os resultados variam de pessoa para pessoa. Uma boa consulta com ênfase nas expectativas realistas influenciará fortemente a percepção de um paciente quanto ao sucesso do tratamento. Uma série de Vanquish ME sempre começa com um conjunto de fotografias pré-procedimento, usando o tapete de cão da BTL para assegurar posicionamento idêntico do pé nas fotos de antes e depois. Em nossa prática, o protocolo para fotografias de seção intermediária tem os pacientes com os braços elevados diretamente em frente a eles, de modo que eles ficam perpendiculares ao corpo. Os braços nunca deverão ser elevados por cima da altura do ombro, pois essa posição estira o torso e distorce a anatomia básica. Além das fotografias, é comum que os provedores meçam a área de tratamento antes do procedimento e 1 mês depois do último tratamento para quantificar os centímetros perdidos. O posicionamento e a tensão da fita métrica devem ser idênticos nas medições de antes e depois, para que isso seja uma ferramenta precisa para avaliar os resultados. A falta de confiabilidade em medições circunferenciais levou muitos provedores a confiarem só em fotos para documentar uma alteração. Os pacientes notam e sentem a diferença nas roupas e esse é o calibre final de sucesso. Os outros métodos de medir a redução de gordura são medições de compasso, medições de escala baseada em bioimpedância, ultrassom e, mais recentemente, a investigação por imagens de ressonância magnética (IRM).[6]

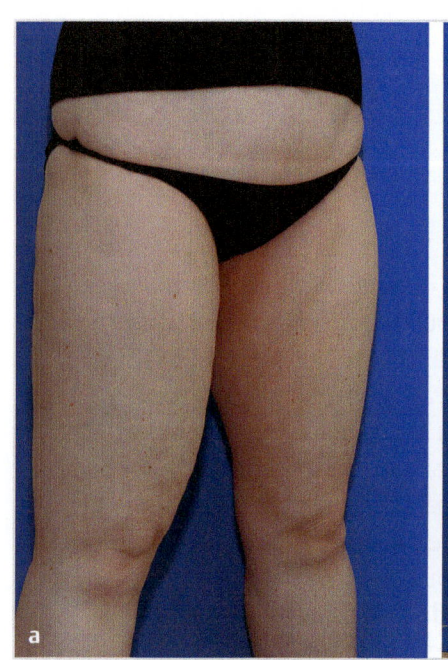

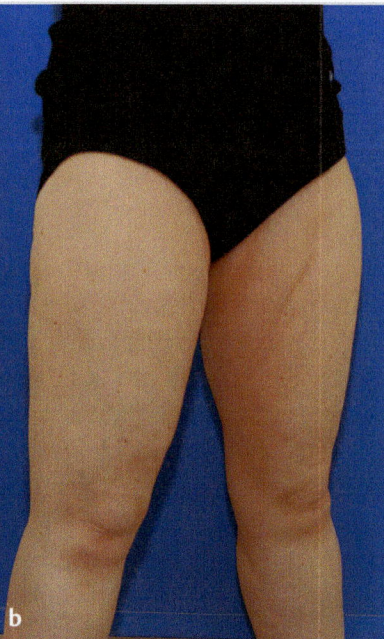

Fig. 6.7 (a, b) Fotografias de antes e de 6 semanas após cinco tratamentos com Vanquish para as partes interna/externa das coxas.

O uso da IRM está provando ser um método preciso e confiável para quantificar a redução da espessura da gordura após aplicação do Vanquish ME. Um estudo recente, publicado no *Journal of Drugs in Dermatology*, mostrou resultados estatisticamente significativos em um estudo de caso que usou a varredura de IRM para medir a diferença em espessura de camada de gordura antes e depois do tratamento. Cinco ou seis pacientes inscritos completaram o estudo, com um paciente eliminado por razões não relacionadas com o estudo. Os sujeitos apresentaram medições básicas de IRM de espessura de gordura e foram medidos novamente 4 semanas após seu último tratamento com Vanquish ME. A área abdominal foi varrida em várias fatias equidistantes. As varreduras da IRM foram, na maioria, obtidas em regime de eco duplo e exportadas em formato DICOM para análises complementares.[6] Os pacientes completaram quatro tratamentos de 45 minutos, uma vez por semana, durante 4 semanas. A redução média em espessura de camada adiposa entre os pacientes no estudo foi de 5,36 mm. Não houve alteração significativa em peso de paciente, sugerindo que os resultados foram, de fato, devidos ao Vanquish ME, e não à dieta e exercícios. A varredura por IRM não é um método realístico para medir resultados de um paciente em bases rotineiras, em razão do custo da investigação por imagens, mas serve a um grande propósito que é determinar a eficácia da tecnologia.

O BTL Vanquish ME sozinho proporcionará aos pacientes a redução da gordura circunferencial, mas, em certos casos, ele é usado em conjunto com outros dispositivos para efeito sinérgico, ou como segundo tratamento. Para pessoas com excesso de gordura e flacidez da pele, um tratamento de combinação de redução de gordura por radiofrequência com um dispositivo de compressão da pele fornecerá aos pacientes um resultado melhor que qualquer tratamento isolado. Para pacientes com anormalidade de contorno, ou por lipoaspiração ou por criolipólise, o Vanquish ME pode, com frequência, nivelar a área de irregularidade. Em nossa experiência, o Vanquish ME se tornou um procedimento popular de "porta de entrada" levando os pacientes a outros procedimentos não cirúrgicos e cirúrgicos após uma experiência positiva. Temos também pacientes que optam, inicialmente, pelo Vanquish ME em lugar da lipoaspiração por seus benefícios não cirúrgicos, mas posteriormente partem para esse procedimento para atingir resultados ainda melhores. Faz parte da natureza humana sempre querer mais de uma coisa boa e uma vez os pacientes observando uma mudança positiva em seu corpo, acreditamos que eles não sentem mais medo da cirurgia como antes. Para o paciente que tinha expectativas não realistas ao partir para as séries de redução de gordura por radiofrequência, ou para o paciente raro que não atinge um bom resultado (menos provável agora que o Vanquish foi promovido para Vanquish ME), a cirurgia pode ter-se tornado uma consideração, desde que a opção não cirúrgica tenha sido tentada e malsucedida. Muitas vezes, volta-se à consulta inicial se uma atualização da lipoaspiração for declarada como uma opção. Um paciente que se sente como tenha sido prometido a ele mais do que ele recebeu da redução de gordura por radiofrequência pode buscar pela prática nova para ter a cirurgia. Por outro lado, se um paciente sente que foi bem instruído nos resultados que ele podia esperar do Vanquish ME, ele estará mais inclinado a se sentir "em casa" para procedimentos adicionais. Nós estamos muito próximos aos nossos pacientes sobre o que eles têm probabilidade de atingir com a redução de gordura por radiofrequência *versus* a lipoaspiração tradicional e fornecemos uma consulta completa a eles.

Quando se introduz um dispositivo não cirúrgico novo em uma prática há sempre muitos fatores a considerar. Além de o dispositivo ser eficaz, ele precisa oferecer um novo procedimento ou reforçar outro já existente, e deve fazer sentido financeiro para a prática. Uma desvantagem para muitos dispositivos não cirúrgicos é o custo associado de consumíveis. Custos consumíveis podem ser substanciais e ou aumentar os honorários do procedimento ou diminuir o lucro da prática. O BTL Vanquish ME não tem consumível, tornando-o um dispositivo de baixo custo para ser incorporado à prática. Ele mantêm baixos os custos de operação do dispositivo e permite tratamentos complementares se um paciente se beneficiará de uma ou duas sessões adicionais uma vez concluída uma série. Em geral, os pacientes apreciam os tratamentos gratuitos e isso pode, muitas vezes, determinar o nível geral de satisfação com a experiência com Vanquish ME.

Com o sucesso da terapia seletiva por radiofrequência sem contato para redução de gordura circunferencial surgiu o aplicador BTL Flex, que agora foi aprovado pela FDA para reduzir gordura ao redor das coxas e alforjes. As pernas têm sido, há muito tempo, uma área difícil para tratamento não cirúrgico e muitos pacientes se queixam de gordura não desejada nessa área. O aplicador Flex tem desenho único permitindo tratamento simultâneo das partes interna e externa da coxa. A colocação do dispositivo pode ainda ser personalizada para visar essas áreas dependendo das preocupações do paciente. O tratamento com o aplicador BTL Flex segue o mesmo protocolo dos tratamentos de 4-6 semanas, com cada perna tratada durante 30 minutos. Descobrimos que é preciso mais tempo que a seção intermediária para os resultados para as pernas aparecerem, e isso se deve, provavelmente, à quantidade de tecido conjuntivo fibroso nas pernas. Os pacientes estão obtendo resultados e o The Aesthetic Guide informou resultados de um estudo clínico de 40 pacientes, que mostrou a média de redução de 1 polegada (2,54 cm) durante quatro tratamentos de 30 minutos por perna.[7]

Nos poucos anos que estamos usando radiofrequência seletiva para redução não cirúrgica de gordura, tem havido avanços significativos na tecnologia. Estamos buscando resultados melhores com o sistema Vanquish ME atualizado e o aplicador Flex abriu a porta para tratar áreas fora da seção intermediária. Tratar as pernas com Vanquish ME é ganhar popularidade e só continuará assim com a nova autorização da FDA. Os pacientes apreciam o fato de poderem conseguir resultados sem dor, anestesia ou tempo de inatividade. Será estimulante observar a evolução adicional da radiofrequência seletiva para redução de gordura. Existem, atualmente, protocolos sendo estabelecidos para tratar as extremidades superiores e isso é, provavelmente, apenas o início dessa tecnologia.

Referências Bibliográficas

[1] Frentzen Jeffrey, Executive Editor, Physicians Prefer BTL Vanquish ME as Stand Alone or Adjunctive Tx, The Aesthetic Guide, 2-5, July/August 2015
[2] Weiss R, Weiss M, Beasley K, Vrba J, Bernardy J. Operator Independent Focused High Frequency ISM Band for Fat Reduction: Porcine Model Lasers Surg Med 2013; 45:235–239
[3] Fajkošová K, Machovcová A, Onder M, Fritz K. Selective radiofrequency therapy as a noninvasive approach for contactless body contouring and circumferential reduction. J Drugs Dermatol 2014; 13(3):291–296
[4] Frentzen Jeffrey, Executive Editor, Physicians Report BTL Vanquish ME Attracts Male Patients, The Aesthetic Guide, 1-4, January/February 2016
[5] Cooper JL, Salazar M. Safe, Effective Fat Reduction for Diverse Patient Populations, Supplement to Modern Aesthetics, 9-10, July/August 2015
[6] Downie J, Kaspar M. Contactless Abdominal Fat Reduction with Selective RF™ Evaluated by Magnetic Resonance Imaging (MRI): Case Study. J Drugs Dermatol 2016; 15(4):491–495
[7] Frentzen Jeffrey, Executive Editor, New BTL Flex Applicator Eases Noninvasive Thigh Treatments, The Aesthetic Guide, 2-3, January/February 2015

7 O Papel das Células-Tronco no Contorno Corporal

Aris Sterodimas

Resumo

A lipoaspiração foi projetada para corrigir depósitos não estéticos de gordura subcutânea; ela produz contorno satisfatório da silhueta quando conduzida por cirurgiões plásticos treinados usando tecnologia apropriadamente selecionada. Entretanto, do lipoaspirado é possível obter enxerto adiposo autólogo e células-tronco derivadas de gordura (ADSCs, em inglês para *adipose-derived stem cells*) para cirurgia de reconstrução e medicina regeneradora. O uso do transplante de gordura autóloga inclui a correção de contorno corporal, malformações e resultados pós-cirúrgicos. Este capítulo visa destacar o papel crucial do tecido adiposo, em cirurgia plástica e reconstrutora, desde a lipoaspiração até o preenchimento (*lipofilling*) e ADSCs, expondo as indicações, procedimentos e complicações dessas técnicas cirúrgicas. O *stromal enriched lipograft* (SEL) é uma nova técnica cirúrgica de enxertia de gordura autóloga para contorno corporal que converte um enxerto de célula-tronco pobre em gordura em uma célula-tronco rica em enxerto de gordura. Os resultados clínicos da pesquisa científica na última década mostraram que o SEL é um dos elementos centrais da medicina regeneradora.

Palavras-chave: lipoaspiração, contorno corporal, *Lipofilling*, transplante de gordura autóloga, células-tronco derivadas de gordura, *stromal enriched lipograft*.

Pontos Essenciais

- Neste capítulo, a técnica, as pérolas e as armadilhas do SEL são descritas em detalhes. São apresentados vários pacientes submetidos a contorno de abdome e de tronco com assistência do SEL.
- A seleção cuidadosa de pacientes e a técnica cirúrgica apropriada ajudam a evitar irregularidades de contorno, e as expectativas quanto ao resultado deverão basear-se em uma avaliação pré-operatória da idade do paciente, da elasticidade da pele e do volume de gordura a ser removido, além do volume de gordura a ser transplantado.
- A técnica do SEL visa o preenchimento de deficiências marcadas antes da cirurgia com adipócitos e células-tronco derivadas do adiposo, que sobreviverão e ficarão incorporadas no leito receptor.
- A melhora do contorno glúteo e do contorno corporal pode ser atingida e mantida por meio de transplante de gordura autóloga com o SEL.
- As irregularidades que variam desde "sucção exagerada" à pele escavada e assimetrias resultam de uma abordagem, excessivamente, agressiva à lipoaspiração dos flancos, e a técnica do SEL pode desempenhar papel significativo no reparo desses defeitos iatrogênicos.

7.1 Introdução

O aperfeiçoamento de técnicas cirúrgicas, em transplante de gordura autóloga, aumentou o índice de sobrevida da gordura enxertada e reduziu os efeitos colaterais como a necrose adiposa. Vários mecanismos podem contribuir para a variabilidade de resultados para procedimentos de enxertia de gordura. O processo de cultivo é traumático para os adipócitos, o que pode levar à apoptose. Além disso, os resultados para leitos de ferimentos receptores com graus diferentes de suprimento sanguíneo e de flutuações em envio de oxigênio podem variar desde a revascularização adequada e boa "captura" à revascularização insuficiente e isquemia, apoptose, desdiferenciação de adipócitos centrais.[1] Uma proporção significativa da gordura enxertada sofre reabsorção e necrose por causa da natureza não vascularizada do transplante. Os índices de reabsorção após a enxertia adiposa são, em geral, informados entre 20% e 80%.[2] Assim sendo, para maximizar a sobrevida, múltiplas passagens em diferentes planos do tecido são necessárias para otimizar a embebição plasmática e a neovascularização dos enxertos de gordura transplantados. A injeção do enxerto de gordura deverá ser obtida com resistência mínima e um pequeno volume é administrado na entrada com o volume remanescente aplicado durante a retirada, para minimizar o trauma. O tecido adiposo é composto de adipócitos maduros constituindo cerca de 90% do volume tecidual, e uma fração vascular do estroma (SVF, em inglês para *stromal vascular fraction*) incluindo fibroblastos, células endoteliais, pré-adipócitos, células vasculares de músculos lisos, linfócitos e monócitos/macrófagos residentes. Com o passar dos anos, ficou evidente que a substância adiposa branca (WAT, em inglês para *white adipose tissue*) é o preenchedor injetável autólogo mais adequado para corrigir defeitos de partes moles.[3] O tecido adiposo é considerado como fonte de células tronco mesenquimatosas (MSCs, em inglês para *mesenchymal stem cells*), denominadas de células-tronco derivadas de gordura (ADSCs). Elas são onipresentes e facilmente obtidas em grandes quantidades com pequena morbidade do sítio doador ou do desconforto do paciente que faz do uso de ADSCs autólogas uma terapia celular apropriada. O uso de ASCs pode reforçar a angiogênese, melhorar a sobrevida dos enxertos e, por isso, reduzir a atrofia da enxertia adiposa.[4] As ADSCs foram avaliadas em estudos clínicos para aumento de partes moles e representam uma abordagem nova às terapias a base de células, tais como o transplante de gordura autóloga. Atualmente, esses transplantes ou enxertia de células adiposas incorporam adipócitos, ADSCs e fatores de crescimento já presentes no lipoaspirado. O SEL é uma nova técnica cirúrgica de enxertia de gordura autóloga para contorno corporal que converte um enxerto de células-tronco pobre em gordura em células-tronco ricas em enxerto de gordura.[5] Os resultados clínicos da pesquisa científica, na última década, mostraram que o SEL é um dos elementos-chave da medicina regeneradora.

7.2 Seleção de Pacientes

O contorno corporal do tronco e das extremidades combina lipoaspiração, técnicas cirúrgicas de excisão e enxertia de gordura autóloga.[6] Pacientes candidatos ao contorno corporal deverão ser, cuidadosamente, avaliados quanto às suas expectativas e aos resultados reais que podem ser obtidos por esse procedimento. Planejar o procedimento e indicar sua propriedade é tão importante quanto o procedimento cirúrgico por ele mesmo. Os pacientes portadores de um transtorno psiquiátrico evidente, como o transtorno dismórfico corporal, são encaminhados para avaliação psiquiátrica. Entretanto, há casos sutis, nos quais os pacientes apresentam autoestima baixa, tipo de ansiedade limítrofe e expectativas não realistas. Nesses casos, às vezes, é melhor recusar a operação no paciente. O paciente ideal para procedimentos de contorno corporal tem volume pequeno de tecido adiposo a ser aspirado para melhorar o contorno corporal, tem pouca flacidez da pele e se dedica a um estilo de vida sadio, incluindo exercício físico diário e dieta sadia. O cirurgião é responsável pelo tratamento de todas as preocupações, riscos, metas e expectativas do procedimento escolhido para o paciente, para evitar expectativas falsas e frustrações futuras. Neste capítulo, dedicamos atenção especial ao tronco e às coxas, incluindo as seguintes áreas: abdome superior e inferior, parte superior e posterior das costas, flancos, Zona-V do púbis e do sacro, área glútea, parte interna e externa das coxas, parte interna dos joelhos e rolos de banana.

7.3 Técnica

A marcação das áreas a serem lipoaspiradas é feita com o paciente em pé. A seguir, administra-se a sedação no ambiente cirúrgico. A anestesia consiste em um bloqueio epidural e sedação intravenosa. O paciente é colocado na posição prona. Após a injeção de solução úmida de soro fisiológico normal contendo 1:500.000 de adrenalina por uma cânula de pequeno diâmetro e espera de 15 minutos, é inserida uma seringa de 60 cc anexa a uma cânula cega de 4 mm através de pequenas incisões. A gordura é aspirada com o método da seringa. Dois terços da gordura aspirada são usados para isolar a SVF. A digestão é feita com colagenase a 0,075% (Sigma, St. Louis, MO, EUA) em soro fisiológico tamponado e agitado durante 30 minutos, a 37°C, no Celltibator (Medikan, Los Angeles, CA, EUA). A separação da SVF contendo as ADSCs é então realizada usando centrifugação a 1.200 x g durante 5 minutos no Lipokit Centrifuge (Medikan, Los Angeles, CA. EUA). A SVF fica na pelota derivada da gordura centrifugada, no fundo do lipoaspirado. No SEL, a SVF fresca e isolada é anexada à gordura aspirada, com o tecido gorduroso atuando como uma bioarmação viva antes do transplante.[7] O 1/3 remanescente da gordura aspirada é tratado da seguinte maneira: com a seringa mantida verticalmente com a extremidade aberta para baixo, a gordura e o fluido são separados. Adiciona-se soro fisiológico isotônico à seringa, a gordura e o soro são separados e o exsudado é descartado. O procedimento é repetido até que a gordura se torne amarela, livre de sangue e de outros contaminantes.[8] São feitas então a mistura da SVF contendo ADSCs e a purificação da gordura (▶ Fig. 7.1). Todo esse procedimento é conduzido na sala de operações, por dois engenheiros de tecido, manualmente e no tempo exigido de aproximadamente 90 minutos. Planos de tecido são criados usando cânulas específicas em trajetórias diferentes, sempre a partir do aspecto mais profundo para as áreas mais superficiais. A aplicação bem-sucedida da gordura é

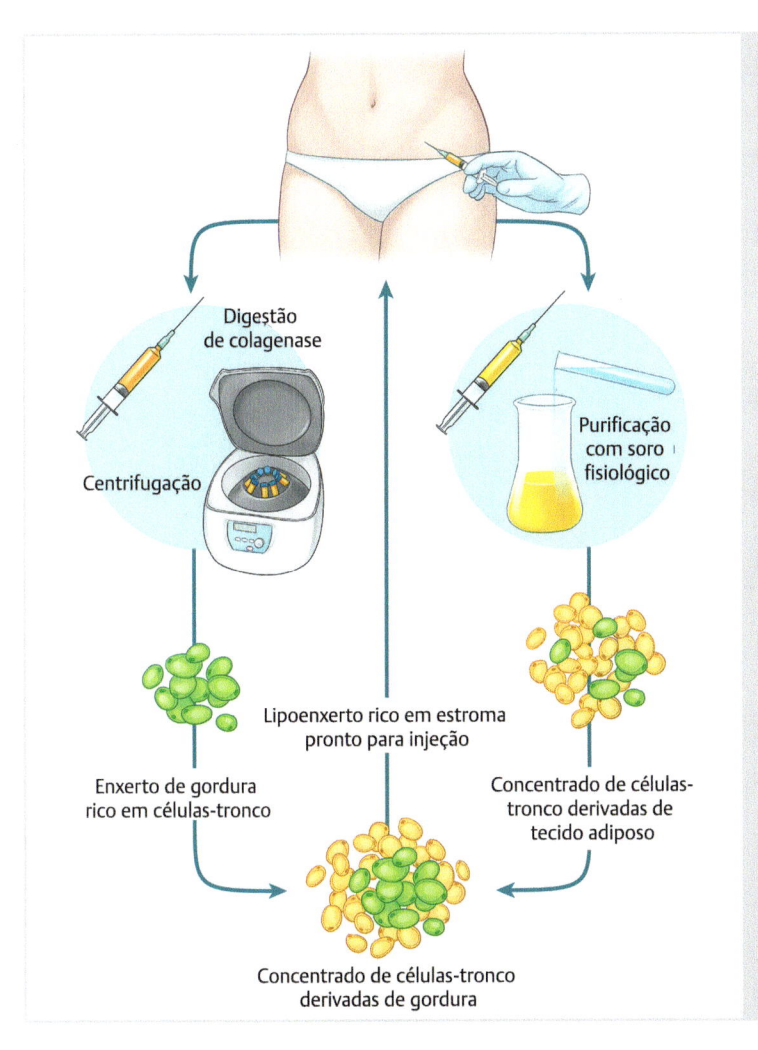

Fig. 7.1 Representação esquemática da técnica do *stromal enriched lipograft*.

feita com uma cânula cega que cria um túnel na inserção e a gordura é injetada à medida que a cânula é retirada, para evitar a injeção intravascular da gordura. São feitas múltiplas passagens para ventilar a região deficiente. Medicamentos antimicrobianos, analgésicos e anti-inflamatórios são prescritos para os 7 dias seguintes à operação.

7.4 Aplicações Clínicas

A técnica com SEL visa preencher deficiências marcadas antes da operação com adipócitos que sobreviverão e ficarão incorporados ao leito receptor. A combinação de lipoaspiração circunferencial, SEL das nádegas e membros inferiores em um único procedimento cirúrgico tem sido executado com sucesso nos últimos 10 anos, enfatizando o baixo índice de complicações e a elevada satisfação geral dos pacientes.[9] O SEL deverá ser considerado como parte do contorno corporal para fornecer a anatomia equilibrada e apropriadamente proporcionada do corpo. A gordura aspirada pode ser usada para aumentar, modelar e corrigir irregularidades ou assimetria que possam ser detectadas antes da operação.[10] O uso do SEL para contorno corporal ganhou atenção por seus aperfeiçoamentos adicionais na preparação e no processamento da gordura. Recentemente, foi introduzido o conceito de contorno corporal composto, no qual a combinação da lipoabdominoplastia com SEL em coxas e área glútea foi executada em 375 pacientes com resultados esteticamente favoráveis.

7.4.1 Paciente 1

Esta senhora de 34 anos apresentou-se com queixas de depressão do contorno glúteo após sofrer um trauma na área da nádega esquerda, que a tornou "não atraente". As visualizações pré-operatórias da paciente são mostradas na (▶ Fig. 7.2). Lipoaspiração das costas, flancos e abdome e SEL foi feita na área glútea esquerda. A transferência total de gordura glútea foi de 350 mL. As visualizações pós-operatórias obtidas 3 anos após o procedimento estão na (▶ Fig. 7.3).

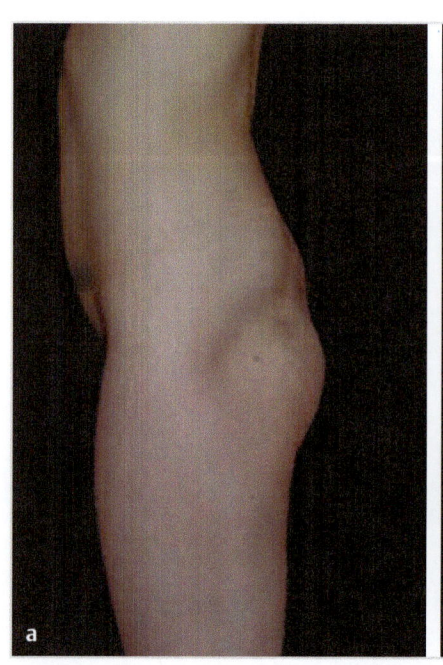

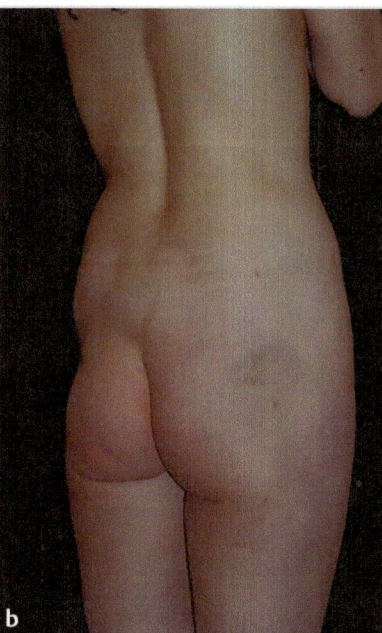

Fig. 7.2 (a, b) Visualizações pré-operatórias de uma senhora de 34 anos que se apresentou com queixas de depressão do contorno glúteo após sofrer um trauma na área da nádega esquerda.

7.4 Aplicações Clínicas

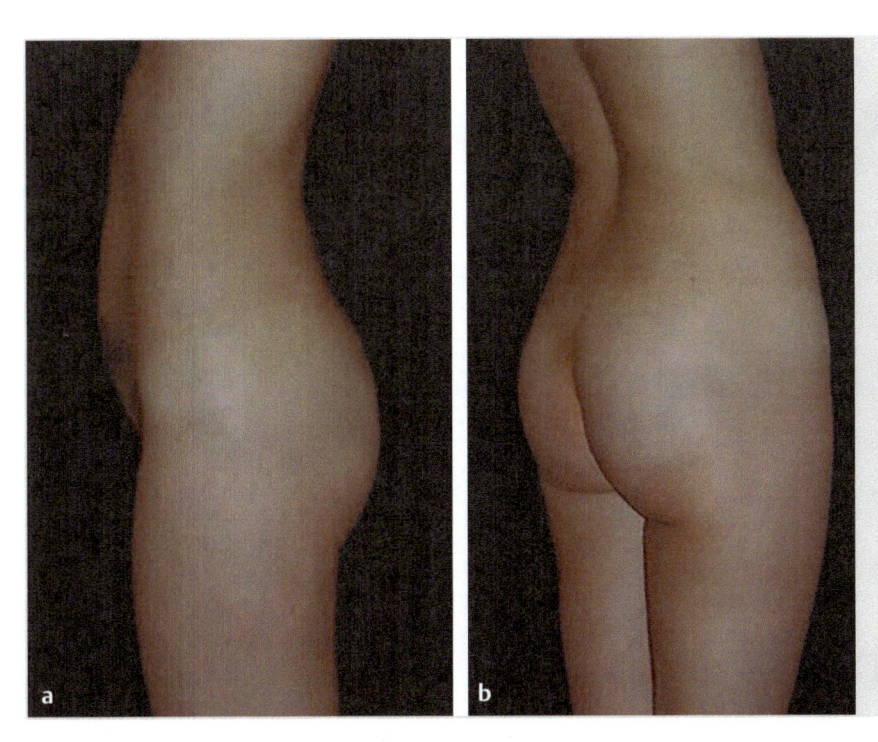

Fig. 7.3 (a, b) Visualizações pós-operatórias de uma senhora de 34 anos, 3 anos após a aplicação de SEL na região glútea esquerda. A transferência total de gordura glútea foi de 350 mL.

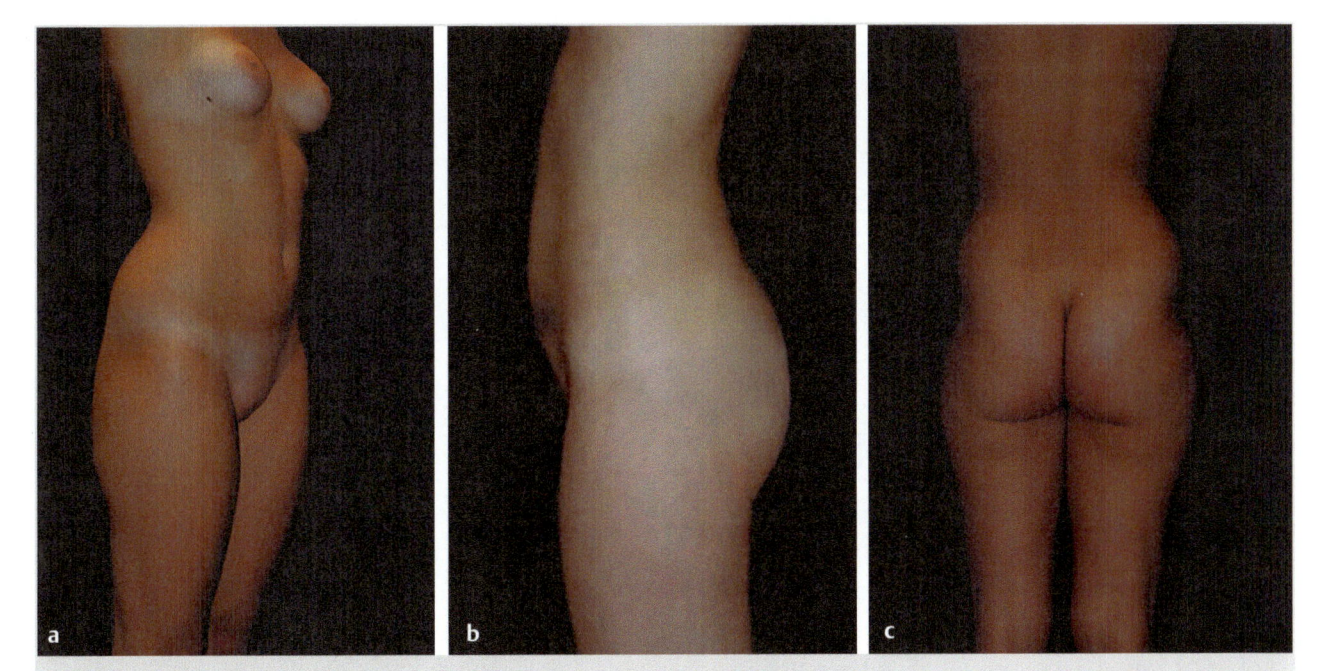

Fig. 7.4 (a-c) Visualizações pré-operatórias de uma paciente de 28 anos de idade que se apresentou para lipoaspiração e realce moderado das nádegas.

7.4.2 Paciente 2

Esta paciente de 28 anos apresentou-se para a lipoaspiração e realce moderado das nádegas. As visualizações pré-operatórias da paciente são mostradas na (▶Fig. 7.4). Foi feita a lipoaspiração das costas, flancos e abdome, além do SEL. A transferência total de gordura glútea foi de 350 mL de cada lado. As visualizações pós-operatórias obtidas 4 anos após o procedimento estão na (▶Fig. 7.5).

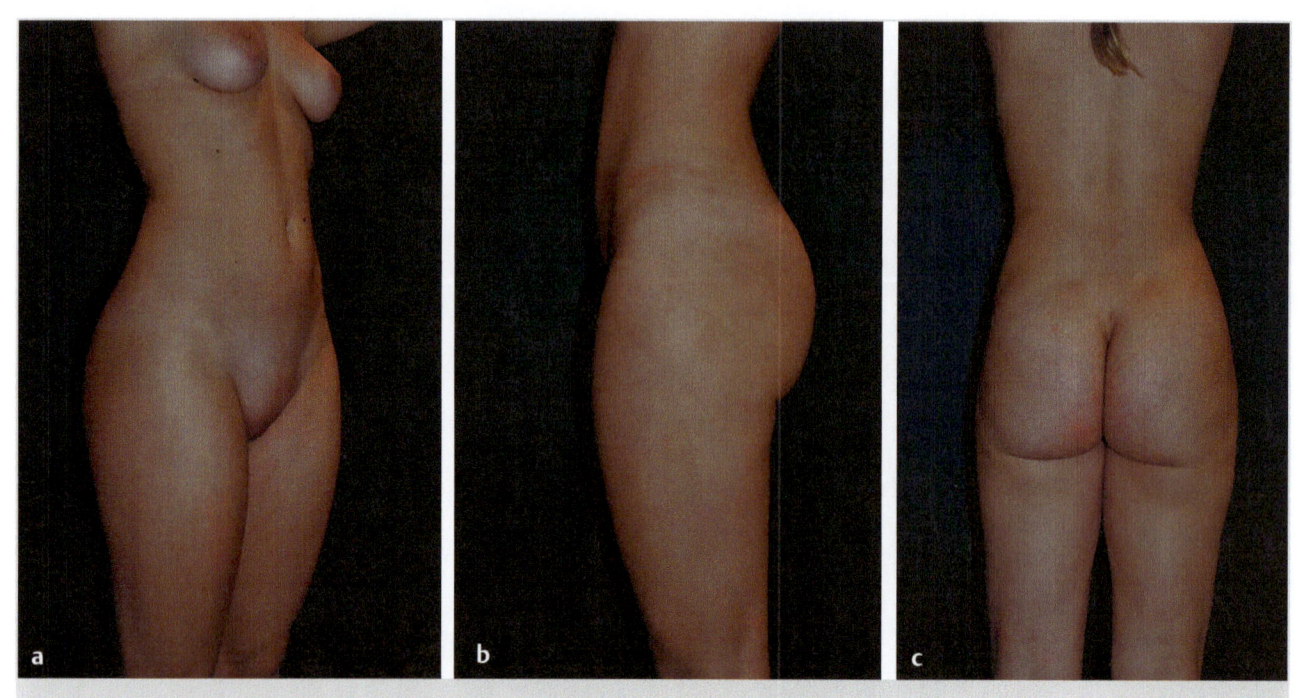

Fig. 7.5 (a-c) Visualizações pós-operatórias de uma senhora de 34 anos, 4 anos após aplicação de SEL na área glútea de cada lado. A transferência total de gordura glútea foi de 350 mL.

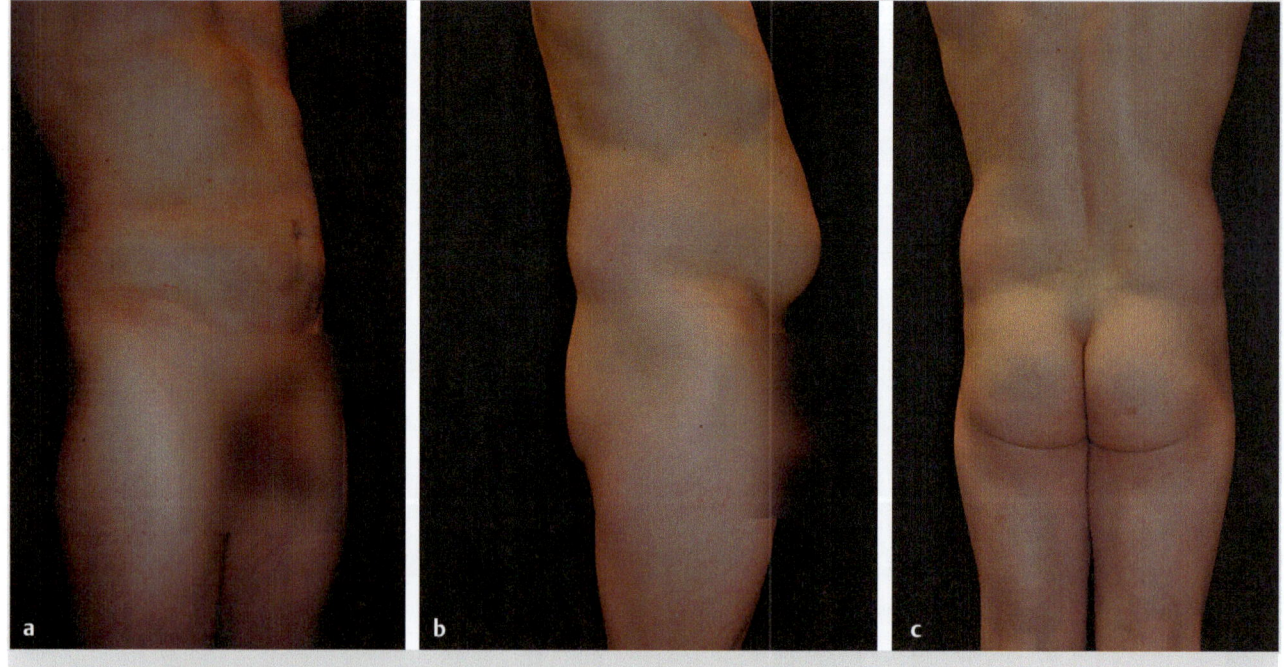

Fig. 7.6 (a-c) Visualizações pré-operatórias de um paciente masculino de 35 anos que se apresentou para lipoaspiração nas costas, flancos, abdome. O SEL foi aplicado.

7.4.3 Paciente 3

Este paciente de 35 anos tinha queixas quanto ao formato do seu corpo. As visualizações pré-operatórias do paciente são mostradas na (▶Fig. 7.6). Foi feita a lipoaspiração das costas, flancos e abdome, além do SEL. A transferência total de gordura glútea foi de 170 mL por lado, com a técnica SEL. As visualizações obtidas 2 anos após o procedimento estão na (▶Fig. 7.7).

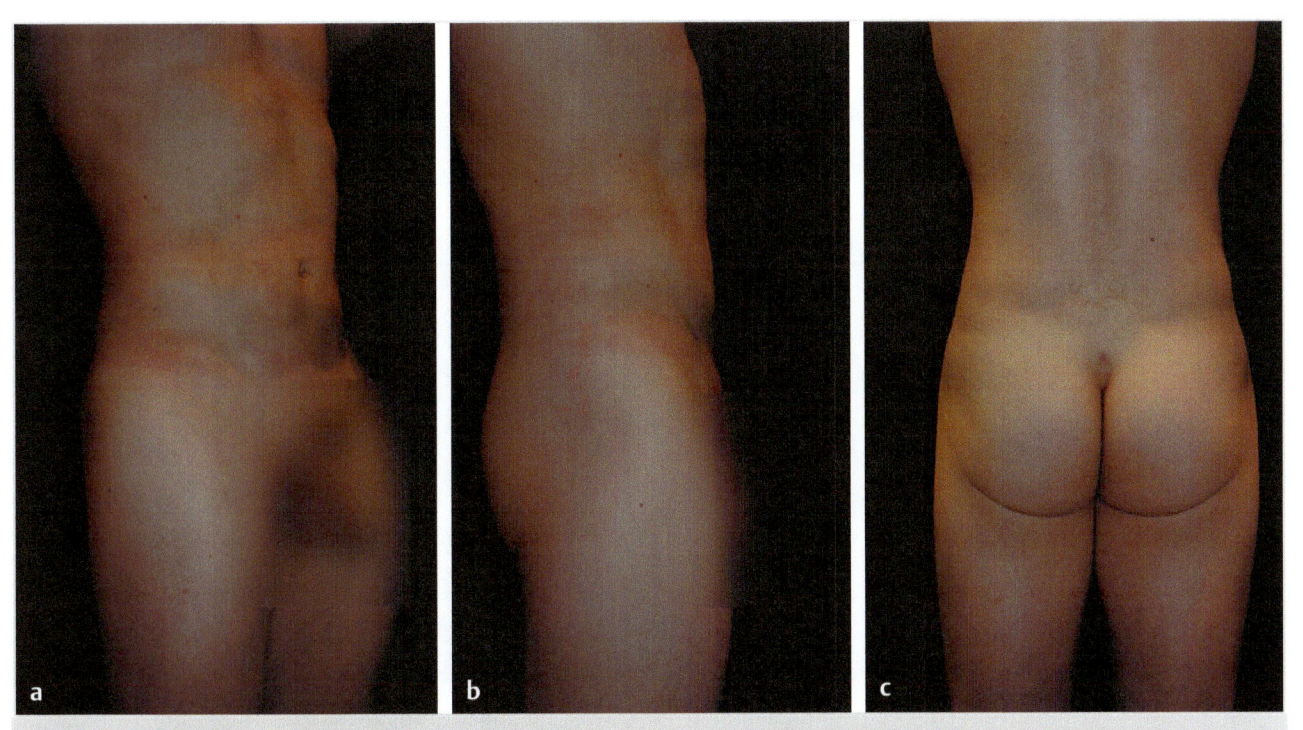

Fig. 7.7 (a-c) Visualizações pós-operatórias de um homem de 35 anos, 2 anos após aplicação de SEL na área glútea de cada lado. A transferência total de gordura glútea foi de 170 mL.

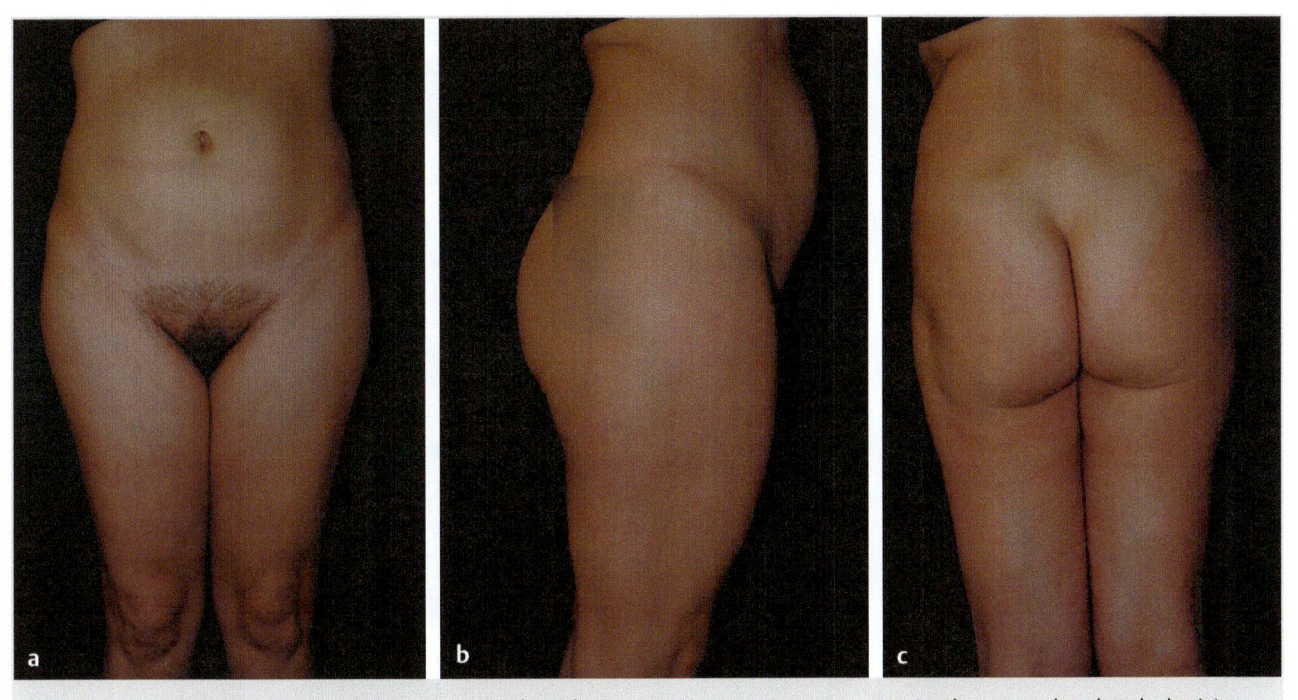

Fig. 7.8 (a-c) Visualizações pré-operatórias de uma senhora de 51 anos que se apresentou com queixa de excesso de pele e de depósitos de gorduras que a deixaram "não atraente".

7.4.4 Paciente 4

Esta senhora de 51 anos de apresentou com queixas sobre excesso de pele e de depósitos de gordura que a tornaram "não atraente". As visualizações pré-operatórias são mostradas na (▶Fig. 7.8). Foram feitas a lipoaspiração das costas e flancos, lipoabdominoplastia e SEL. A transferência de gordura glútea total foi de 520 mL por lado usando a técnica SEL. As visualizações obtidas 4 anos após o procedimento são mostradas na (▶Fig.7.9).

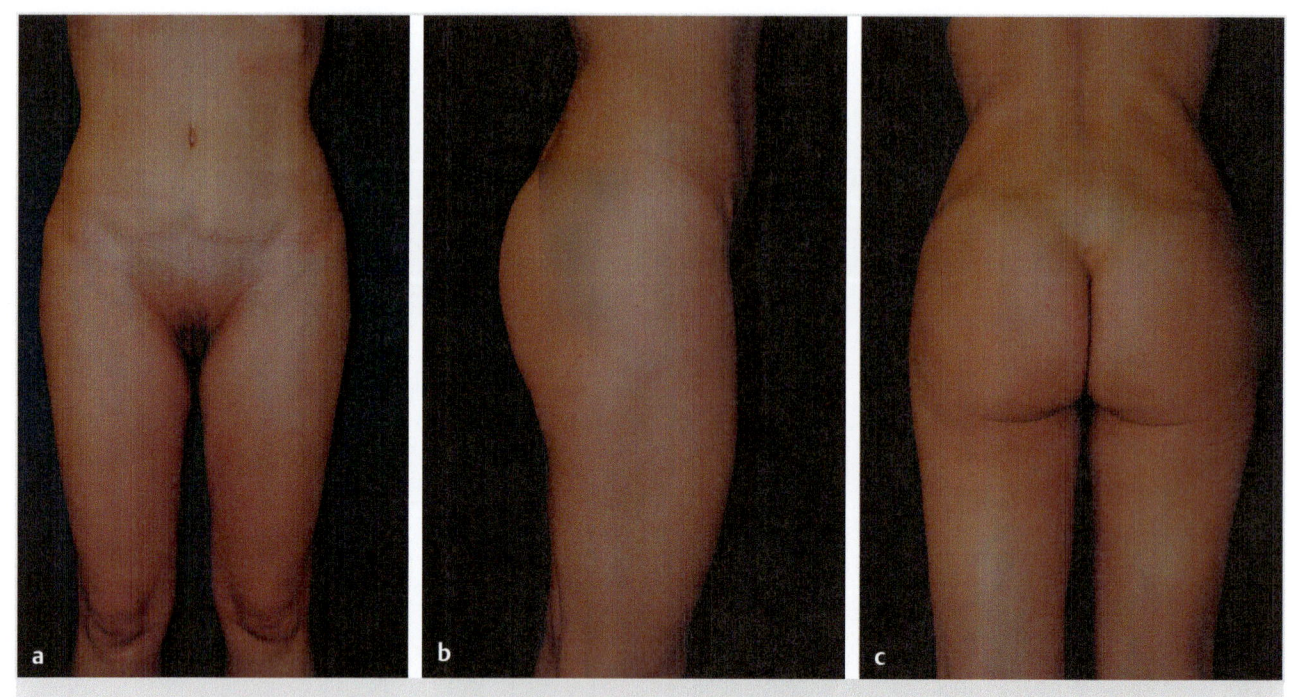

O Papel das Células-Tronco no Contorno Corporal

Fig. 7.9 (a-c) Visualizações pré-operatórias de uma senhora de 51 anos, 4 anos após sofrer lipoaspiração nas costas e flancos, lipoabdominoplastia e SEL na área glútea. A transferência total de gordura glútea foi de 520 mL de cada lado usando a técnica SEL.

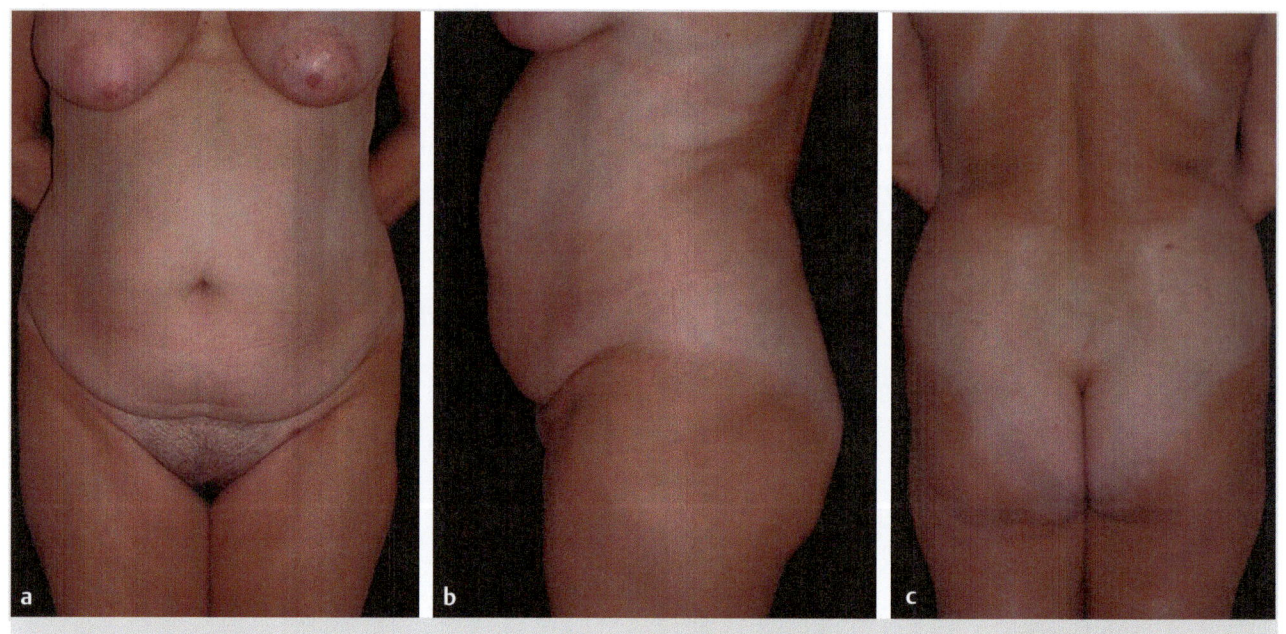

Fig. 7.10 (a-c) Visualizações pré-operatórias de uma senhora de 73 anos que apresentou queixa de ter excesso de pele e depósitos de gordura que a tornaram "não atraente".

7.4.5 Paciente 5

Esta senhora de 73 anos de apresentou com queixas sobre excesso de pele e de depósitos de gordura que a tornaram "não atraente". As visualizações pré-operatórias são mostradas na (▶Fig. 7.10). Foram feitas a lipoaspiração das costas e flancos, lipoabdominoplastia e SEL. A transferência de gordura glútea total foi de 620 mL por lado usando a técnica SEL. As visualizações obtidas 2 anos após o procedimento são mostradas na (▶Fig. 7.11).

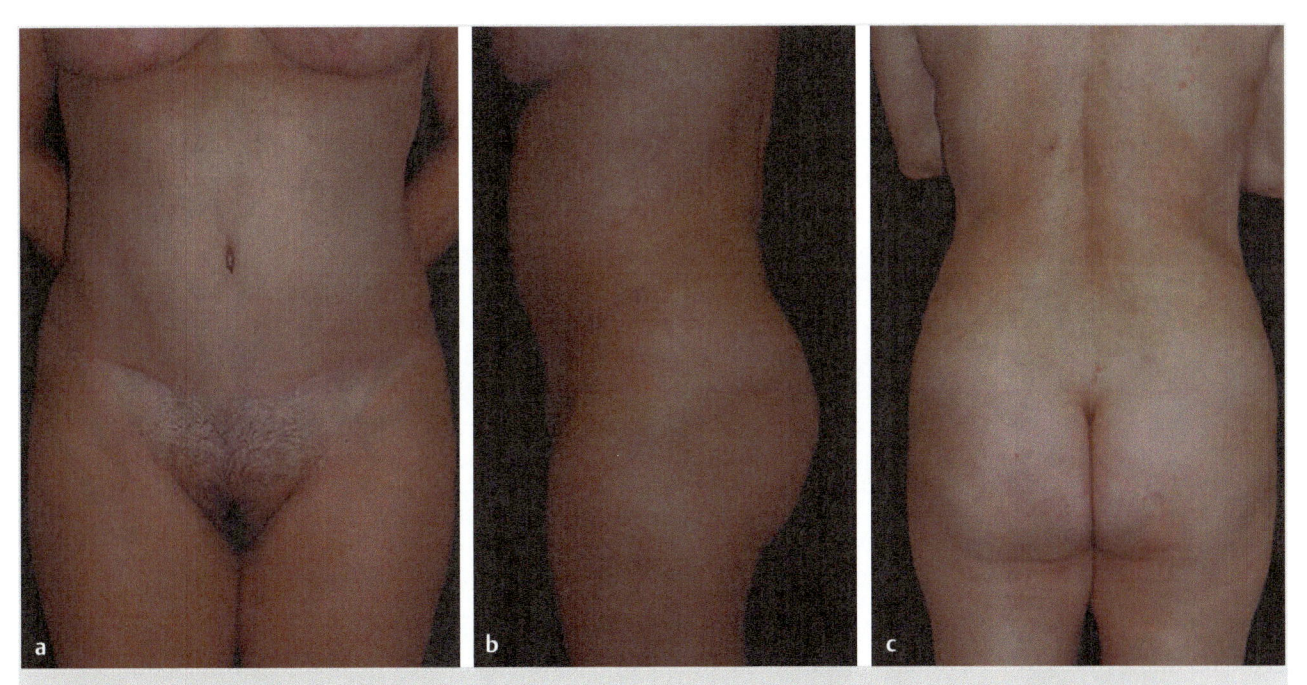

Fig. 7.11 (a-c) Visualizações pós-operatórias de uma senhora de 73 anos, 2 anos após lipoaspiração nas costas, flancos, lipoabdominoplastia e SEL na região glútea. A transferência total de gordura glútea foi de 620 mL de cada lado usando a técnica SEL.

7.5 Discussão

A enxertia de gordura para contorno corporal permanece encoberta no estigma de resultados variáveis sofridos pela maioria dos cirurgiões plásticos em seu primeiro enxerto de gordura. A necessidade de padronização da técnica de enxertia de gordura autóloga precisa ser feita. Vários relatórios clínicos têm sido publicados sobre técnicas de coleta, preparação e injeção de enxertos de gordura. As técnicas ainda são selecionadas de acordo com a preferência individual do cirurgião, desde que não exista a evidência quantitativa de capacidade de sobrevivência e de previsibilidade de restauração de volume. As ADSCs podem ser distinguidas de outras populações progenitoras de adipócitos com base em sua expressão de uma variedade de marcadores de superfície. A capacidade regenerativa de ADSCs durante a configuração do enxerto e sua contribuição à regeneração de gordura permanecem indefinidas. Estudos clínicos demonstraram que as ADSCs residentes nos tecidos enxertados podem se diferenciar em adipócitos e acrescentar estrutura para preencher o defeito do tecido implantado; fatores de crescimento secretos, citocinas e atraentes químicos que podem reforçar a angiogênese e aumentar a vascularização local e o suprimento sanguíneo e inibir as respostas imunes inatas após o transplante do tecido.[11] Estudos recentes indicaram que as ADSCs podem promover a angiogênese, além de suprimirem a inflamação. Um princípio de enxertia de gordura autóloga aceito é o de que os adipócitos só sobrevivem quando dentro de 2 mm de um suprimento de sangue arterial. Células adiposas fora desse limite podem sofrer necrose levando a tecido escarificado. O enxerto de tecido adiposo enriquecido com SVF é feito em tecidos direcionados, injetando-se apenas 5-10 mL de gordura em cada passagem, para se obter o resultado clínico mais confiável. O processo de regeneração de gordura evolui pelas ADSCs entre 3 e 7 dias, de modo que o papel da ASC é importante em enxertia de gordura. As ADSCs também estão envolvidas no estabelecimento da homeostasia da gordura. Essas propriedades suportam a regeneração bem-sucedida do tecido e a sobrevida do enxerto adiposo no longo prazo. Foi demonstrado que as ADSCs colhidas de regiões superficiais do abdome são substancialmente mais resistentes à apoptose que as outras partes.[12]

Uma série clínica recente mostra que células-tronco derivadas de tecido adiposo oferecem a possibilidade de preencherem finalmente o princípio essencial de reposição como um preenchedor estético, sem as desvantagens da tecnologia atual. No SEL, células-tronco derivadas de gordura autóloga (ADSCs) são usadas em combinação com a lipoinjeção. Uma fração vascular do estroma (SVF) contendo ADSCs é isolada recentemente da metade da gordura aspirada e recombinada com a outra metade. Esse processo converte gordura aspirada relativamente pobre em ADSCs para gordura rica em ADSCs. O SEL baseia-se no uso de células-tronco derivadas de gordura combinada com um biomaterial que é o tecido adiposo processado para ser usado como andaime natural e biomoléculas, citocinas e fatores de crescimento que são secretados pelas células-tronco e pelo tecido adiposo. Um estudo recente confirmou que a gordura do SEL pode sobreviver melhor que aquela sem SEL e a microvasculatura pode ser detectada mais proeminentemente na gordura do SEL, especialmente nas camadas externas da transferência de gordura.[13]

Referências Bibliográficas

[1] Sterodimas A, Boriani F, Magarakis E, Nicaretta B, Pereira LH, Illouz YG. Thirty four years of liposuction: past, present and future. Eur Rev Med Pharmacol Sci 2012;16(3):393–406
[2] Sterodimas A, De Faria J, Correa WE, Pitanguy I. Tissue engineering in plastic surgery: an up-to-date review of the current literature. Ann Plast Surg 2009;62(1):97–103
[3] Sterodimas A, de Faria J, Nicaretta B, Pitanguy I. Tissue engineering with adipose-derived stem cells (ADSCs): current and future applications. J Plast Reconstr Aesthet Surg 2010;63(11):1886–1892
[4] Sterodimas A, de Faria J, Nicaretta B, Papadopoulos O, Papalambros E, Illouz YG. Cellassisted lipotransfer. Aesthet Surg J 2010;30(1):78–81
[5] Sterodimas A, Illouz YG. Conclusions and future directions In: Adipose derived stem cells and regenerative medicine. Eds Illouz YG, Sterodimas A. Springer-Verlag Berlin Heidelberg 2011:273–276
[6] Pereira LH, Sterodimas A. Composite body contouring. Aesthetic Plast Surg 2009;33(4):616–624
[7] Sterodimas A. Stromal enriched lipograft for rhinoplasty refinement. Aesthet Surg J 2013;33(4):612–614
[8] Sterodimas A, Huanquipaco JC, de Souza Filho S, Bornia FA, Pitanguy I. Autologous fat transplantation for the treatment of Parry-Romberg syndrome. J Plast Reconstr Aesthet Surg 2009;62(11):e424–e426
[9] Sterodimas A, de Faria J, Nicaretta B, Boriani F. Autologous fat transplantation versus adipose- derived stem cell-enriched lipografts: a study. Aesthet Surg J 2011;31(6):682–693
[10] Nicareta B, Pereira LH, Sterodimas A, Illouz YG. Autologous gluteal lipograft. Aesthetic Plast Surg 2011;35(2):216–224
[11] Sterodimas A, Pereira LH. Liposuction of the abdomen and trunk In: Rubin JP, Jewell ML, Richter D, eds. Body Contouring & liposuction. New York, NY: Uebel CO W.B. Saunders Elsevier; 2012:311–320
[12] Sterodimas A. Adipose Stem Cell Engineering: Clinical applications in plastic and reconstructive surgery In: Illouz YG, Sterodimas A, eds. Adipose derived stem cells and regenerative medicine. Berlin Heidelberg: Springer-Verlag; 2011:165–180
[13] Sterodimas A. Tissue Engineering with adipose-derived stem cells (ADSCs) in plastic and reconstructive surgery: current and future applications In: Di Giussepe A, Shiffman M, eds. New Frontiers in plastic and cosmetic surgery. PA, USA: The Health Sciences Publisher; 2015:3–11

8 Considerações Étnicas em Lipoaspiração

William Lao

Resumo

A lipoaspiração é um procedimento individualizado. Com o aumento da globalização, os cirurgiões plásticos estão constantemente em contato com pacientes de históricos diferentes. Este capítulo discute as diferenças em tipo de corpo ideal, índice de massa corporal, composição da pele e tendência a cicatrizes em grupos étnicos diferentes.

Palavras-chave: lipoaspiração, ideais étnicos, modelagem corporal, cicatriz de lipoaspiração, lipoescultura.

8.1 Introdução

O ambiente de prática para os cirurgiões plásticos mudou, hoje em dia, de maneira significativa, tanto no campo internacional quanto no doméstico. A Internet modificou, substancialmente, nosso modo de viver e encolheu o mundo onde vivemos. Para os cirurgiões plásticos, a rede social e várias plataformas da Internet são hoje componentes essenciais das estratégias de publicidade e de recrutamento de pacientes. Essas plataformas forneceram, também, mais oportunidades para consultas internacionais e seus procedimentos inevitáveis. Domesticamente, a composição da população de cada nação está mais diversificada do que nunca. Nos EUA, por exemplo, foi observado um crescimento gigantesco da minoria da população. De 2000 a 2010, nota-se uma queda percentual da população caucasiana de 75% para 63%, enquanto se observa um crescimento concomitante das populações hispânica e asiática de 12,5% para 16,3% e de 3,6% para 4,7%, respectivamente.[1] Além disso, estima-se que, por volta de 2050, a minoria hispânica se tornará a maior e composta por 24% da população do país.[2]

À medida que a estrutura da população muda, assim acontece com a composição de nossos pacientes cosméticos. Nos EUA, eles foram, predominantemente, caucasianos no passado; entretanto, na última década, observa-se um crescimento uniforme de cirurgias cosméticas realizadas em minorias étnicas. Uma análise retrospectiva de 10 anos, de 1998 a 2007, mostrou que houve um declínio real de 1,8% nos pacientes cosméticos caucasianos, mas aumentos de 7,5%, 4,7%, 14,5% e 105,5% em pacientes negros, hispânicos, asiáticos e americanos nativos, respectivamente.[3] Dados mais recentes da ASPS em 2015, mostram que americanos asiáticos representam 7% de todos os procedimentos cosméticos; negros e hispânicos representam 9% e 11%, respectivamente (▶ Quadro 8.1). Todos os grupos minoritários combinados a 31% de todos os procedimentos cosméticos conduzidos em 2015 e continuaram a apresentar crescimento positivo a partir de 2014.[4]

Um aspecto que permanece constante é a popularidade do procedimento de lipoaspiração. Nos grupos étnicos essa técnica continua a ser um dos principais procedimentos cosméticos conduzidos.[2] Uma vez que cada cultura tem suas próprias preferências e ideais cosméticos, é de importância fundamental para um cirurgião plástico do século XXI compreender as diferentes necessidades de pacientes de vários históricos étnicos.

Quadro 8.1 Demografia Cosmética nos EUA em 2015

Discriminação de etnia de procedimentos cosméticos	2015	% 2015	2014	% 2014	% mudança 2015 vs. 2014
Caucasiana	10.969.059	69%	10.819.104	69%	1%
Hispânica	1.688.714	11%	1.633.598	10%	3%
Afro-americana	1.362.282	9%	1.324.779	8%	3%
Asiático-americana	1.093.720	7%	1.078.497	7%	1%
Outras	794.555	5%	766.888	5%	4%

Cerca de 1/3 de todos os procedimentos cosméticos em 2015 foram conduzidos em minorias étnicas. Fonte: 2015 Plastic Surgery Statistics Report. ASPS http://www.plasticsurgery.org/Documents/news-resources/statistics/2015-statistics/cosmetic-procedures-ehtnicity.pdf. Acesso em 1º de setembro de 2016.

8.2 O Corpo Ideal

Definir o formato do corpo ideal para qualquer cultura, ou até para um pequeno grupo de pessoas, é uma tarefa impossível. "A beleza está nos olhos de quem vê", e como o espectador identifica a beleza geralmente vem de suas próprias tendências de educação cultural e moda da época. Por toda a História, vemos exemplos de beleza cultural, como o enfaixamento dos pés na China antiga, o pescoço alongado com bobinas de latão na tribo Kayan e o enfaixamento com espartilho na era Victoriana. Esses hoje parecendo padrões extremos de beleza foram considerados como norma naquelas sociedades.

Com a globalização atual, porém, o padrão de beleza e da moda unifica e influencia o mundo, pela primeira vez, num instante com poucos *clicks* de um mouse. Os ideais menos comuns de beleza mencionados anteriormente não são observados e a maioria de revistas de beleza no mundo carrega imagens de homens ou de mulheres lindos, com mais ou menos variações de um tema.

Como cirurgiões plásticos, nós também tentamos padronizar a beleza com proporções definidas e definimos beleza a partir de normas de uma população ideal, como os números de Penn para medições de mama e de mamilo e as medições nasais de Gunter.[5,6] A lipoaspiração, em comparação com a rinoplastia, tem menos variação da meta ideal em todas as culturas.

Para a lipoaspiração dos braços e das pernas, a meta é sempre restaurar o formato cilíndrico comprimido da juventude, se a elasticidade da pele for apropriada. Assim como para o tronco, uma curva em formato de ampulheta da mama até a cintura e o quadril é desejada em todas as etnias (▶Fig. 8.1). Singh *et al.* definiram ainda mais 0,7 como o índice de circunferência ideal de cintura para quadril nessa cultura.[7] Embora essa proporção possa ser seguida como diretriz geral, há variações da preferência de formato na região das nádegas; dedicar sua atenção a esses detalhes vai recompensar você com o aumento de satisfação do paciente. A lista a seguir identifica os ideais gerais e étnicos das nádegas nos EUA (▶Fig. 8.2).

- Afro-americano: embora 0,7 seja citado em muitos estudos como a proporção ideal de cintura:quadril, uma proporção menor (WHR, em inglês para *waist to hip ratio*) é, com frequência, tolerada e desejada. Um estudo mostrou que os homens afro-americanos têm maior tendência a escolherem um WHR menor como ideal, em comparação com os caucasianos.[8] Isso significa uma curva mais exagerada entre a cintura e o quadril. Laterais das nádegas e das coxas muito cheias são desejadas com frequência; a lipoaspiração dessas áreas deve ser evitada. Com frequência, eles podem realmente solicitar que essas áreas sejam enxertadas de gordura. Embora, uma curva interna posterior e suave da nádega até a parte inferior das costas seja favorecida em todos os grupos étnicos,

8.2 O Corpo Ideal

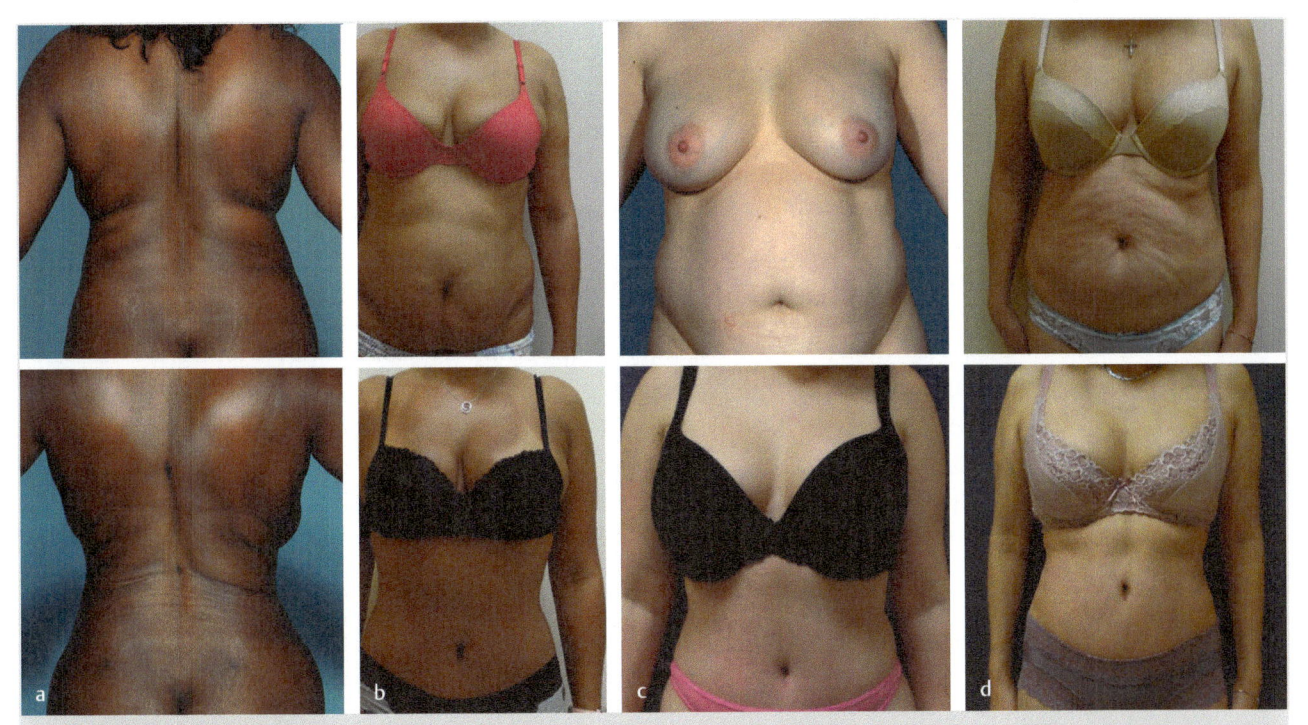

Fig. 8.1 (a-d) O tronco em forma de ampulheta é desejado em todas as culturas. Na ordem: fotografias pré- e pós-operatórias de pacientes afro-americanas, hispânicas, caucasianas e asiáticas satisfeitas após a lipoaspiração com/sem abdominoplastia para acentuar o formato de ampulheta no tronco.

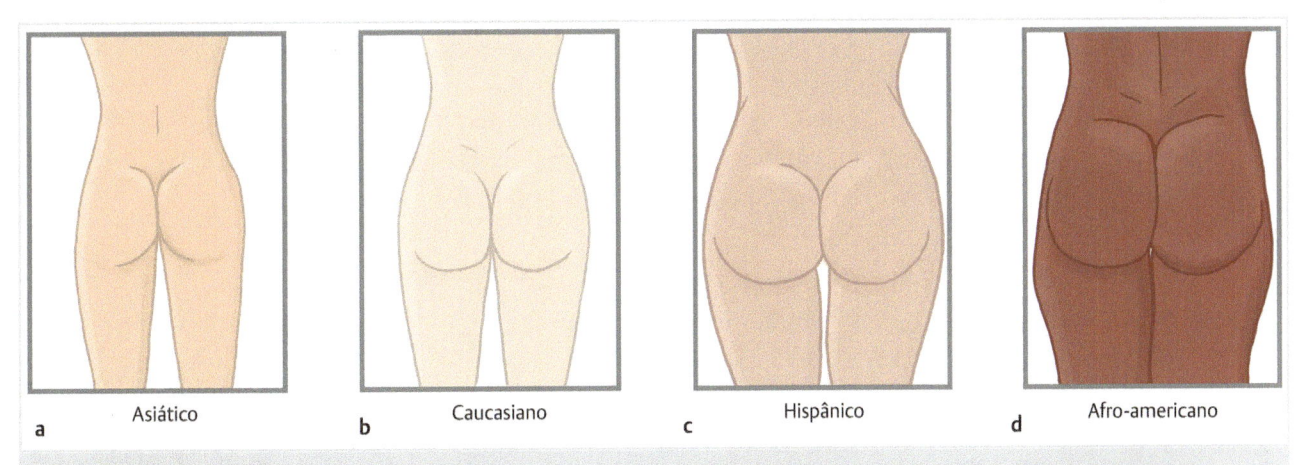

a	b	c	d
Asiático	Caucasiano	Hispânico	Afro-americano

Fig. 8.2 (a-d) Representação gráfica de ideais de nádegas entre os diferentes grupos étnicos nos EUA. Asiático: nádega de formato pequeno sem preenchimento de laterais das nádegas e das coxas; Caucasiano: Nádegas de tamanho moderado com preenchimento total das laterais das nádegas, mas sem preenchimento total das laterais das coxas; Hispânico: Nádega com preenchimento lateral total e preenchimento moderado das laterais das coxas; Afro-americano: Nádega total com "prateleira" superiormente, com preenchimento lateral total da nádega e lateral da coxa, na junção de nádega e coxa.

os afro-americanos preferem, com frequência, um quadro de lordose exagerada com a formação de uma "prateleira" pela parte superior da nádega. Além disso, para muitos afro-americanos, a área lateral do trocânter é considerada como quadril, em vez de área da crista ilíaca comum.[9]
- Hispânico: nádegas com laterais muito preenchidas também são preferidas, mas apenas um preenchimento leve da lateral da coxa é desejado, em comparação com os afro-americanos.[9]
- Caucasiano: um formato de nádega lateral redonda ou um com depressão atlética é o preferido.[9] O preenchimento da lateral da coxa não é desejado, de modo que essa área e a área medial das coxas são sempre solicitadas para a modelagem com lipoaspiração.
- Asiático: nenhum preenchimento de coxa lateral ou de nádega lateral é preferido. Essas áreas são, com frequência, solicitadas para lipoaspiração por pacientes asiáticos. A pelve asiática é usualmente menor que a dos outros grupos étnicos, de modo que um volume menor de lipoaspiração pode atingir os mesmos, ou melhores, efeitos.[10] Os pacientes asiáticos também tendem a usar a lipoaspiração para modelagem, em vez de para redução total de gordura corporal. Nos pacientes dessa etnia o IMC já é tipicamente normal, geralmente aparece para uma parte específica do seu corpo onde a gordura tende a se acumular, ou seja, coxas mediais ou laterais, alças do amor e flancos posteriores. Existe também, embora menos comum, a lipoaspiração de corpo inteiro solicitada, em comparação com os outros grupos.

Essas descrições são generalizações dos pacientes étnicos especificamente nos EUA. Existem, naturalmente, variações individuais em um grupo étnico determinado. A influência ambiental também é significativa. Existem estudos que mostraram que afro-americanos selecionaram mais ideais de beleza caucasianos quando se mudaram para o círculo social caucasiano e vice-versa.[11] Diferenças entre as nações também se aplicam. Enquanto a magreza é valorizada igualmente alta em um estudo que comparou as proporções corporais de estudantes americanos e chineses, os estudantes na China valorizam a gordura, enquanto os estudantes americanos valorizam a magreza com aparência muscular atlética e firme.[12]

8.3 Diferenças de IMC

A obesidade é especialmente pandêmica nos EUA. Mais de 1/3 da população do país era obesa em 2012.[13] Existem também diferenças significativas se investigarmos os subgrupos étnicos (▶ Quadro 8.2). A obesidade é mais prevalente nos grupos afro-americanos e hispânicos, com estimados 47,8% e 42,5% das populações de subgrupo com IMC superior a 30, respectivamente.[13]

Essa prevalência de obesidade em afro-americanos poderia ser parcialmente explicada pela maior tolerância desses grupos a formas corporais e IMC maiores. Coetzee *et al.* mostraram que o IMC ideal para afro-americanos é mais pesado que o IMC ideal caucasiano.[14] Outro estudo de estudantes universitários caucasianos e afro-americanos também mostrou que os homens afro-americanos têm mais probabilidade para escolher figuras de

Quadro 8.2 Prevalência de obesidade em diferentes grupos étnicos nos EUA em 2012

	Asiático	Caucasiano	Hispânico	Afro-americano
% População IMC > 30	10,8%	32,6%	42,5%	47,8%

Fonte: Adaptado de Ogden CL, Carroll MD, Kit BK, Flegal KM. Prevalence of obesity among adults: United States, 2011-2012. NCHS Data Brief. No. 131, October 2013.

modelo mais pesadas que sua contraparte caucasiana.[8] Essas preferências explicam parcialmente por que o peso mais pesado é mais prevalente na população afro-americana, além de outras questões socioeconômicas.

Os asiático-americanos representam apenas uma pequena porcentagem da população obesa: apenas 10% desse grupo são considerados obesos nos EUA.[13] As diferenças intrínsecas em IMC e obesidade ajudam a explicar por que pacientes asiáticos demandam a lipoaspiração mais para modelagem do que para redução de gordura, em comparação com os outros grupos étnicos.

Em virtude do IMC mais baixo, os asiáticos possuem, tipicamente, uma estrutura corporal mais delgada. Muitas vezes, esse é o formato corporal mais desejado a partir do ideal ocidental de corpo curvilíneo em garotas jovens. Para os cirurgiões não familiarizados com esse ideal asiático delgado, eles podem pensar que o paciente asiático já magro solicitando a lipoaspiração tem o chamado transtorno dismórfico corporal. Embora seja pertinente fazer a triagem para isso, também é importante compreender a mentalidade asiática para perseguir a ultra magreza. Em um estudo feito com estudantes universitárias em Taiwan, com IMC médio de 20, a maioria preferiu figuras de estudo mais magras que sua percepção de figura atual, a figura como as outras a viram e a figura que elas sentiram na maior parte do tempo.[15] Em outras partes do mundo os cirurgiões plásticos precisam compreender essa perseguição constante dos asiáticos em serem mais magros.

8.4 Qualidade da Pele

Existem diferenças intrínsecas entre a composição da pele e o processo de envelhecimento dos diferentes grupos étnicos. Um estudo mostrou que a pele dos afro-americanos retém mais da sua elasticidade e espessura que a de sua contraparte caucasiana. Especificamente, a junção derme-epiderme enfraquece e afina com o envelhecimento e esse processo ocorre em um grau menor e mais lento nos afro-americanos que nos caucasianos.[16] Os asiáticos também possuem derme mais espessa que os caucasianos.[17] Esses fatos podem contribuir para a aparência mais jovem da pele em afro-americanos e asiáticos comparados com os caucasianos da mesma idade. Existem também fatores genéticos e ambientais que influenciam o envelhecimento da pele. Nos caucasianos, em comparação com os asiáticos e afroamericanos, a pele já produz menos quantidade da melanina protetora contra os raios solares e, no entanto, as culturas caucasianas apreciam atividades como o bronzeamento solar muito mais que outros grupos étnicos. O estudo anterior também mostrou redução na espessura da junção derme-epiderme em áreas expostas ao sol.[16] Assim, o autor acredita firmemente que a pele geneticamente mais vulnerável associada ao hábito de bronzeamento solar atuam juntas como dupla ameaça ao envelhecimento mais pronunciado da pele nos caucasianos. Isso pode explicar, em parte, por que o *facelift* é conduzido com mais frequência na população caucasiana, menos frequente nos asiáticos e mais raro ainda na população afro-americana na mesma idade.

As mesmas alterações de pele se aplicam também à pele do corpo. A pele dos caucasianos é menos elástica e tem mais probabilidade de demandar cirurgias de excisão de pele, como abdominoplastia, compressão das coxas e braquioplastia, além da lipoaspiração para restaurar um formato jovem. Por outro lado, nos asiáticos e afro-americanos, por causa da melhor elasticidade em geral, é mais viável conduzir primeiro a lipoaspiração e, se necessário, programar a excisão de pele para mais tarde.

8.5 Atitude em Relação à Anestesia Geral

Tendo trabalhado nos EUA e na Ásia, notei um medo desconhecido em relação à anestesia geral na Ásia. Pessoalmente, a anestesia geral com uma via aérea protegida é mais segura que a sedação IV. Muitos pacientes asiáticos, porém, manifestam um medo desconhecido da anestesia geral e preferiam tolerar um pouco de dor e desconforto e elegiam se submeter à cirurgia apenas com anestesia local ou sedação IV. Em minha prática na Ásia, precisei me adaptar conduzindo a maior parte dos procedimentos, como a blefaroplastia inferior e até a enxertia de gordura facial com colheita mediante anestesia local. Essa modalidade aparentemente comum para cirurgiões plásticos asiáticos pode não ser tão familiar para cirurgiões dos EUA.

É também popular a condução de lipoaspiração para uma área específica mediante anestesia local. Em geral, 2.000 a 3.000 cc de lipoaspiração podem ser bem tolerados com o paciente completamente acordado, usando-se apenas solução tumescente.

8.6 Cicatrização

Os cirurgiões plásticos sempre fazem um esforço máximo para esconder a cicatriz da lipoaspiração em vincos ou na intersecção de duas superfícies. A ideia de colocação assimétrica dos ferimentos de entrada da lipoaspiração na execução de procedimentos bilaterais deveria ser praticada para evitar as cicatrizes reveladoras do processo. Na maioria dos pacientes caucasianos, as cicatrizes da lipoaspiração amadurecem satisfatoriamente com hipopigmentação fina. Com a pele de cor clara, essas cicatrizes são quase invisíveis. Em certos grupos étnicos como os asiáticos e afroamericanos, é mais provável a ocorrência de hiperpigmentação das cicatrizes. Dedicar atenção à colocação da cicatriz é ainda mais importante também, por causa da maior probabilidade de formação de cicatriz hipertrófica e de queloide.[18] As incisões deverão ser evitadas nas áreas propensas a queloides, como a parte anterior de tórax, pescoço, região escapular, região suprapúbica e articulações.[19] São preferidos menos sítios de entrada e a melhor utilização de cada sítio para maximizar a lipoaspiração regional deverão ser considerados.

Embora tanto asiáticos quanto afro-americanos sejam mais propensos à formação de queloides e cicatrizes hipertróficas que os caucasianos, o autor acredita que pacientes asiáticos tendem a mostrar suas cicatrizes mais que os afro-americanos, devido ao contraste mais forte da cor (▶ Fig. 8.3). Muitos asiáticos possuem pele relativamente pálida e uma vez que cicatrizes desagradáveis se formam, elas são até mais evidentes que a cicatriz da mesma cor em um paciente afro-americano. Portanto, a comunicação completa antes da cirurgia e o manejo cuidadoso da cicatriz após o procedimento são essenciais nesses pacientes étnicos de pele mais escura.

Em termos mentais, os asiáticos são também menos tolerantes com as cicatrizes que outros grupos étnicos. A ideia de ter qualquer tipo de cicatriz surge como motivo frequente para negar as cirurgias. Essa é outra razão pela qual os dispositivos não cirúrgicos são mais populares na Ásia.

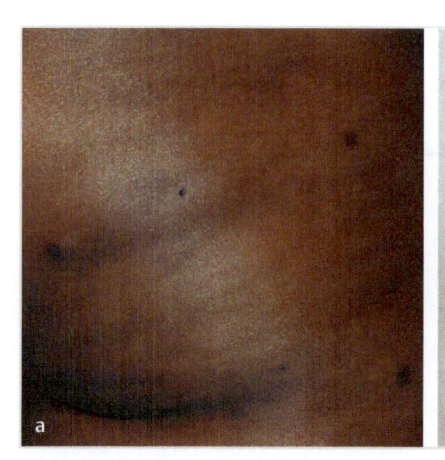

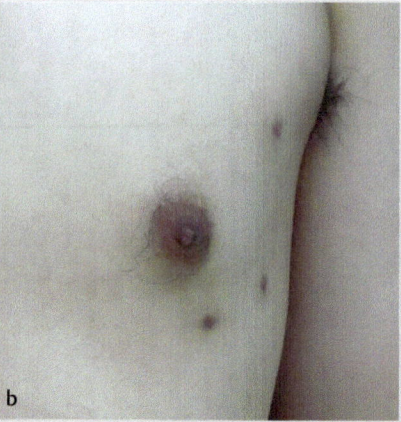

Fig. 8.3 Hiperpigmentação em ferimentos de entrada de lipoaspiração em afro-americanos e asiáticos. Hiperpigmentação de cicatrizes similares aos 4 meses após a cirurgia pode parecer mais óbvia em pacientes asiáticos mais pálidos devido ao contraste da cor. À esquerda (**a**), cicatriz de lipoaspiração próxima à área das nádegas em uma paciente afro-americana. À direita (**b**), cicatrizes de lipoaspiração próximas à parte lateral do tórax em um paciente asiático.

Os cirurgiões plásticos deverão também dedicar atenção às tendências de vestimenta de culturas específicas. Em uma tese interessante sobre lipoaspiração em diferentes culturas, um cirurgião indiano indica a necessidade de evitar cicatrizes no abdome central, pois essa área é exposta com frequência quando as mulheres indianas usam seu traje tradicional, o *saree*. Os sítios de entrada para a lipoaspiração em ginecomastia nos homens indianos deverão ser cuidadosamente selecionados também, pois eles estão, com frequência, com o tórax nu durante as orações.[20] Mostrar ao paciente, antes da cirurgia, os sítios para onde as cicatrizes estão planejadas deverá ser uma atitude de rotina.

8.7 Conclusão

A lipoaspiração é, sempre, um procedimento individualizado. Existem, porém, tipos gerais de corpo ideal que predominam em cada grupo étnico. Hoje e nessas alturas, os cirurgiões têm uma população mais diversa para servir e deverão se familiarizar com as diferenças menores em modelagem corporal, tendências de cicatrização e, também, com a mentalidade dos diferentes grupos étnicos. Um profissional que possua esse conjunto único de conhecimento não só parecerá mais profissional e considerado aos olhos do paciente durante a consulta, mas também levará à satisfação pós-operatória potencialmente mais elevada.

Referências Bibliográficas

[1] U.S. Census Bureau. National Population Estimates: Decennial Census. Available at: https://www.census.gov/popest/data/. Accessed September 1, 2016
[2] Wimalawansa S. McKnight Aisha, Bullocks JM. Socioeconomic impact of ethnic cosmetic surgery: trends and potential financial impact the African American, Asian American, Latin American, and Middle Eastern have on cosmetic surgery. Semin Plast Surg 2009; 23(3):159–162
[3] Prendergast TI, Ong'uti SK, Ortega G, et al. Differential trends in racial preferences for cosmetic surgery procedures. Am Surg 2011; 77(8):1081–1085
[4] American Society of Plastic Surgeons. 2015 Cosmetic Demographics. Available at: http://www.plasticsurgery.org/Documents/news-resources/statistics/2015-statistics/ cosmetic-procedures-ethnicity.pdf. Accessed September 1, 2016
[5] Penn J. Breast reduction. Br J Plast Surg 1955; 7(4):357–371
[6] Gunter JP. Facial analysis for the rhinoplasty patient. Dallas Rhinoplasty Symp 1993; 10:1728
[7] Singh D. Adaptive significance of female physical attractiveness: role of waist-to-hip ratio. J Pers Soc Psychol 1993; 65(2):293–307
[8] Freedman REK, Carter MM, Sbrocco T, Gray JJ. Ethnic differences in preferences for female weight and waist-to-hip ratio: a comparison of African-American and White American college and community samples. Eat Behav 2004; 5(3):191–198
[9] Roberts TL, III, Weinfeld AB, Bruner TW, Nguyen K. "Universal" and ethnic ideals of beautiful buttocks are best obtained by autologous micro fat grafting and liposuction. Clin Plast Surg 2006; 33(3):371–394
[10] Park TH, Whang KW. Buttock reshaping with intramuscular gluteal augmentation in an Asian ethnic group. Ann Plast Surg 2014; 00(00):1–8
[11] Lee EI, Roberts TL, Bruner TW. Ethnic considerations in buttock aesthetics. Semin Plast Surg 2009; 23(3):232–243
[12] Chen W, Swalm RL. Chinese and American college students' body-image: perceived body shape and body affect. Percept Mot Skills 1998; 87(2):395–403
[13] Ogden CL, Carroll MD, Kit BK, Flegal KM. Prevalence of obesity among adults: United States, 20112012. NCHS Data Brief 2013(131):1–8
[14] Coetzee V, Perrett DI. African and Caucasian body ideals in South Africa and the United States. Eat Behav 2011;12(1):72–74
[15] Shih MY, Kubo C. Body shape preference and body satisfaction in Taiwanese college students. Psychiatry Res 2002; 111(23):215–228
[16] Querleux B, Baldeweck T, Diridollou S, et al. Skin from various ethnic origins and aging: an in vivo cross-sectional multimodality imaging study. Skin Res Technol 2009; 15(3):306–313
[17] Kim S, Choi TH, Liu W, Ogawa R, Suh JS, Mustoe TA. Update on scar management: guidelines for treating Asian patients. Plast Reconstr Surg 2013; 132(6):1580–1589
[18] Alhady SM, Sivanantharajah K. Keloids in various races. A review of 175 cases. Plast Reconstr Surg 1969;44(6):564–566
[19] Ogawa R. Scar management for Asian cosmetic surgery patients. In: Pu LLQ, eds. Aesthetic Plastic Surgery in Asians
[20] Field LM. Cultural and ethnic differences in the acceptance or rejection of liposuction instrumentation entrance marks. J Drugs Dermatol 2007; 6(1):56–58

Seção III
Tecnologia de Lipoaspiração

9   Lipoaspiração a *Laser* com Anestesia Local: Cirurgia no Consultório   *81*

10   Lipoaspiração com Radiofrequência para Contorno Corporal   *91*

11   Tecnologia VASER para Contorno Corporal   *102*

12   Lipoaspiração com Água   *113*

13   Tipos de Cânulas e Técnica para Vibrolipoaspiração   *124*

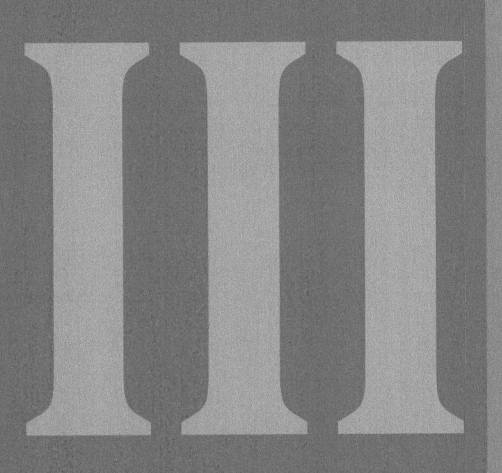

9 Lipoaspiração a *Laser* com Anestesia Local: Cirurgia no Consultório

Christopher T. Chia

Resumo

A lipectomia por sucção (SAL) permanece como um dos procedimentos cosméticos principais no mundo. A maioria esmagadora dos casos é conduzida mediante anestesia geral ou com sedação intravenosa. Com o acréscimo das modalidades de lipoaspiração térmica como *laser*, ultrassom, radiofrequência e térmica, os resultados do contorno corporal se tornam mais previsíveis e reprodutíveis. A combinação desses procedimentos com a técnica da anestesia local em instalação cirúrgica em consultório tem muitas vantagens, incluindo evitar a anestesia geral, ter tempo mais rápido de recuperação, excelente perfil de segurança e custo mais baixo tanto para o paciente quanto para o médico. Para o cirurgião estético de contorno corporal, o pilar da SAL efetiva mediante anestesia local (com e sem modalidades assistidas por energia) é o conhecimento completo da dosagem de lidocaína, sua administração efetiva, seu metabolismo pelo corpo, assim como os riscos de toxicidade. A meta deste capítulo é a de introduzir os conceitos e técnicas de lipoaspiração segura e efetiva assistida por energia em um ambiente cirúrgico de consultório.

Palavras-chave: anestesia tumescente, anestesia local, lidocaína, lipectomia por sucção, lipoaspiração, segurança do contorno corporal.

9.1 Introdução

Independentemente de o cirurgião decidir incorporar energia de qualquer tipo com seus casos de contorno corporal com SAL, o conhecimento extenso de dinâmica de fluidos, parâmetros de anestesia e um conceito aperfeiçoado de indicações apropriadas é crítico para segurança e resultados estéticos superiores. Todos os casos de SAL envolvem a injeção de volumes variáveis de uma solução isotônica junto com lidocaína diluída e epinefrina na camada adiposa subcutânea, que resulta em analgesia intra e pós-operatória. A vasoconstrição devida ao efeito da epinefrina minimiza a perda de sangue. O uso da técnica tumescente em lipoaspiração provou ser segura, com um índice muito baixo de morbidade e de mortalidade. No mundo todo, a esmagadora maioria de casos é conduzida mediante anestesia geral, que tem muitas vantagens, mas que pode carregar um risco pequeno, porém significativo, para o paciente. Mais recentemente, o número de SAL aumentou em razão das vantagens de se evitar a anestesia geral, do tempo mais curto para a recuperação, do excelente perfil de segurança e do custo menor.

Nas últimas duas décadas, vários métodos de envio de energia nos espaços de gordura subcutânea foram desenvolvidos, incluindo: a lipoaspiração por ultrassom (UAL), a lipoaspiração assistida por energia (PAL), lipoaspiração por radiofrequência (RFAL) e lipoaspiração a *laser* (LAL). Esses métodos reduzem o cansaço do operador e ajudam na remoção de depósitos de gordura fibrosos ou particularmente difíceis, como nos casos de lipoaspiração secundária. Além disso, a literatura sobre LAL e RFAL defendem a destruição da gordura e a compressão da pele. Todos os tipos de lipoaspiração, com ou sem ajuda de energia, podem ser conduzidos com a combinação de anestesia tumescente, com ou sem anestesia geral ou sedação intravenosa. A demanda por recuperação mais rápida, menos tempo de inatividade e medo da anestesia tradicional levaram a alterações na percepção e expectativas do paciente em que uma transição gradual da cirurgia no hospital, mediante anestesia geral, para as instalações de consultório, usando técnicas minimamente não invasivas, mediante anestesia local, ganharam popularidade. A lipoaspiração com ou sem energia, mediante anestesia local e medicamentos via oral comprovou, isoladamente, ser uma alternativa segura e efetiva, com recuperação mais rápida quando comparada com os métodos de anestesia tradicionais e com custo mais baixo. Para o cirurgião de estética de contorno corporal, o pilar da SAL efetiva mediante anestesia local é a compreensão completa da dosagem apropriada de lidocaína, assim como de seu metabolismo e riscos de toxicidade.

9.2 Avaliação Pré-Operatória

A história e o exame físico permanecem os mesmos, seja qual for o método de anestesia. Uma revisão completa de sistemas com foco em história cirúrgica é conduzida, ao mesmo tempo em que documenta qualquer história de medo de agulha e de episódios vasovagais, que poderiam impedir a opção de anestesia com o paciente acordado. Em nossa experiência, o número real de contraindicações verdadeiras é muito baixo, uma vez obtida a história completa. Além disso, a tolerância do paciente aos opioides e aos anestésicos locais, e o uso crônico de diuréticos ou suplementos para perda de peso vão influenciar a decisão do cirurgião em continuar com anestesia local. Todas as pacientes em idade fértil são examinadas quanto a uma gravidez não esperada. É nossa prática obter valores de laboratório para triagem básica incluindo hemograma completo (CBC), painel de eletrólitos e estudos de coagulação. O exame físico se concentrará na localização anatômica e na quantidade de tecido adiposo a ser ressecado e a avaliação da elasticidade da pele para determinar a candidatura da paciente para o procedimento. Deve-se notar que o volume antecipado de remoção de gordura não é menor no caso que se conduz a SAL no paciente acordado que no caso de anestesia tradicional.

9.3 Medicamentos Pré-Operatórios

Os medicamentos orais são administrados pelo menos meia hora antes do procedimento e incluem: antimicrobiano (ou seja, cefalexina 500 mg ou ciprofloxacina 500 mg), diazepam 10-20 mg e um comprimido de hidrocodona 5 mg com acetaminofeno 300 mg. Não é exigido acesso intravenoso e os pacientes são instruídos a ingirirem uma refeição leve antes do procedimento, para prevenir desconforto gastrointestinal causado pelos medicamentos orais. Os pacientes ficam relaxados, aptos a seguir comandos e conversam normalmente durante a operação.

9.4 Método de Anestesia Local

Para maximizar o conforto do paciente, a metodologia usada em nossa prática é diferente da técnica tradicional de infiltração tumescente em várias vias essenciais, e o mais importante é que a solução tumescente usada tem concentração mais alta de lidocaína que a encontrada em geral nas soluções tumescentes usadas com os métodos tradicionais de anestesia. No paciente acordado, é fundamental que a experiência seja o mais indolor possível, uma vez que o parâmetro de infiltração tumescente é a analgesia completa do paciente. E mesmo que o resultado estético seja excelente, se o paciente só se lembrar de uma experiência dolorosa, a operação não poderá ser considerada como um sucesso. A meta da técnica é a analgesia completa.

9.4.1 Solução Tumescente

Na solução-padrão usada com mais frequência em nossa prática, 1.000 mg de lidocaína, 12 mL de bicarbonato de sódio e 1,5 mL de epinefrina 1:1.000 são adicionados a um litro de Ringer lactato. Isso resulta em uma concentração a 0,1% de lidocaína, na qual 1 mL da solução contém 1 mg de lidocaína. Descobrimos que a pequena quantidade de bicarbonato de sódio tampona a leve acidez da solução para reduzir a irritação do tecido e a dor mediante a injeção. A American Society of Plastic Surgeons recomenda uma carga máxima de 35 mg de lidocaína por kg de peso. Para um paciente de 70 kg, a dose máxima de lidocaína recomendada injetada na camada de gordura subcutânea é de 2.450 mg (70 kg x 35 mg lidocaína/kg). Com a solução de lidocaína a 0,1% que usamos, o cálculo é direto: 2.450 mL da *solução* contêm 2.450 mg de lidocaína. Portanto, o *volume* máximo de tumescente a ser injetado em um paciente de 70 kg é 2.450 mL.

Primeiro Passo: Infiltração Tumescente

O sítio de acesso é injetado com lidocaína a **1%** com epinefrina e bicarbonato de sódio diluído diretamente na camada de gordura subcutânea, com agulha calibre 30 (▶ Fig. 9.1). A agulha é recuada lentamente durante a injeção, de modo que a derme seja a última camada a ser injetada. A seguir, uma agulha calibre 14 é usada para criar um ponto de punção de acesso circular na pele (▶ Fig. 9.2). Tesouras de tenotomia de Stevens são usadas para dilatar cuidadosamente o acesso para acomodar uma cânula de infiltração de ponta cega Well-Jonhson de calibre 14 (▶ Fig. 9.3). Com o tempo, nós descobrimos que essas incisões circulares tendem a resistir à abertura não intencional da incisão e cicatrizam melhor, esteticamente, que as incisões lineares, ao mesmo tempo que acomodam uma variedade de cânulas de diversos tamanhos e diâmetros.

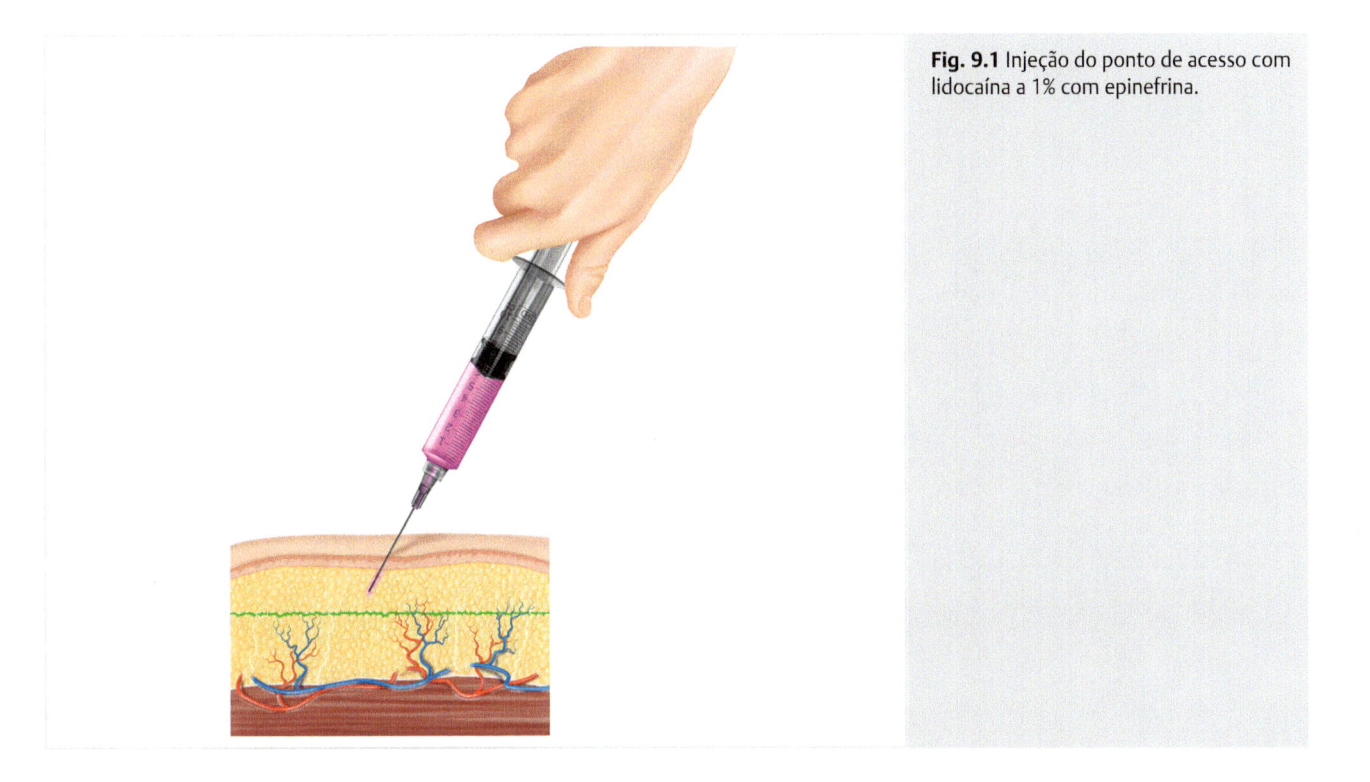

Fig. 9.1 Injeção do ponto de acesso com lidocaína a 1% com epinefrina.

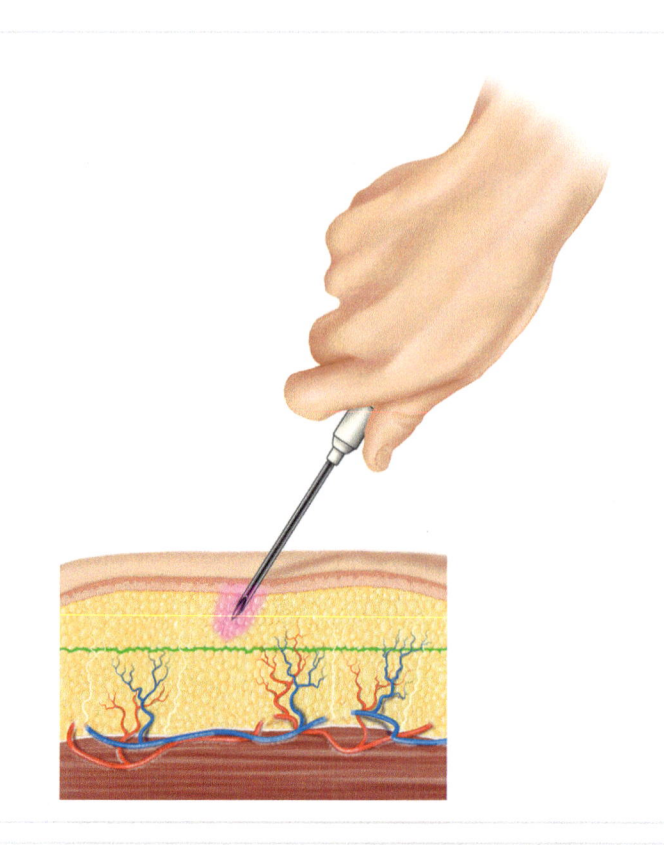

Fig. 9.2 Agulha com orifício calibre 14 usada para criar uma incisão circular de acesso.

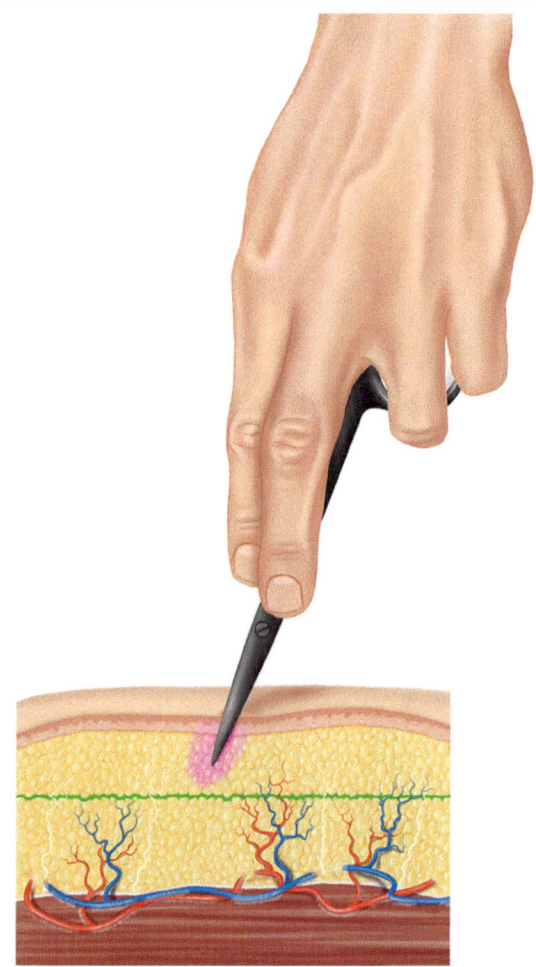

Fig. 9.3 Tesouras de tenotomia de Stevens usadas para dilatar a incisão de acesso para acomodar cânulas de diâmetros variáveis.

Uma cânula de infiltração de calibre 12-16 de ponta cega (Wells-Johnson Corp., Tuscon, AZ) é introduzida no espaço intermediário de gordura subcutânea e passada através do sistema superficial da fáscia (SFS) geralmente com um *pop* palpável até que a ponta fique logo superior à fáscia da camada muscular. Isso é feito *sem* injeção de fluido. Em nossa experiência descobrimos que a dor nesta área é insignificante, mais provavelmente por causa da escassez de terminações nervosas nessa camada (▶ Fig. 9.4). Quando o paciente declarar que não sente dor nesse ponto, iniciamos a infiltração de fluido tumescente, lentamente, não mais de 150-200 mL por minuto (▶ Fig. 9.5). A cânula se move em pequenos incrementos, permitindo que a pressão hidrostática do fluido preencha gradualmente o espaço até se obter a analgesia. Como um seixo jogado em águas calmas, as ondulações se propagam da mesma maneira à medida que a lidocaína se difunde por toda a área de tratamento.

Uma vez infiltrada a camada mais profunda, a cânula é recuada gradualmente, enquanto se injeta, simultaneamente, o fluido tumescente nas camadas mais superficiais (▶ Fig. 9.6). A última camada a ser injetada é a subdérmica, que tem o maior número de terminações nervosas e, portanto, é a camada mais sensível. Todo cuidado deve ser tomado para evitar covinhas com a pele semelhante à casca de laranja (*peau d'orange*), pois isso é muito dolorido e distorce a anatomia sem nenhum benefício. Este estágio estará concluído uma vez o paciente confirmando analgesia total.

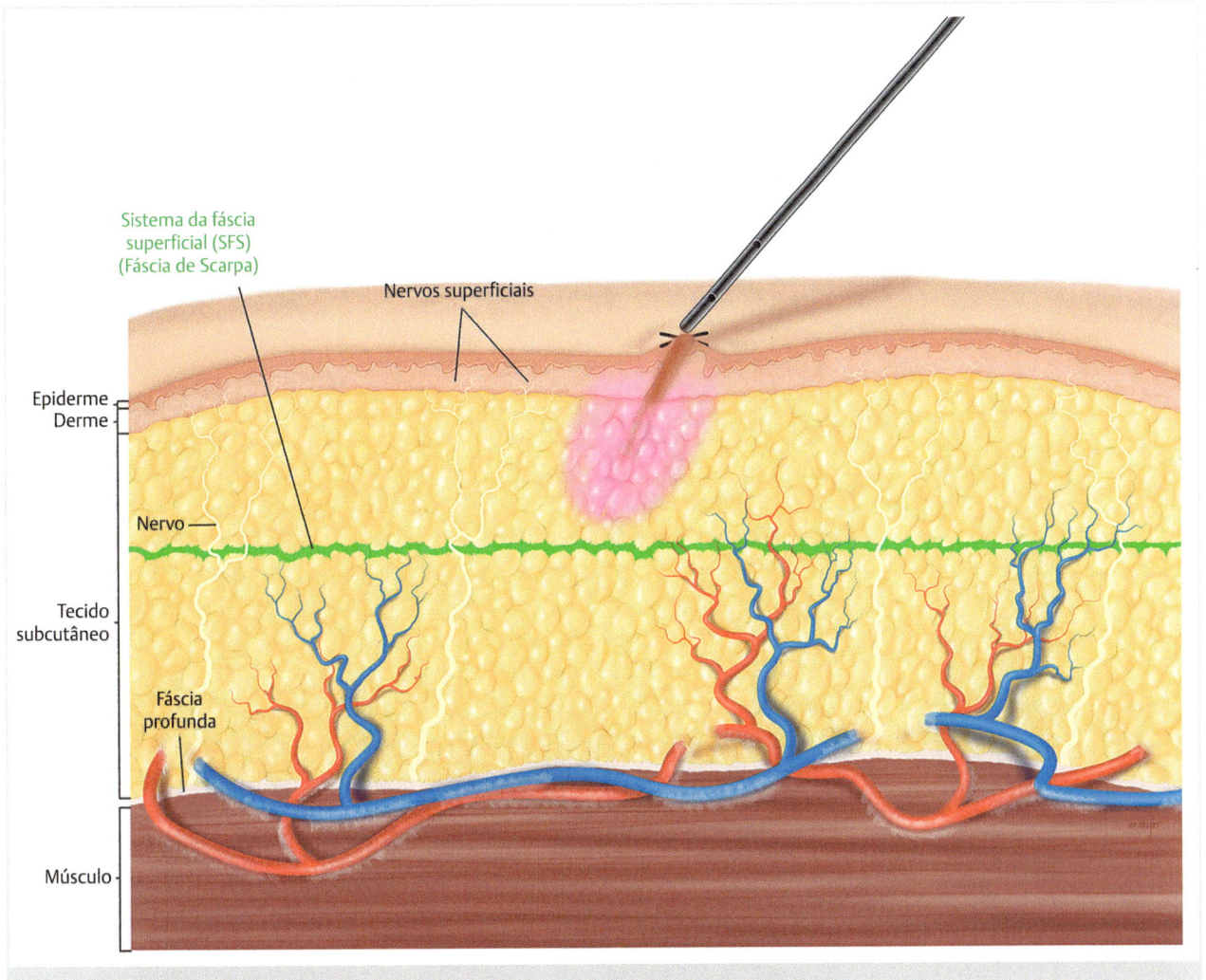

Fig. 9.4 Cânula de injeção de ponta cega introduzida na camada adiposa subcutânea intermediária.

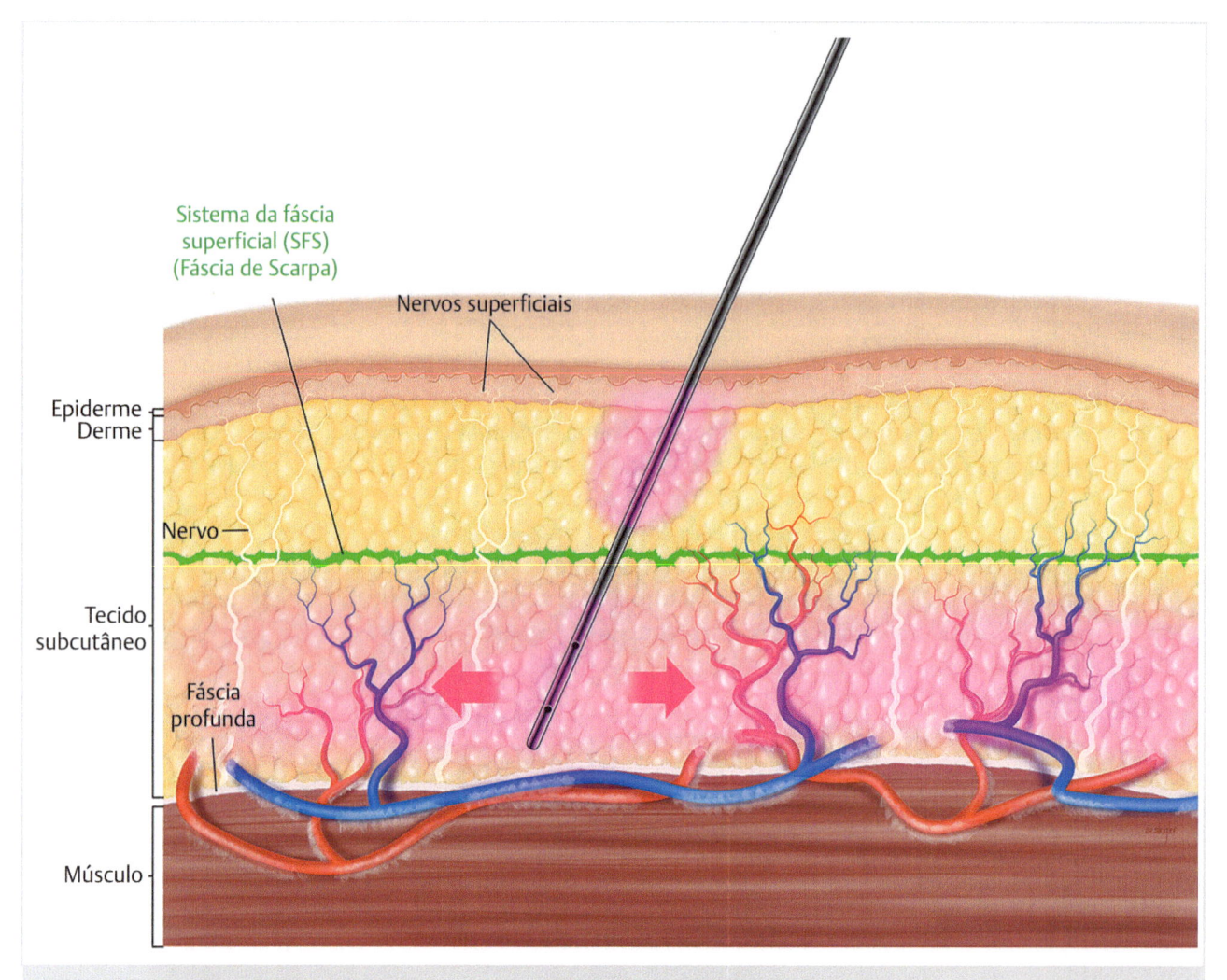

Fig. 9.5 A cânula é passada através do SFS com um *pop* palpável antes da injeção do fluido tumescente. Uma vez superior à fáscia, a camada profunda é injetada com o fluido.

Segundo Passo: Aplicação de Energia do *Laser*

Em nossa prática, a plataforma SmartLipo™ Nd:Yag *laser* (Cynosure Corp., Westford, MA) foi usada para enviar energia de *laser* em comprimentos de onda de 1.440 nm para a gordura subcutânea por meio de um cabo de fibra óptica com diâmetro de 1.000 micra. Os critérios de exclusão incluem contraindicações médicas à lipoaspiração e/ou aos medicamentos usados, índice de massa corporal superior a 30, flacidez severa da pele, objeção do paciente ao procedimento com ele acordado e expectativas não realistas do paciente. Os mesmos critérios usados para SAL tradicional são usados para determinar a adequação da pele para LAL, que incluía o teste do beliscão, a presença ou ausência de estrias dérmicas e a determinação subjetiva de elasticidade. A configuração de energia aplicada é definida em 15,5 watts no máximo, com aplicação de energia total variando de 2.000 a 24.000 joules por sítio. A cânula de fibra óptica é colocada nos espaços subcutâneos profundo e intermediário em um movimento em um índice de pelo menos 1 cm/s. O parâmetro final de deposição de energia do *laser* é quando um volume suficiente de gordura (um forte cromóforo para o comprimento de onda de *laser* de 1.440 nm) torna-se emulsificado e facilita a passagem do instrumento através do tecido adiposo.

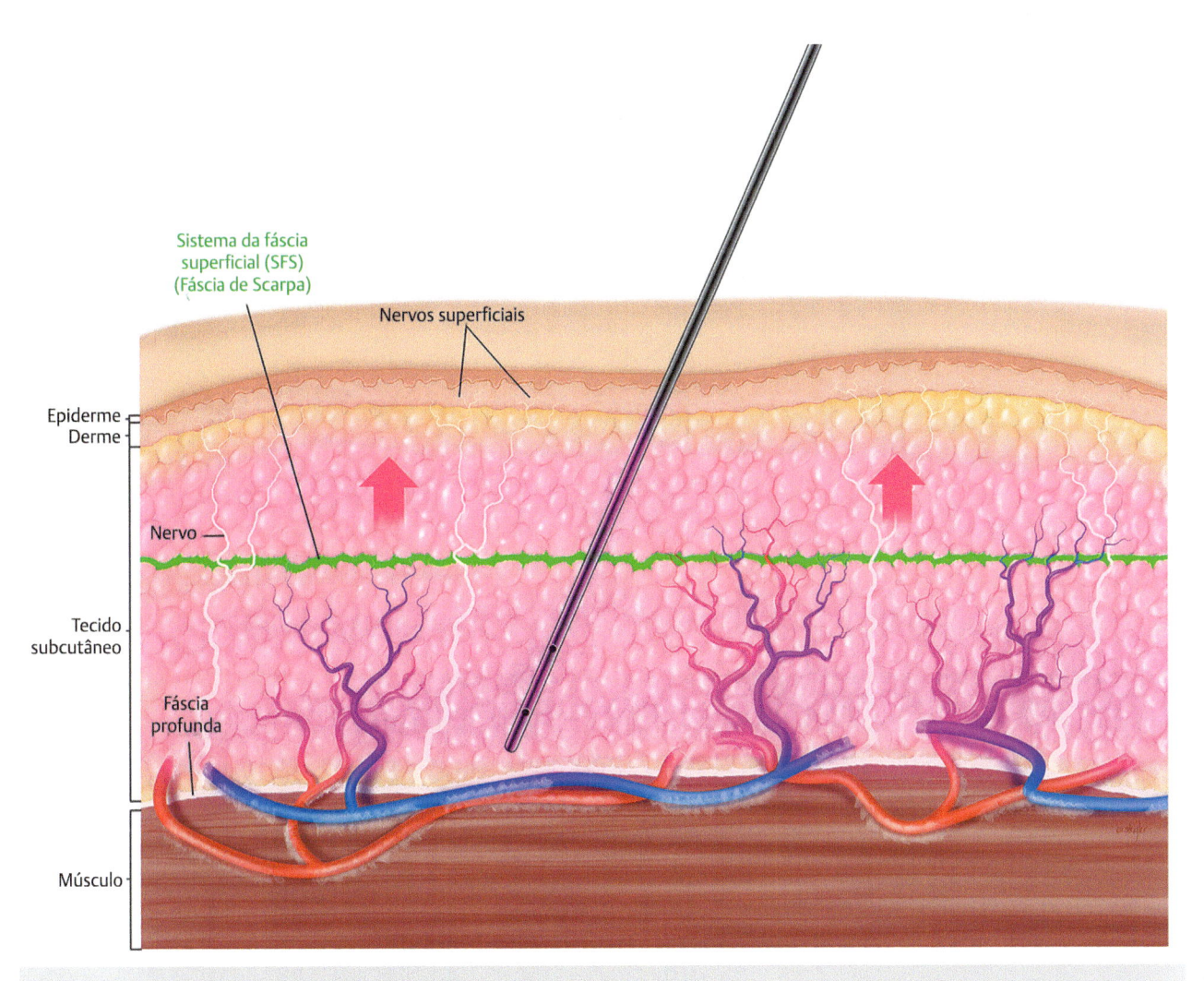

Fig. 9.6 A pressão hidrostática da infiltração permite a anestesia gradual das partes moles em direção à camada adiposa superficial e a subderme mais rica em nervos.

Quando uma curvatura natural na anatomia, uma proeminência óssea ou outras áreas em risco de uma lesão térmica final é encontrada, o *laser* deverá ser desligado intermitentemente conforme o necessário para minimizar o risco de uma queimadura. Por exemplo, o pescoço em posição exageradamente estendida justifica cuidado na área da linha média. Essa área geralmente corresponde às partes moles logo superiores à cartilagem da tireoide (▶ Fig. 9.7a, b). A lipólise por sucção é então realizada usando cânulas de lipoaspiração manual padronizadas com ponta estilo Mercedes e/ou com cânulas PAL com ponta estilo Mercedes de 3 mm, 4 mm e 5 mm nos mesmos planos subcutâneos. Um dreno de sucção fechado é colocado onde 1 litro ou mais de aspirado total foi removido, para minimizar o risco de formação de seroma. Todas as incisões de acesso foram fechadas com *nylon* 5-0 e os pacientes foram colocados em vestimentas de compressão.

9.4.2 Considerações Intraoperatórias

Mediante anestesia local, os pacientes trabalham como seus próprios monitores em relação ao manejo da dor e bem-estar fisiológico. Por exemplo, se o paciente exibir uma área de dor e sensibilidade residuais, justifica-se a injeção de fluido tumescente para conse-

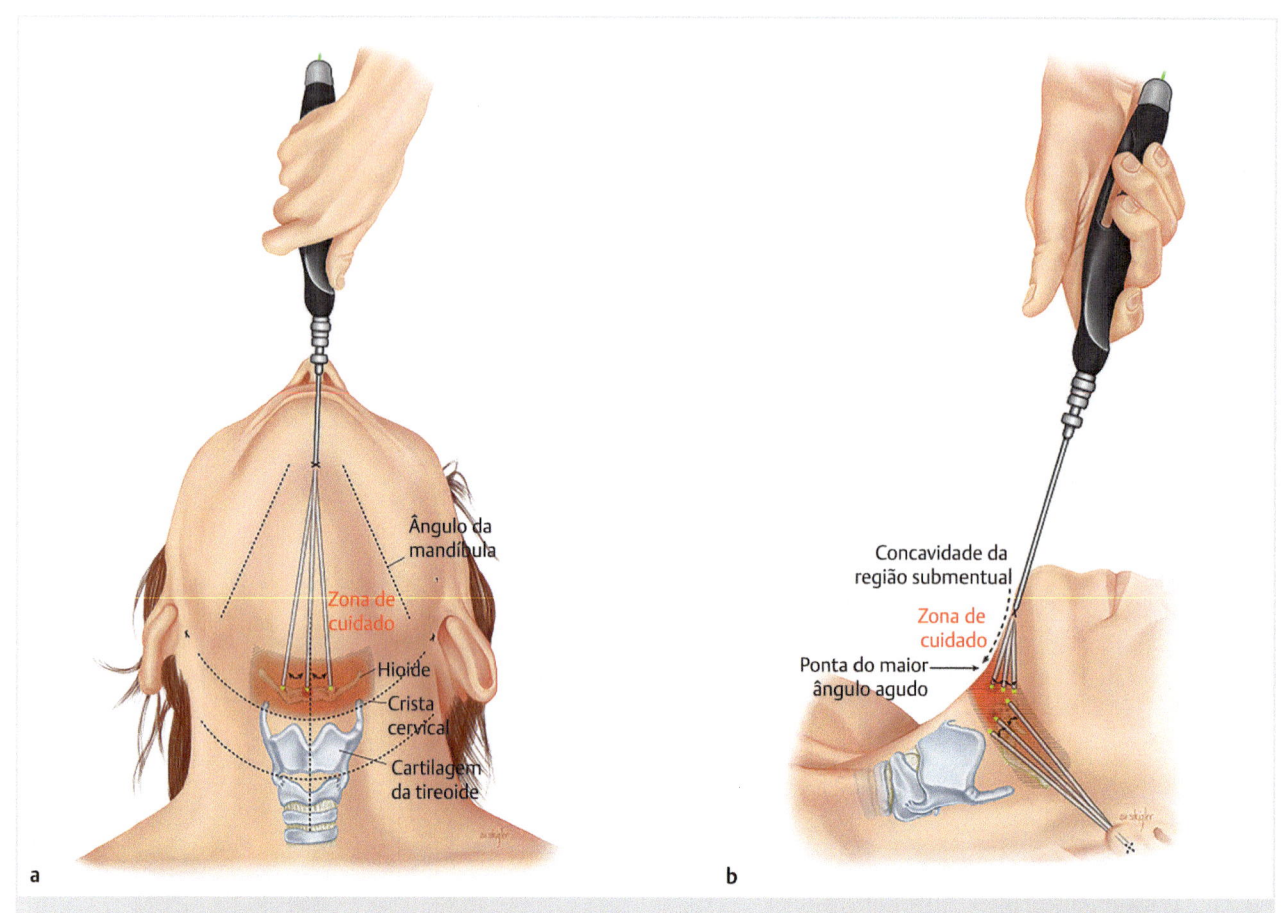

Fig. 9.7 (a, b) Considerar áreas de curvas anatômicas naturais e sobreposição de deposição de energia é crucial para evitar golpes finais da energia do *laser* e/ou sucção exagerada resultando em queimaduras e deformidades de contorno.

guir o conforto total. Se o paciente permanecer ansioso durante o caso, um medicamento oral complementar poderá fornecer mais conforto. É fundamental que se esteja sintonizado com cada queixa do paciente ou movimento inesperado, já que isso serve como um sistema de alerta precoce de que a cânula em operação possa estar na posição anatômica errada. Somente os planos adiposos dérmicos e subcutâneos conseguem analgesia completa; a violação mecânica da fáscia, das camadas musculares e de estruturas mais profundas farão surgir a dor à qual o paciente reagirá imediatamente. Isso fornece ao cirurgião informações excelentes de monitoramento que faltam quando se usa anestesia geral onde manobras potencialmente catastróficas podem ser evitadas por causa do *feedback* contínuo do paciente.

Outra vantagem da SAL no paciente acordado é a facilidade e a segurança com que o paciente é posicionado. Além do fato da não necessidade de pessoal adicional, isso permite ao paciente participar ativamente em cuidados com ele mesmo. É significativo não haver necessidade de um anestesiologista e preocupações quanto à manutenção das vias aéreas. Pontos de pressão não precisam ser especificamente direcionados com coxins adicionais e o tempo geral para o reposicionamento do paciente é medido em segundos, não em minutos. O paciente também se beneficia psicologicamente quando a operação é percebida como menos assustadora que a cirurgia e mais como um tratamento. A fadiga do operador também é reduzida.

Do ponto de vista da termorregulação, o paciente acordado mantém a homeostasia em relação à temperatura do corpo e à circulação. A temperatura ambiente é mantida conforme a preferência do paciente. Não são necessários protocolos antitrombóticos, pois não houve relatórios publicados conhecidos de episódios tromboembólicos em lipoaspiração mediante anestesia local até a época desta publicação. O tônus muscular é normal e o paciente pode contrair ativamente os músculos subjacentes se solicitado pelo cirurgião, para delinear as áreas de remoção de gordura simultaneamente ao desenvolvimento da lipoaspiração, o que é impossível no paciente anestesiado.

Da perspectiva de manejo de fluido, o volume de fluido tumescente injetado e, portanto, o volume total do aspirado removido raramente ultrapassam 4 litros. O volume é limitado pela carga de lidocaína, que é cuidadosamente calculada de acordo com o peso do paciente antes da operação, como já mencionado. Em nossa experiência, a hidratação intravenosa não foi necessária, pois os pacientes se mostraram tipicamente positivos para volume de fluido na conclusão do caso a partir da injeção de tumescente e os volumes totais foram modestos. Os pacientes demonstraram hidratação oral adequada antes da alta. Se várias áreas fossem requeridas para a lipoaspiração, o paciente voltaria em estágios, para manter uma faixa segura de carga de lidocaína, assim como de remoção de volume. A recuperação mais rápida foi observada com a opção de anestesia local, na qual o retorno às atividades diárias ocorreu geralmente 48 horas após a operação na maioria dos pacientes.

As vantagens da administração dessa prática incluem custos reduzidos e demanda de pessoal com apenas um assistente médico. Não são necessários o anestesiologista, o enfermeiro anestesista, a enfermeira de escovação ou a enfermeira da sala de recuperação. Operar em instalações cirúrgicas credenciadas de consultório tem honorários mais baixos, comparados com aqueles de instalações cirúrgicas hospitalares e ambulatoriais. Esses fatores aumentam a aceitação do paciente e a técnica da anestesia local pode ser estendida para outros procedimentos de contorno corporal, além de apresentar uma ferramenta de administração efetiva em termos de custo para pequenos procedimentos secundários e/ou procedimentos estadiados levando à melhor satisfação do paciente.

9.5 Considerações Pós-Operatórias

Imediatamente após a cirurgia, os pacientes recebem anestesia completa durante muitas horas, por causa do efeito da lidocaína. Eles são orientados a ingerir um ou dois comprimidos de hidrocodona/acetaminofeno antes de dormir na primeira noite, em antecipação ao desconforto que ocorre quando a lidocaína for metabolizada. Todos os pacientes se submetem à deambulação precoce, com poucas restrições físicas, exceto evitando exercícios pesados ou corrida por, pelo menos, 2 semanas após a cirurgia. As suturas de *nylon* são removidas em 10 dias. As roupas de compressão são usadas por apenas 7-10 dias. Os pacientes terão, então, a opção de trocar, posteriormente, para equipamento de treino de compressão disponível no comércio nas próximas 2-3 semanas. As consultas pós-operatórias são rotineiramente programadas aos 3, 6 e 12 meses.

9.6 Complicações

Diferentemente da lipoaspiração mediante anestesia geral, não há relatórios publicados de embolia pulmonar ou perfuração de órgão intra-abdominal sob anestesia local. As complicações menores são semelhantes às dos meios tradicionais de lipoaspiração e incluem: celulite, seromas e hematomas. Quanto às modalidades de lipoaspiração de energia com *laser*, radiofrequência e ultrassom, queimaduras menores e perda de pele foram comunicadas, mas não correlacionadas com o tipo de anestesia usado.

Específica a esta técnica, porém, é a maior atenção dedicada à possibilidade de toxicidade da lidocaína por causa dos volumes relativamente mais altos que o paciente acordado exige. Foi comunicado por Samdal cols. que doses maiores de lidocaína e hepinefrina em solução tumescente durante SAL têm picos de concentração mais precoces e mais altos em níveis séricos medidos. Pitman e cols. comunicaram doses de até 63,8 mg/kg em sua série de 142 pacientes com o nível mais alto registrado de lidocaína sérica de 4,2 mcg/mL às 12 horas pós-operação. Embora não informemos reações adversas em nossa série, estudos complementares são justificados para avaliar índices de absorção e níveis de soro

> **Pérolas**
>
> - Injetar o tumescente lentamente e iniciar na camada adiposa subcutânea profunda para minimizar a dor na infiltração.
> - O excelente perfil de segurança e o tempo de recuperação mais curto são cada vez mais solicitados pelos pacientes.
> - Não há necessidade de serviços de anestesia e de pessoal médico de assistência.
> - O paciente se posiciona sozinho sem necessidade de profilaxia para DTV ou cobertores para aquecimento.
> - Economia de custos significativa.

> **Armadilhas**
>
> - Menor número de áreas anatômicas tratáveis em uma sessão (limites da lidocaína e do volume).
> - Curva de aprendizagem para atingir nível confiável de analgesia no paciente acordado.
> - Nem todos os pacientes são candidatos (p. ex., ansiedade exagerada).
> - Risco levemente aumentado de toxicidade por lidocaína.

no pico nessas concentrações mais altas de lidocaína. Sinais e sintomas precoces de que o cirurgião deve estar ciente incluem a dormência perioral, que pode progredir para náusea/vômito, agitação, ansiedade etc. O reconhecimento precoce é fundamental.

Leituras Sugeridas

Apfelberg DB. Results of multicenter study of laser-assisted liposuction. Clin Plast Surg 1996;23(4):713–719

Boeni R. Safety of tumescent liposuction under local anesthesia in a series of 4,380 patients. Dermatology 2011; 222(3):278–281

Chia CT, Theodorou SJ. 1,000 consecutive cases of laser-assisted liposuction and suction-assisted lipectomy managed with local anesthesia. Aesthetic Plast Surg 2012; 36(4):795–802

Katz BE, Bruck MC, Coleman WP, III. The benefits of powered liposuction versus traditional liposuction: a paired comparison analysis. Dermatol Surg 2001; 27(10):863–867

Klein JA. Tumescent technique for local anesthesia improves safety in large-volume liposuction. Plast Reconstr Surg 1993; 92(6):1085–1098, discussion 1099–1100

Scuderi N, Paolini G, Grippaudo FR, Tenna S. Comparative evaluation of traditional, ultrasonic, and pneumatic assisted lipoplasty: analysis of local and systemic effects, efficacy, and costs of these methods. Aesthetic Plast Surg 2000; 24(6):395–400

Teimourian B, Rogers WB, III. A national survey of complications associated with suction lipectomy: a comparative study. Plast Reconstr Surg 1989; 84(4):628–631

10 Lipoaspiração com Radiofrequência para Contorno Corporal

Spero J. Theodorou ▪ *Christopher T. Chia* ▪ *Erez Dayan*

Resumo

O contorno corporal tem sido tratado por meio só da lipoaspiração ou com procedimentos de excisão de pele. Tradicionalmente, só indivíduos com excesso relativamente leve de pele podiam ser tratados só com lipoaspiração. Há muito tempo havia a necessidade de um desenvolvimento tecnológico que pudesse, com segurança e reprodutibilidade, comprimir a pele sem incisões longas. A contração térmica induzida por radiofrequência (RF) tem sido usada em várias especialidades médicas e cirúrgicas por muitos anos, mas só foi aprovada pela FDA em 2016, para assistência em contorno corporal. O dispositivo de lipoaspiração por radiofrequência (RFAL) chamado Bodytite (Inmode, Ltd., Toronto, Canadá) usa essa tecnologia efetiva para aquecer especificamente o tecido subcutâneo e a pele de maneira efetiva, segura e reprodutível. Neste capítulo, nós oferecemos uma visão geral do dispositivo Bodytite incluindo proteções embutidas, um guia para a seleção apropriada de pacientes e o destaque das pérolas e armadilhas dessa tecnologia estimulante. A RFAL é uma ferramenta poderosa para a contração térmica das partes moles em todo o corpo em casos apropriadamente selecionados.

Palavras-chave: contorno corporal, lipoaspiração, radiofrequência, lipoaspiração com radiofrequência, RFAL.

10.1 Tecnologia de Radiofrequência

A lipoaspiração tem se tornado cada vez mais a mais procurada após o procedimento de contorno corporal no mundo todo. Entretanto, a meta de conseguir compressão concomitante da pele em lipoaspiração tem sido indescritível, na melhor das hipóteses. A necessidade de um dispositivo que possa fazer o aquecimento de tecido de modo seguro e reprodutível, levando à contração da pele sem incisões longas pode ter benefícios imensuráveis para os pacientes. O uso da RF foi comunicado inicialmente na literatura como um dispositivo não invasivo e levou ao uso da RF como plataforma baseada em energia para contorno corporal, com aprovação da FDA em 2016.

O objetivo indescritível de realizar a compressão da pele na lipoaspiração foi tentado com a lipoaspiração a *laser* (LAL).[1] Paul *et al.* introduziu a tecnologia RFAL em 2009 e mostrou a contração linear aos 12 meses de até 47%.[2,3] Diferentemente da lipoaspiração a *laser*, o foco da energia não é direcionado na derme, por assim dizer, mas para um nível mais profundo. A habilidade de aquecer e tratar grandes volumes de tecido, em razão de a RF ser usada no tecido adiposo subcutâneo e profundo sem comprometer a segurança da pele, tem sido o pilar da tecnologia RFAL. Esse processo de remodelagem térmica reforçada das partes moles levando à compressão da pele levou ao uso da RFAL em pacientes que, caso contrário, seriam candidatos marginais ou insatisfatórios para as técnicas tradicionais de lipoaspiração.

10.2 RFAL: Mecanismo de Ação

A contração induzida por RF térmica tem sido descrita na medicina em várias aplicações como: ablação de veia, ortopedia e oftalmologia.

A contração das fibras de colágeno ocorre em diferentes temperaturas, dependendo do tipo de colágeno. A temperatura ótima para a contração do colágeno foi informada em 60°C-80°C.[4] Essa contração não causa, necessariamente, dano ao tecido conjuntivo, mas em vez disso induz um efeito de reestruturação da estrutura das fibras de colágeno. Uma vez o tecido tendo atingido a temperatura limiar, ela sofre, imediatamente, a contração de maneira dramática. Esse efeito foi descrito em estudos da córnea, cartilagem e tecido vascular no passado. A energia da RF é aplicada internamente direto no tecido adiposo profundo e subcutâneo, com níveis de calor mais baixo aplicados à derme. Isso resulta em contração do tecido que ocorre principalmente por causa da contribuição de camadas adiposas da fáscia mais profundas. Especificamente, o aquecimento da Fibro-Septal Network (FSN) leva à contração dérmica (▶ Fig. 10.1).

A temperatura-alvo na qual a contratura da matriz de partes moles ocorre da melhor maneira é de 38°C-42°C.[5] A temperatura interna medida pode variar de 55°C-70°C; entretanto, isso só é relevante se estiver relacionado com a leitura da temperatura externa. Em outras palavras, o parâmetro final de 38°C-42°C medido externamente deverá ser atingido para se obter o resultado desejado de compressão dérmica.

10.3 Dispositivo de RF

O dispositivo de RFAL chamado Bodytite (Inmode, Ltd., Toronto, Canadá) consiste em uma peça manual com dois eletrodos anexos a uma fonte de energia de RF (▶ Fig. 10.2). O eletrodo interno é revestido com uma ponta de teflon para evitar lesões de golpes finais. Ele tem uma ponta condutora que emite energia de RF que flui entre o eletrodo interno e o externo, o qual, por sua vez, recobre a superfície da pele. Cria-se assim um campo de energia entre os dois eletrodos que se traduz em um efeito térmico nos tecidos interpostos. Uma vez tumescida a área a ser tratada, a sonda interna é inserida e passada da frente para trás em traços suaves como lipoaspiração. Ao mesmo tempo, a

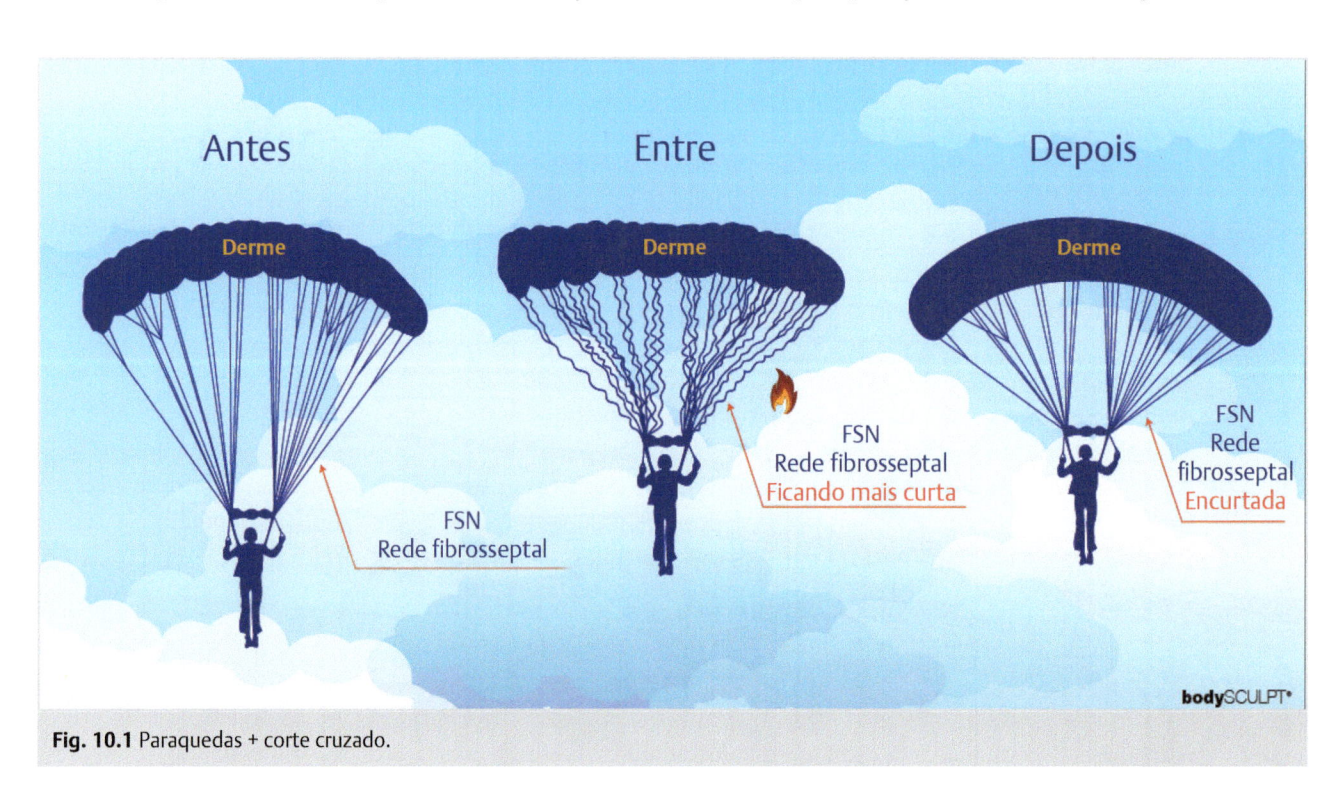

Fig. 10.1 Paraquedas + corte cruzado.

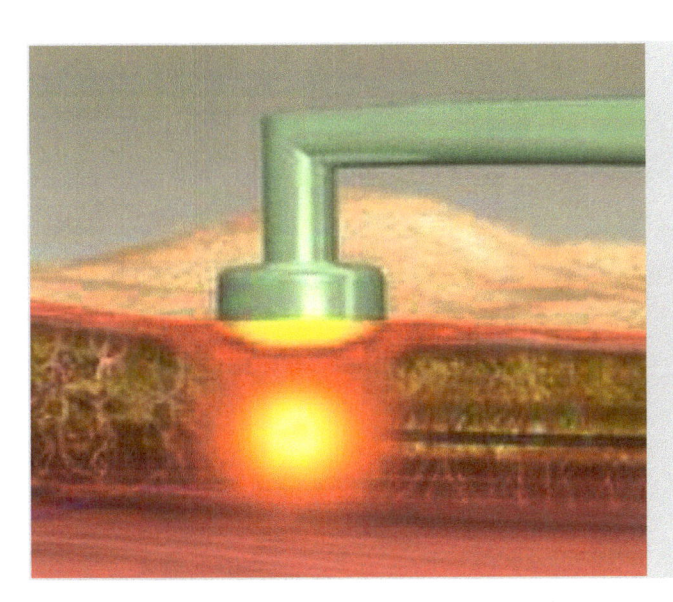

Fig. 10.2 Dispositivo RFAL, Bodytite.

sonda externa desliza em conjunto, ao longo da superfície da pele. A pele foi preparada com gel estéril de ultrassom para minimizar a interferência e facilitar o movimento do eletrodo externo.

O tecido subcutâneo entre as duas sondas é aquecido adequadamente. O tecido tratado tende a ficar mais quente na ponta da sonda e diminui na temperatura à medida que se aproxima do cabo.

A profundidade da sonda interna é controlada por uma roda no dispositivo que aumenta ou diminui a distância entre os dois eletrodos, dando a ela uma aparência de compasso. Quanto maior a distância entre os dois eletrodos, maior volume de tecido será "imprensado" entre eles, resultando em uma área aquecida maior.

O processo de aquecer os tecidos começa pelo fundo, bem como a lipoaspiração. A diferença é que, em vez de "citorredução", o operador está aquecendo. O movimento da sonda é idêntico ao da batida de uma cânula de lipoaspiração. Em outras palavras, deliberar e ser metódico com cuidado para não gastar muito tempo em uma área. À medida que o aquecimento aumenta e o operador começa a tratar o tecido mais superficial, ele (ou ela) vai ajustando a roda para fechar a distância entre as duas sondas. À medida que o cirurgião aborda a derme, a distância entre os eletrodos fica mais encurtada ainda para tratar as camadas mais superficiais da área tratada. Em nenhum ponto a sonda interna entra em contato com a superfície subjacente da derme ou com o plexo subdérmico de nervos e vasos.

Concluindo, a peça manual de RF coagula o tecido adiposo e o conjuntivo, assim como a vasculatura profunda via a sonda interna. O aquecimento da derme ocorre internamente, logo abaixo da sonda externa. O aquecimento do bloco de tecido tratado é homogêneo e uniforme (▶Fig. 10.3). Uma vez obtida a temperatura-alvo de 38°C-42°C, o operador mantém o calor naquela área por 1 a 3 minutos, para os melhores resultados possíveis.

O operador pode então trocar para um procedimento-padrão de lipectomia com sucção (SAL) ou um dispositivo de lipoaspiração por energia (MicroAire, Charlottesville, VA, EUA) para tratar o aspecto de contorno da operação e concluir o caso.

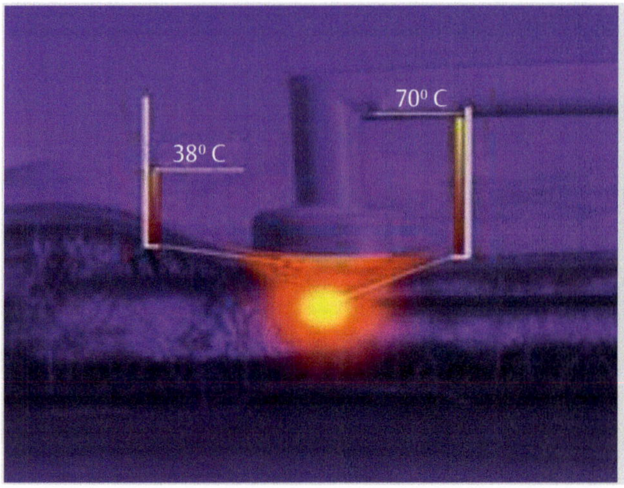

Fig. 10.3 O dispositivo de RFAL denominado Bodytite com dois eletrodos mostrando aquecimento diferencial das sondas interna e externa. A sonda interna visa tecido adiposo, tecido conjuntivo e vasculatura profunda. A sonda externa aquece a derme.

10.4 Parâmetros de Segurança

- O dispositivo Bodytite tem um sino audível que serve ao propósito de alertar o operador sobre a temperatura iminente do objetivo-alvo. Quando a medida de temperatura-alvo de 38°C-42°C é atingida, os intervalos do som do sino ficam mais curtos em duração, alertando o operador sobre o parâmetro final iminente. Isso tem a vantagem de permitir ao cirurgião focar no campo de operação, sem necessidade de olhar a tela de LED para verificação da temperatura-alvo.
- A sonda interna do dispositivo manual Bodytite tem um transmissor infravermelho que corta o débito de energia se a temperatura exceder parâmetros pré-determinados configurados antes do início do caso. Por exemplo, a temperatura da sonda interna pode ser definida entre 50°C-70°C e da externa em 40°C, dependendo do que o operador busca obter.
- A ponta revestida de Teflon da sonda interna ajuda a evitar danos de golpe final que podem ocorrer com qualquer dispositivo de geração de energia em lipoaspiração. Entretanto, o operador deverá ter conhecimento disso e evitar contato com a derme sabendo onde a ponta sempre deve estar (▶Fig. 10.4).
- Qualquer dispositivo que usa energia tem o potencial de causar queimaduras periportais à pele. A aplicação de pomada à base de petróleo pelo operador no sítio de entrada, além do movimento constante do dispositivo Bodytite manual pode prevenir a ocorrência desse tipo de lesão. Além disso, o revestimento de Teflon da sonda interna protege o ponto de acesso ao redor, na pele.
- Não gastar mais de 1-3 minutos do tempo em uma determinada área, uma vez atingida a temperatura-alvo. A aplicação lenta e contínua de calor resulta em aquecimento de tecidos, chegando a um resultado uniforme. A resposta do tecido e a tolerância do paciente são atingidos dessa maneira.[6] (▶ Fig. 10.5).

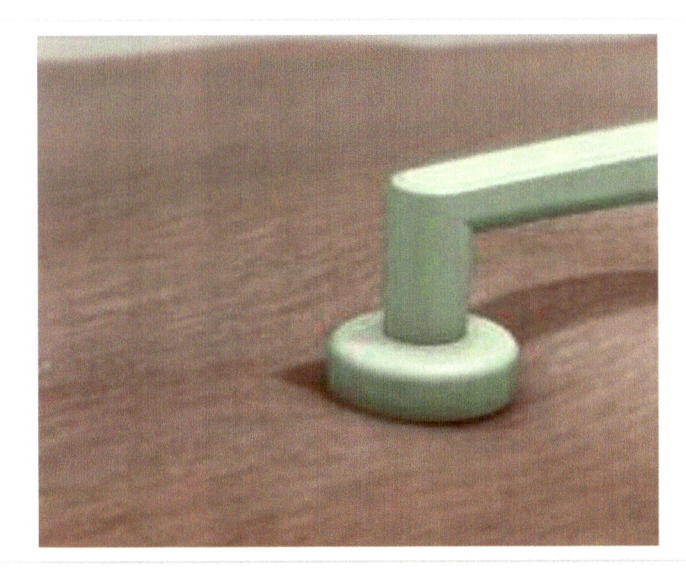

Fig. 10.4 A sonda externa Bodytite (mostrada) deverá permanecer em contato com a pele de modo que a sonda interna (embaixo da pele) continue profunda o suficiente para evitar queimaduras na pele. Esse dispositivo tem outra estrutura de proteção incluindo uma ponta revestida de teflon para evitar danos de golpe final e potenciais queimaduras na pele.

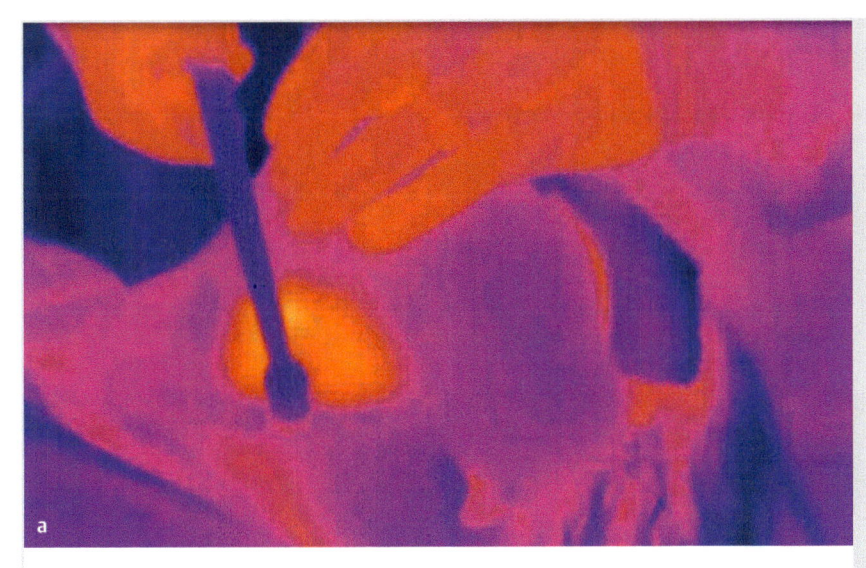

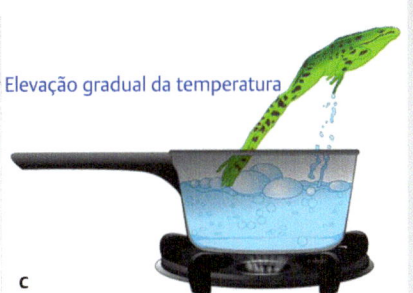

Fig. 10.5 Estes diagramas são uma analogia para a resposta de tecidos a configurações de energia mais altas (70 W e 38°C-42°C) usados em estudos anteriores com o dispositivo de lipoaspiração com radiofrequência (RFAL) e a configurações de energia mais baixa (35-40 W e 38°C-42°C) (**a**). Em nossa experiência, tanto a tolerância do paciente quanto a resposta do tecido à energia liberada pelo dispositivo RFAL são melhores nas configurações de energia mais baixas, desde que a mesma temperatura-alvo de 38°C-42°C seja atingida. Para a resposta do tecido às configurações de energia nós usamos a analogia de uma rã sendo aquecida gradualmente em um pote de água à temperatura-alvo de 100°C (**b**) em oposição à rã sendo colocada em um pote de água fervendo (**c**). Em primeira instância, a rã (resposta do tecido) tolera o aumento gradual na temperatura e permanece no pote. Em segunda instância, a rã (resposta do tecido) pula para fora.

10.5 RFAL: Seleção de Pacientes

A lipoaspiração RFAL é ideal para vários cenários diferentes, mas não deve ser visualizada como substituto da lipoaspiração tradicional. Pelo contrário, ela preenche um espaço de eficácia do tratamento em que os desenvolvimentos tecnológicos e a metodologia atuais estão perdendo sua habilidade de contrair a pele. Consultar as seções 10.5.1 e 10.5.2 para tais exemplos.

10.5.1 Candidatos à RFAL

- Pacientes que são candidatos insatisfatórios para a lipoaspiração, mas não tão insatisfatórios para um procedimento de excisão. Essa é uma subcategoria muito grande de pacientes que foram recusados no passado por falta de soluções efetivas de tratamento (▶Fig. 10.6a-h).

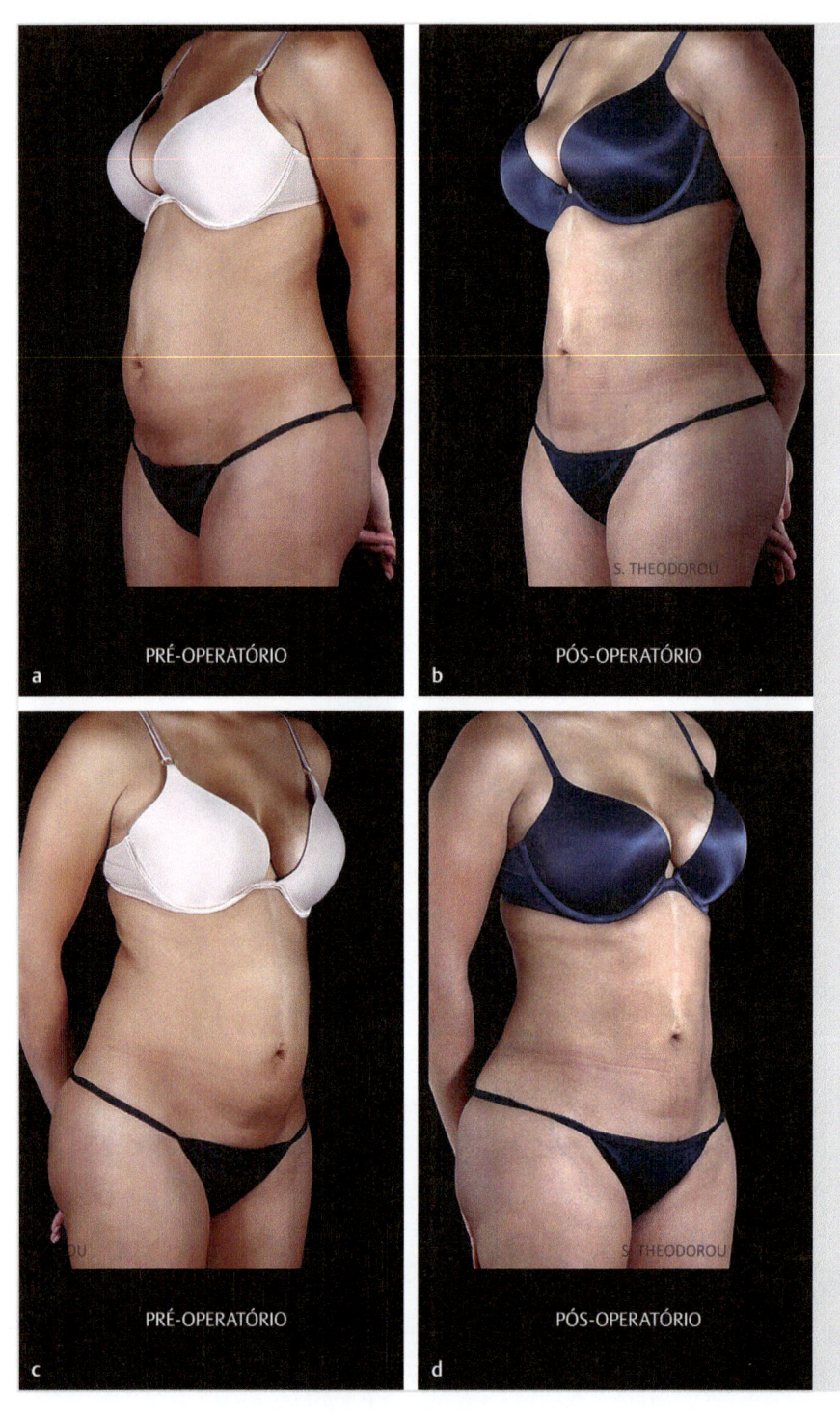

Fig. 10.6 Uma paciente de 30 anos. 35 watts 38°T. 2,7 LT. 48,8 KJ. 1 ano. (**a, c, e, g**) Pré-operatório. (**b, d, f, h**) Pós-operatório.

(Continua.)

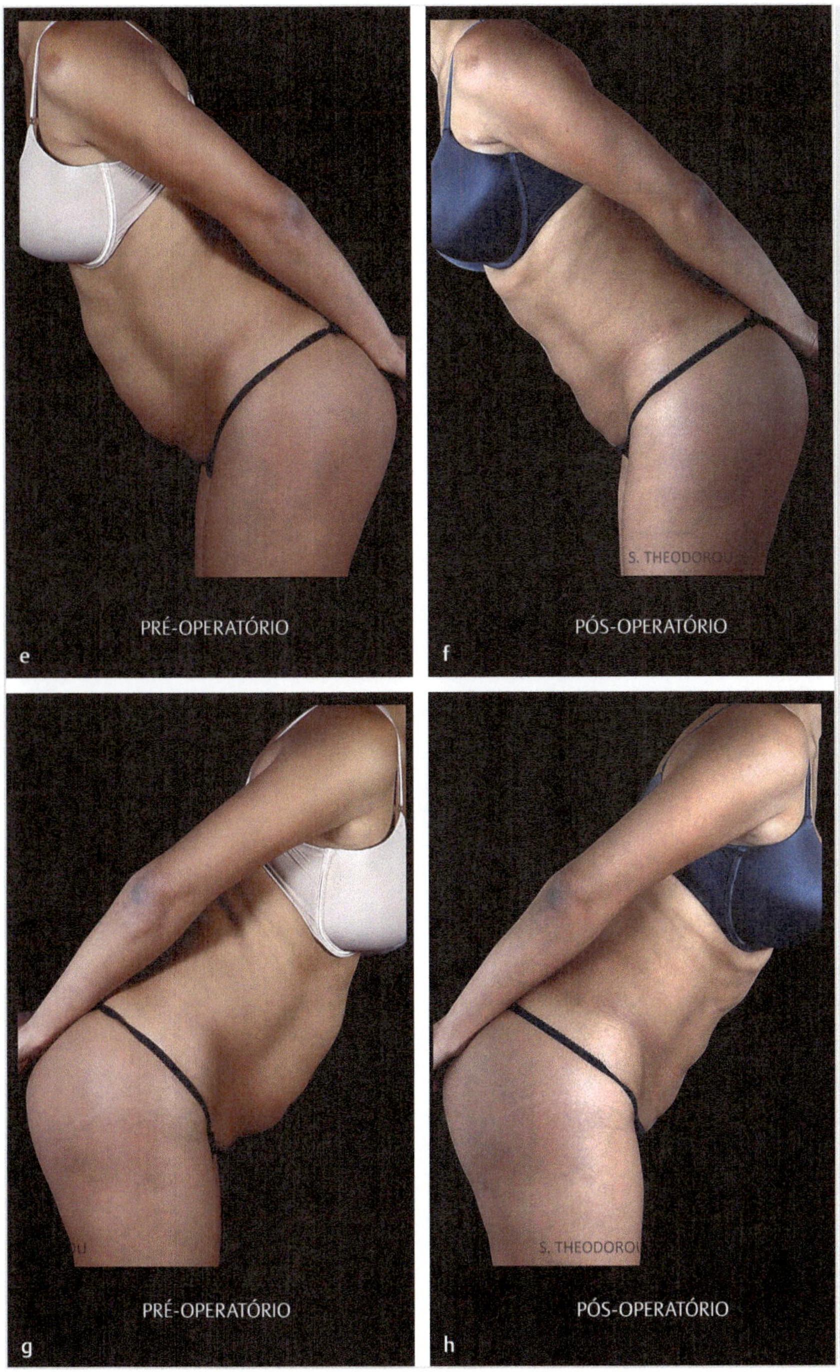

Fig. 10.6 (*Continuação*) Uma paciente de 30 anos. 35 watts 38°T. 2,7 LT. 48,8 KJ. 1 ano. (**a, c, e, g**) Pré-operatório. (**b, d, f, h**) Pós-operatório.

- Áreas de não aderência, como os braços. Existe um número muito grande de pacientes com queixas de lipodistrofia e flacidez dos braços que não prossegue para a operação de braquioplastia por causa da natureza e da extensão da cicatriz.
- A região medial das coxas é uma boa candidata à RFAL. Essa área é notória por muitas deformidades iatrogênicas pós-lipoaspiração, que ocorre mais usualmente pelas deformidades de contorno relacionadas com a flacidez nessa região.
- Pacientes que tiveram filhos, mas que não são candidatas a uma abdominoplastia por flacidez mínima ou moderada da pele e falta de diástase significativa do reto. A flacidez tende a ocorrer principalmente na área infraumbilical, onde ocorre a maior parte do crescimento do útero durante a gestação (▶ Fig. 10.7).

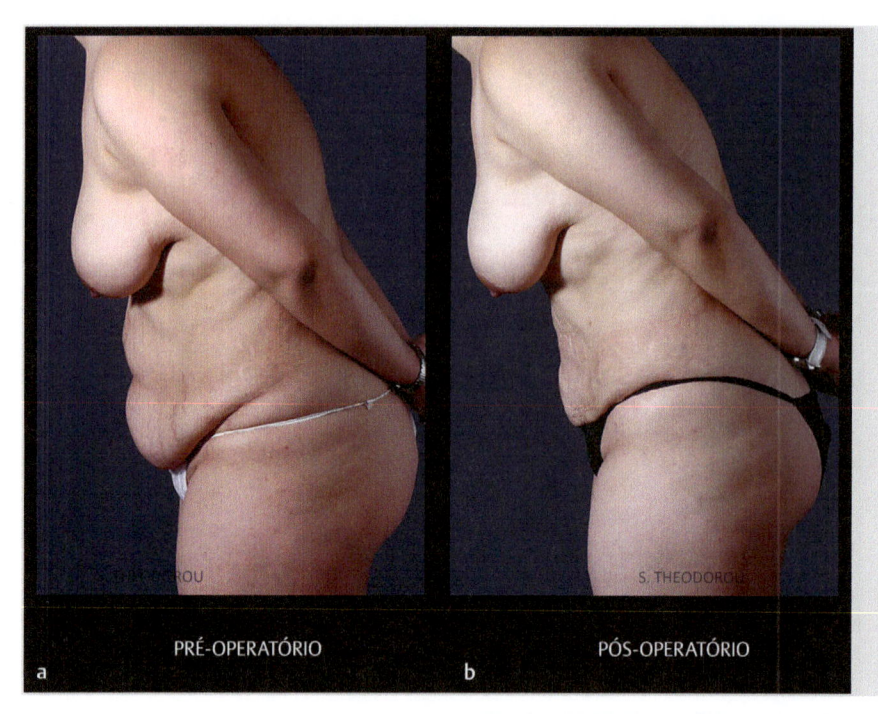

Fig. 10.7 Uma paciente de 32 anos. 40 watts 40°T. 1,15LT. 53,1 KJ. 18 meses. (**a**) Pré-operatório. (**b**) Pós-operatório.

- Flacidez do pescoço: exemplo tal como os homens de meia-idade com situação não tão ruim para uma elevação de pescoço (*necklift*), mas não tão boa para a lipoaspiração (▶Fig. 10.8a-h).

10.5.2 Candidatos Insatisfatórios para RFAL

- Pacientes candidatos a procedimentos de excisão.
- Pacientes com perda de peso significativa. A derme fica geralmente danificada irreversivelmente nesses pacientes e, como resultado, não se contrai satisfatória ou uniformemente.
- Pacientes sem adiposidade. A RFAL demanda uma rede intacta fibrosseptal (FSN) com gordura para se trabalhar melhor. Como exemplo, pacientes com perda de peso significativa e aparência "desinflada" e tecido adiposo fino respondem muito mal à RFAL.
- Pele supraumbilical pendente sem adiposidade, com ou sem estrias.
- Pacientes com Fitzpatrick I-II e mais de 50 anos de idade tendem a apresentar resposta medíocre a ruim quando recebem RFAL no corpo. Pacientes da mesma idade com Fitzpatrick III-IV respondem muito melhor à energia da RF por causa da derme mais espessa e contrátil.

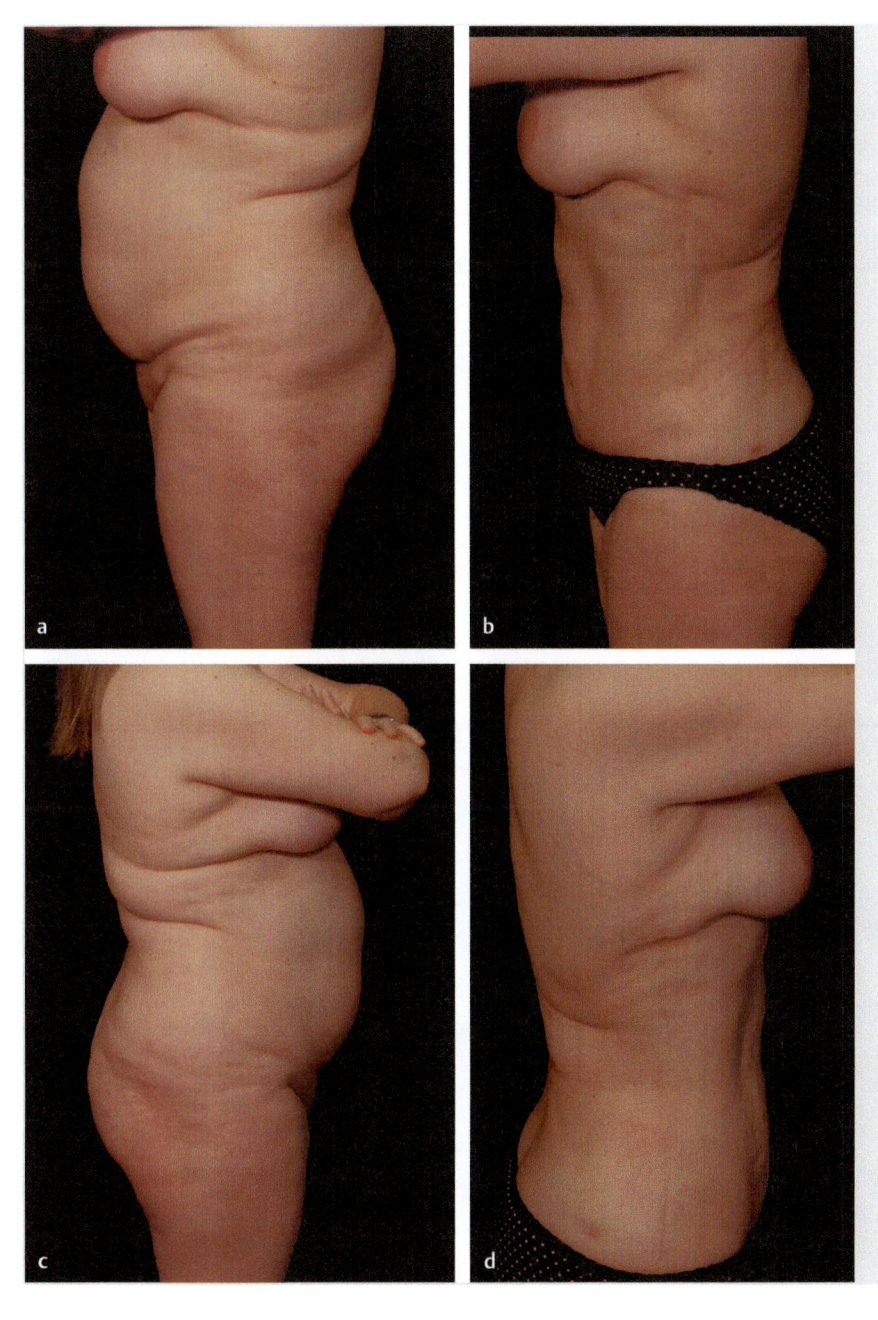

Fig. 10-8 (a-d) Uma paciente de 56 anos com Bodytite do abdome e flancos. 40 watts. Temperatura 40,0°C e 70,0°C. 2019.

10.6 Pérolas e Armadilhas

> **Pérolas**   M!
>
> - Nova opção de tratamento anteriormente não disponíveis para pacientes caso contrário não candidatos à lipoaspiração por causa da flacidez da pele.
> - A tecnologia da RF é uma grande alternativa à braquioplastia em muitos casos.
> - A RF permite aos cirurgiões tratarem a flacidez nas áreas mediais das coxas de modo mais agressivo que anteriormente, uma vez que a energia da RF ajudará na compressão (▶ Fig. 10.9).
> - A RF trata pacientes com flacidez no pescoço que não são candidatos ao necklift ou ao facelift.
> - Flacidez abdominal não tão ruim para abdominoplastia, mas ideal para lipoaspiração (▶ Fig. 10.10).

Lipoaspiração com Radiofrequência para Contorno Corporal

> **Armadilhas**
> - Evitar pacientes com perda de peso significativa.
> - Fitzpatrick I-II com mais de 50 anos de idade.
> - Evitar pacientes com estrias.
> - Lesão térmica causadas por golpes finais e queimaduras do portal.
> - Evitar pacientes candidatos à cirurgia de excisão.

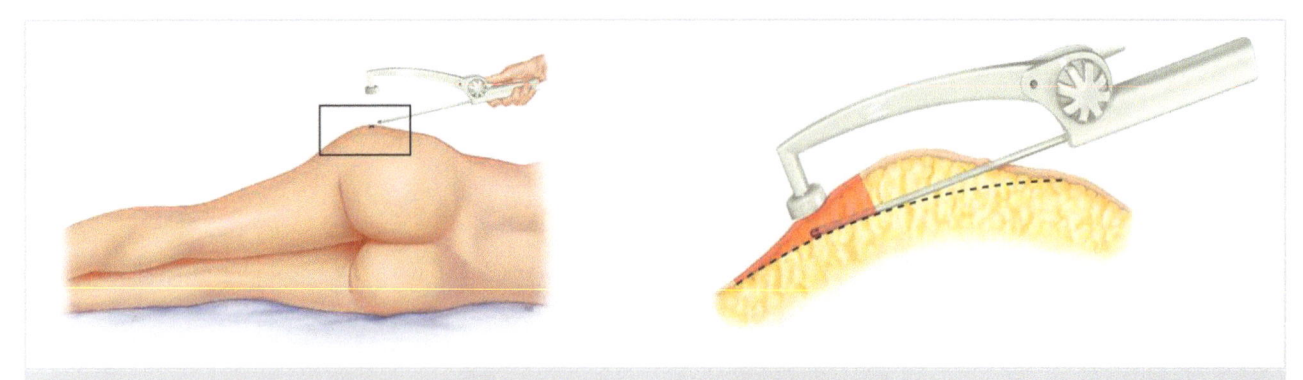

Fig. 10.9 Demonstração da convexidade da zona de tratamento da coxa lateral em relação ao dispositivo reto BodyTite. Todo cuidado deve ser tomado no tipo de área convexa de tratamento, para evitar golpes finais (lesão direta) e um aumento rápido na temperatura que pode levar a uma lesão possível de espessura total da derme (lesão indireta). A figura superior mostra a área de tratamento e a inferior a área de interesse ampliada. A área em vermelho é a zona de cuidado.

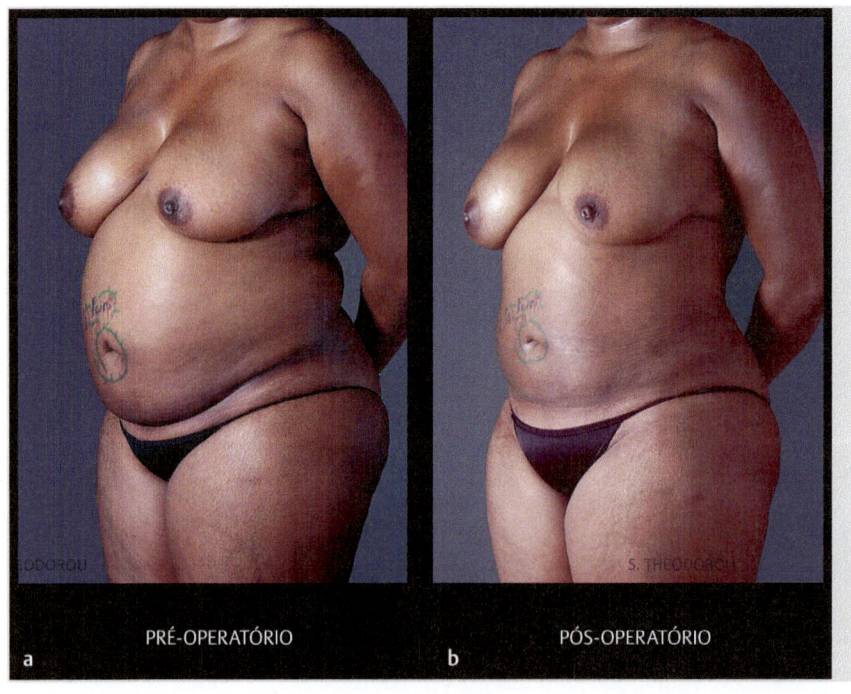

Fig. 10.10 Uma paciente de 41 anos. 70 watts 40°T. 3,5 LT. 103,8 KJ.WL 30 13 meses. (**a**) Pré-operatório. (**b**) Pós-operatório.

Referências Bibliográficas

[1] Sasaki GH, Tevez A. Laser-assisted liposuction for facial and body contouring and tissue tightening: a 2-year experience with 75 consecutive patients. Semin Cutan Med Surg 2009;28(4):226-235

[2] Paul M, Mulholland RS. A new approach for adipose tissue treatment and body contouring using radiofrequency-assisted liposuction. Aesthetic Plast Surg 2009;33(5):687-694

[3] Chia CT, Neinstein RM, Theodorou SJ. Evidence-Based Medicine: Liposuction. Plast Reconstr Surg 2017;139(1):267e-274e

[4] Teruya TH, Ballard JL. New approaches for the treatment of varicose veins. Surg Clin North Am 2004;84(5):1397-1417, viii-ix

[5] Paul M, Blugerman G, Kreindel M, Mulholland RS. Three-dimensional radiofrequency tissue tightening: a proposed mechanism and applications for body contouring. Aesthetic Plast Surg 2011;35(1):87-95

[6] Theodorou SJ, Paresi RJ, Chia CT. Radiofrequency-assisted liposuction device for body contouring: 97 patients under local anesthesia. Aesthetic Plast Surg 2012;36(4):767-779

11 Tecnologia VASER para Contorno Corporal

Alfredo Hoyos ▪ *Maurício Perez*

Resumo

Os desenvolvimentos tecnológicos em ultrassom foram introduzidos na lipoaspiração no final dos anos de 1980 para emulsificar, seletivamente, o tecido adiposo e facilitar a extração de gordura. Três gerações de dispositivos foram desenvolvidas reduzindo a quantidade de energia exigida enquanto a eficácia da emulsificação se mantém. A tecnologia trabalha criando uma frequência de vibração próxima à da ressonância específica da gordura, que rompe as células adiposas e, ao mesmo tempo, evita, com segurança, os tecidos ao redor. O uso de tipos diferentes de sondas e de intensidade de energia permite tratar condições e tipos diferentes de pacientes. O ultrassom também atua na derme ao induzir a retração e reduzir o volume de perda sanguínea. A gordura cultivada tem sido usada com sucesso para a enxertia, pela sua disponibilidade adequada.

O uso dessa tecnologia exige treinamento adequado e protocolo de segurança para atingir os resultados desejados e evitar complicações.

Palavras-chave: ultrassom, VASER, emulsificação, ressonância, alta definição.

Pontos Essenciais

- As especialidades cirúrgicas têm sido sempre suscetíveis a múltiplas inovações tecnológicas, uma vez que os aperfeiçoamentos em técnicas e resultados estão, quase sempre, associados a novos dispositivos ou invenções. A cirurgia de contorno corporal é uma dessas neste tema, pois há muitos dispositivos que existem como técnicas para lipoaspiração. Um dos melhores dispositivos para esta finalidade é a amplificação da vibração da energia sonora na ressonância (VASER, em inglês para *vibration amplification of sound energy at ressonance*), que é crucial para executar uma lipoaspiração de alta definição.
- A VASER usa a energia do ultrassom para emulsificar tecido adiposo e melhorar a remoção de gordura sem lesão vascular ou celular.
- Dois modos diferentes (contínuo e pulsado) são empregados, dependendo da zona a tratar e do tipo de procedimento que você gostaria de executar.
- Procedimentos auxiliares podem ser usados adicionalmente à lipoaspiração com VASER, dependendo das preferências do cirurgião e do tipo de cirurgia.
- Sondas e cânulas diferentes têm sido projetadas para ajudar o cirurgião a realizar um procedimento mais seguro, com menos morbidade e resultados melhores.
- A cirurgia de contorno corporal com VASER tem sido amplamente executada com baixa morbidade e baixo índice de complicações.

11.1 Introdução

11.1.1 Tecnologia Ultrassônica em Medicina, História, Usos e Refinamentos

Novos desenvolvimentos tecnológicos e dispositivos impactaram positivamente os resultados e a maneira de executar uma lipoaspiração. O ultrassom é uma ferramenta poderosa tanto para diagnóstico quanto para tratamento em muitos quadros clínicos. Estudado desde a década de 1930 para uso terapêutico e diagnóstico, as primeiras aplicações foram feitas para a capacidade de aquecimento para produzir um efeito biológico. Os dispositivos melhoram tão rapidamente que foi até possível terem sido usados com sucesso para a destruição do nervo vestibular na doença de Meniere e até a ablação de tecido cerebral na doença de Parkinson. Kelman introduziu a emulsificação farmacológica para catarata em 1967, inspirado pelo dispositivo de ultrassom de seu dentista para descalcificação.

Além disso, os neurocirurgiões começaram a usar esse recurso para a destruição seletiva de tumores e os cirurgiões gerais para cortar e coagular tecidos durante a cirurgia laparoscópica. No final dos anos de 1980 e início de 1990 Scuderi e Zocchi foram os pioneiros na aplicação de ultrassom para emulsificação seletiva e remoção de gordura para contorno corporal. Os dispositivos de ultrassom têm sido atualizados por três gerações e hoje consideramos a tecnologia mais recente, com tecidos alvo específicos dependendo da física e das especificações dessa tecnologia. Em 2001, a Sound Surgical Technologies introduziu um dispositivo de terceira geração, projetado para melhorar a segurança ao reduzir a energia enviada aos tecidos enquanto mantendo a eficácia. Essa nova tecnologia foi patenteada com o nome VASER, que se tornou, rapidamente, o padrão-ouro para a cirurgia de escultura corporal de alta definição.

Ao se incluir a tecnologia VASER à lipoescultura de contorno corporal, os tecidos ficaram muito mais protegidos de queimaduras, houve redução intra e pós-operatória de sangramento e foi possível cultivar células tronco do tecido adiposo extraído, visando a enxertia mais tarde na cirurgia em algumas áreas com falta de volume ou projeção. Estudos diferentes foram publicados apoiando o uso de ultrassom em cirurgia cosmética e a VASER não é exceção. Entretanto, ela foi proposta para muitos outros usos como limpeza dos dentes, fisioterapia e assim por diante. Atualmente, a FDA aprovou a terapia com ultrassom para câncer, ablações ginecológicas, glaucoma, cirurgia laparoscópica, fragmentação de cálculos renais, fascite plantar, emulsificação farmacológica, dissolução de trombos, envio transdérmico de medicamentos, cicatrização de fraturas ósseas e, por fim, para compressão da pele e remoção de tecido adiposo. Todas essas indicações apresentam alguma evidência para considerar o ultrassom seguro e útil para uso em seres humanos (▶ Fig. 11.1).

Embora a lipoaspiração com VASER seja, geralmente, mais demorada que a lipoaspiração-padrão com sucção, em virtude do passo extra necessário para emulsificação do tecido adiposo antes da aspiração, a tecnologia tem várias vantagens. Sondas finas e energia sintonizável permitem que os tecidos delicados e superficiais sejam tratados sem causar irregularidades não desejadas. O modo pulsado único (VASER) também reduz à metade a energia enviada aos tecidos e representa uma característica importante para a liberação de

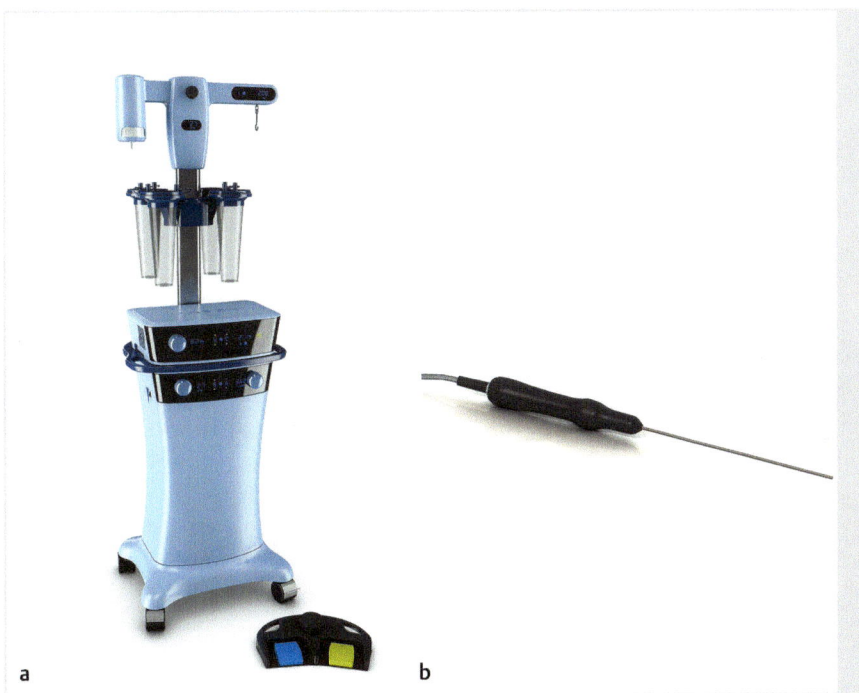

Fig. 11.1 Sistema VASER: gerador elétrico de ultrassom (**a**) e peça de mão (**b**).

gordura subdérmica sem causar complicações. Para tratar tecido fibroso, como as costas ou mamas masculinas, o débito de energia aumenta, seleciona-se o ultrassom contínuo e uma sonda mais agressiva é selecionada. A cavitação e as forças mecânicas produzidas com as sondas VASER vibrando em frequências ultrassônicas rompem o tecido adiposo fraco muito mais rápido que o tecido mais denso como vasos, nervos e septos fibrosos. Como resultado, chega-se a uma emulsificação seletiva de gordura poupando os tecidos ao redor. Isso se traduz em menos sangramento, menos hematoma e recuperação mais fácil e mais rápida para o paciente em comparação com a lipoaspiração por sucção. A maior parte da gordura aspirada com VASER após o tratamento é viável. Isso é especialmente importante para a escultura corporal de alta definição, na qual grandes volumes de enxertos adiposos podem ser usados para contorno das nádegas, quadris ou mamas.

Consequentemente, essa tecnologia permitiu ao cirurgião executar melhor os procedimentos, com menos complicações e, com certeza, uma nova era de escultura corporal estava à frente. Nos próximos parágrafos explicaremos a VASER e seus benefícios com profundidade, concentrando-nos no uso desse recurso em escultura corporal de alta definição.

11.1.2 Física da VASER: Como funciona?

A tecnologia VASER é um pouco diferente das gerações anteriores de ultrassom, como já discutimos. A principal diferença, comparada com outros dispositivos, é o modo pelo qual a energia é enviada aos tecidos: não apenas o ultrassom, mas também a **ressonância.** Esse é um efeito físico observado *in natura* e muitas outras disciplinas, em vez de só a eletrônica. Esse conceito se baseia em duas noções: uma é aquela de que a frequência do dispositivo (36 mHz) fica muito próxima à ressonância da gordura. Enquanto a gordura vibra, ela chega à emulsificação com menos energia enviada. A segunda noção é a do tamanho da célula: comparativamente, células de gordura são 10 vezes maiores que as outras células ao redor (vasos sanguíneos, nervos, tecido conjuntivo), tornando a gordura mais sensível à energia ultrassônica que os outros tecidos.

A maioria dos instrumentos cirúrgicos de ultrassom oscila ou vibra entre 20 kHz e 60 kHz. A VASER emprega sondas que oscilam 36.000 vezes por segundo, como mencionado anteriormente; portanto, sua tecnologia permite a emulsificação segura e eficiente de gordura em todas as camadas subcutâneas, incluindo a camada subdérmica superficial e preserva o mais possível de matriz de tecido, e ainda remove o volume desejado de tecido adiposo. Sondas sólidas com diâmetro menor foram projetadas (2,2-4,5 mm) e um desenho único de ponta com ranhura para emulsificar a gordura com eficiência a 36 kHz, mas também preservando os tecidos e estruturas ao redor. A aplicação e o tratamento corretos com VASER permitem resultados suaves e uniformes e otimizam a retração da pele pós-cirurgia. Esse dispositivo também é uma ferramenta excelente para facilitar a colheita da gordura, a decantação das células-tronco e a enxertia durante o procedimento de contorno corporal.

Por consequência, o efeito terapêutico tem um mecanismo térmico e não térmico, dependendo da interação da onda com o tecido. A cavitação ocorre quando existe ar suficiente no tecido onde as bolhas são criadas, vibram e oscilam ao redor de uma proporção de equilíbrio que produz altas pressões e alta temperatura. A radiação acústica acontece quando o *momentum* é transferido do campo de som para o objeto (▶ Fig. 11.2).

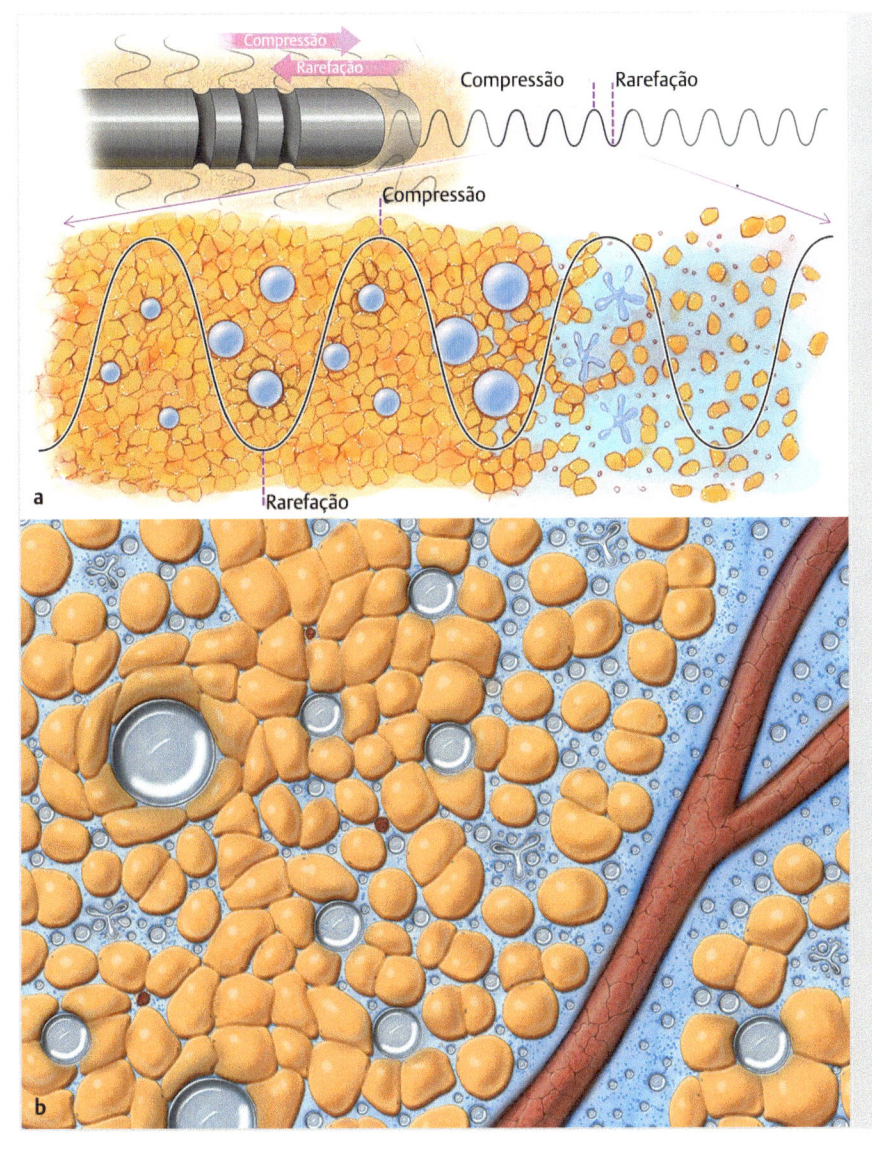

Fig. 11.2 Emulsificação de gordura: o sistema VASER tem a vantagem da energia e da vibração do ultrassom para romper o tecido adiposo de sustentação (**a**). A compressão sobre o tecido gorduroso da energia em vibração do ultrassom e da rarefação que é empurrada para trás permite a liberação das células adiposas a partir do tecido conjuntivo. Isso permitirá a extração mais fácil e segura da gordura sem lesionar estruturas nobres (**b**).

11.1.3 Indicações para VASER

O console de ultrassom de terceira geração consiste em um sistema integrado incluindo todos os elementos exigidos para infiltração tumescente controlada pelo índice de fluxo, destruição de gordura de tecido selecionado, aspiração da pressão negativa e coleta de gordura emulsificada em vasilhas descartáveis. Pedais para os pés controlam a infiltração e o envio de ultrassom e indicadores no componente da exibição digital ajustam o índice de fluxo e o débito de energia do ultrassom. A amplitude de energia pode ser ajustada no console, por incrementos de 10%, de 0% a 100%. O sistema VASER compreende um gerador eletrônico e uma peça de mão ultrassônica. Dentro dele a energia elétrica é convertida em energia mecânica na forma de vibração através de um transdutor piezoelétrico. Esse movimento vibratório é canalizado através do manipulador para a sonda de titânio anexa. Como tal, a sonda de metal é configurada para vibrar a 36 kHz (frequência ultrassônica), na qual sondas de determinados comprimentos vibram longitudinalmente com a peça de mão. O movimento para a frente e para trás da sonda é o máximo na ponta onde a energia está concentrada. Embora o deslocamento da ponta da sonda seja feito somente na ordem de micra, ele é suficientemente poderoso para exibir seus efeitos nos tecidos ao redor. As sondas sólidas de titânio estão anexas à peça de mão ultrassônica por meio de uma chave acoplável para assegurar um ajuste confortável. As sondas são usadas para emulsificar gordura em um passo extra antes da aspiração, preservando assim o meio fluido necessário para proteger os tecidos da energia excessiva do ultrassom.

A seguir, aumentando-se a amplitude no gerador (10%-100%), o deslocamento torna-se maior e a energia aumenta. A interação de tecidos entre sondas ultrassônicas de titânio e tecido adiposo úmido que leva à ruptura e emulsificação pode ser amplamente dividida em três mecanismos: cavitação, mecânico e térmico. A ruptura mecânica da gordura ocorre na ponta da sonda, onde a superfície de metal em vibração entra em contato com os adipócitos. Como sabemos, a energia de vibração e de movimento é perdida ao se aquecer a ponta da sonda, assim ela terá de estar em movimentação constante nos tecidos, para evitar a incidência de queimaduras e de seroma. A cavitação e a ruptura mecânica de tecido adiposo ocorrem por causa da relativa fragilidade desse tecido, em comparação com outros tecidos como vasos, músculos e nervos.

11.1.4 Modo Contínuo *versus* Pulsado: Liberação de Energia e Conversão de Calor

Os dispositivos ultrassônicos foram inicialmente projetados para enviar continuamente a energia ao tecido, como o mecanismo-padrão para atingir um efeito biológico. Por esse meio, o volume total de energia e de calor produzido é também mais alto, como são os efeitos colaterais. Os sistemas de ultrassom anteriores enviavam energia aos tecidos continuamente, uma vez ativados. Com os novos dispositivos, está disponível a opção de enviar energia continuamente ou em modo pulsado (VASER).

O modo **pulsado** envia 10 rajadas de energia por segundo, aproximadamente a metade da energia total enviada aos tecidos enquanto a eficiência é mantida. Esse modo é usado em áreas delicadas ou durante trabalho de alta definição muito próximo à derme. De modo similar, cânulas específicas foram projetadas para uso com VASER e possuem vigias menores que aquelas da lipoaspiração-padrão dos mesmos diâmetros. Essa característica reduz a avulsão e o trauma aos tecidos durante a aspiração da gordura emulsificada. Um pequeno orifício na peça de mão da cânula de aspiração assegura que existe fluxo constante de aspirado através da tubulação, mesmo quando a cânula está no paciente. A ventilação na cânula reduz o vácuo e o trauma aos tecidos.

11.1.5 Desenho e Uso de Sondas

Uma das principais vantagens do sistema VASER relaciona-se à sua segurança, suavidade e habilidade de tratar os tecidos superficiais. Primeiro de tudo, sondas sólidas são usadas, de modo que o fluido tumescente protetor não é retirado durante o envio de ultrassom aos tecidos. A energia do ultrassom nunca deverá ser enviada a tecidos secos. Da mesma forma, as sondas têm diâmetro menor, comparadas com suas predecessoras. Uma vez que o volume de energia enviado aos tecidos é aproximadamente proporcional ao quadrado do diâmetro da sonda, sondas mais estreitas enviam muito menos energia e são mais seguras. A eficiência das sondas VASER mais estreitas é não só preservada, mas aumentada por causa das ranhuras na ponta dessas sondas. Essas ranhuras aumentam a área de superfície e o acoplamento com os tecidos ao redor. A cavitação ocorre em frente aos assim como nos lados da pontas com ranhura, aumentando a eficiência e reduzindo o volume de energia total exigida para romper um dado volume de tecido adiposo.

As sondas desempenham papel importante no modo como a energia é administrada aos tecidos com eficiência e possuem diâmetros de 2,2, 2,9, 3,7 e 4,5 mm. A ponta tem configuração variável de ranhuras em um tal arranjo que a energia do ultrassom é enviada tanto da ponta quanto dos lados da sonda em proporções variáveis, dependendo de quantas sondas, uma, duas ou três sondas com ranhuras, forem usadas. A sonda de 2,2 mm

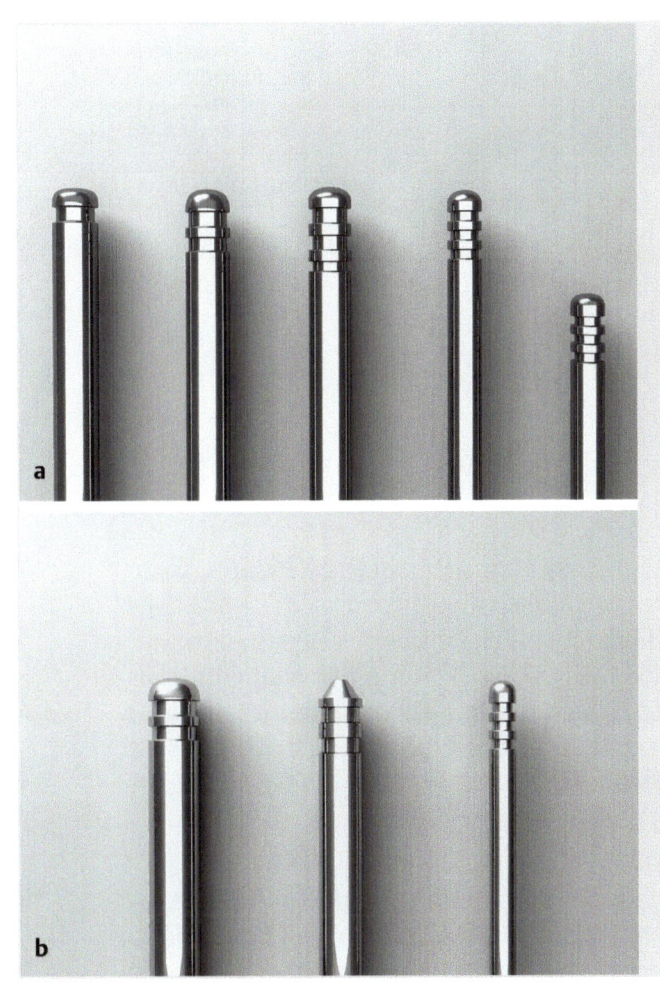

Fig. 11.3 Sondas e pontas: pontas redondas são preferidas para procedimentos pela primeira vez, as ranhuras determinam o alcance da energia radial (**a**). Pontas especiais são preferidas para procedimentos secundários ou excesso de tecido fibrótico *versus* adiposo (**b**).

é usada para aplicações faciais e as outras para aplicações no corpo, dependendo do volume de tecido tratado.

O tamanho da sonda apropriada é selecionado proporcional ao volume de tecido. O desenho de sonda com ranhuras melhora a eficiência da emulsificação de tecidos adiposos usando menos energia do que o que seria exigido com os instrumentos antigos. Menos sulcos de pontas são usados para romper a gordura imersa em áreas fibrosas. Sondas com mais ranhuras são úteis para a citorredução de gordura mais mole. Existem algumas sondas especializadas para tarefas particulares como o tratamento da celulite e ginecomastia (▶Fig. 11.3).

11.1.6 Lipoaspiração com VASER (VAL)

Indicações e vantagens (segunda lipoaspiração, fibrose, pacientes obesos).

As tentativas amplas de pesquisa buscando evidência sobre as vantagens e desvantagens no cenário clínico deixou de lado a mera especulação a uma declaração científica clara. A literatura atual apoia o ultrassom em cirurgia cosmética em vários campos. A tecnologia VASER vem apoiando evidência de alta qualidade demonstrando seu perfil de segurança, a eficácia da remoção de gordura e a viabilidade da gordura colhida, entre outras.

Comparada com a lipoaspiração tradicional com sucção, quando se usa a emulsificação por ultrassom a retração da pele melhora, a perda de sangue é substancialmente reduzida, assim como o esforço físico necessário para a extração. Isso é especialmente verdadeiro quando tecido altamente fibrótico é abordado, como em procedimentos secundários nos quais os mecanismos de cicatrização esperados criam grandes septos fibrosos. Nesses casos,

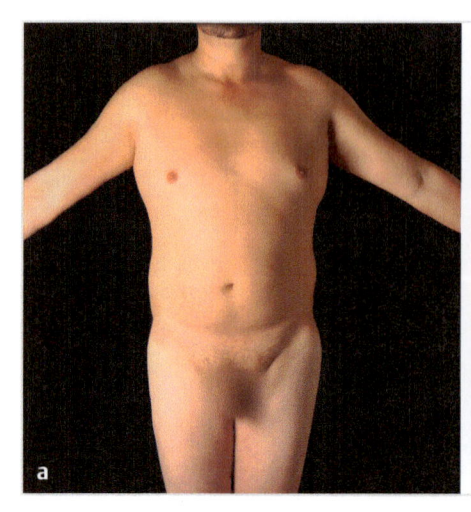

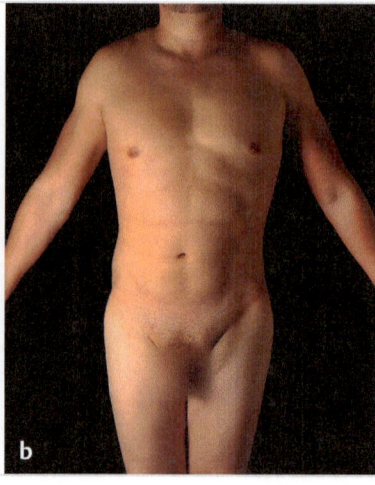

Fig. 11.4 Lipoaspiração de alta definição com VASER realizada em um paciente de 38 anos. Notar a diferença no coxim de gordura abundante na (**a**) fotografia pré-operatória e o novo contorno corporal muscular na foto (**b**) de 6 meses após a operação.

o esforço físico do cirurgião e a perda de sangue são substancialmente aumentados, assim como o índice de extração de gordura, que é reduzido. Este cenário torna os dispositivos de ultrassom em uma ferramenta essencial para reduzir os índices de sangramento, melhorar os resultados e, naturalmente, deixar o cirurgião realizar um procedimento mais confortável. Para tratar tecido fibroso, como o torso posterior ou as mamas masculinas, o débito de energia precisa ser aumentado em modo contínuo e uma sonda mais agressiva, como a de uma ranhura ou seta, é selecionada (▶ Fig. 11.4).

11.1.7 Retração da Pele com VASER

A VAL é realizada como um procedimento de passo três: infiltração, rmulsificação e aspiração. A técnica tumescente tradicional é usada para infiltração, logo após a ocorrência da emulsificação. A energia de ultrassom enviada aos tecidos é seletiva para lóbulos de gordura banhados em solução tumescente, de modo a minimizar o dano colateral à matriz do tecido, aos linfáticos, aos nervos e aos vasos. A habilidade de cortar pela metade a energia enviada aos tecidos usando o modo pulsado é importante durante o trabalho muito superficial exigido para a lipoaspiração de alta definição, um procedimento dominado pelos autores no qual a definição específica da anatomia natural subjacente é feita por todo o corpo para obter resultados naturais e atléticos em lipoaspiração. Além disso, as cânulas ventiladas únicas e os orifícios portais pequenos facilitam o contorno refinado em tecidos superficiais e delicados e reduzem a avulsão e o trauma aos tecidos. Portanto, a lipoescultura com ultrassom demonstrou reduzir a perda sanguínea e aperfeiçoar a retração da pele, em comparação com a lipoaspiração por sucção. Essa premissa é a base da cirurgia de contorno corporal de alta definição, pois áreas de grande superfície são, em geral, tratadas em um único procedimento e a retração controlada da pele é essencial para revelar a anatomia muscular subjacente (▶ Fig. 11.5).

Nagy e Vanek conduziram um estudo contralateral em pacientes submetidos à lipoplastia na área abdominal. De um lado a lipoaspiração tradicional e do outro a lipoaspiração com VASER foram conduzidas. O grau de retração da pele foi medido com tinta UV: uma diferença estatisticamente significativa na retração da pele foi mais bem obtida por VASER que aquela obtida pela lipoaspiração tradicional.

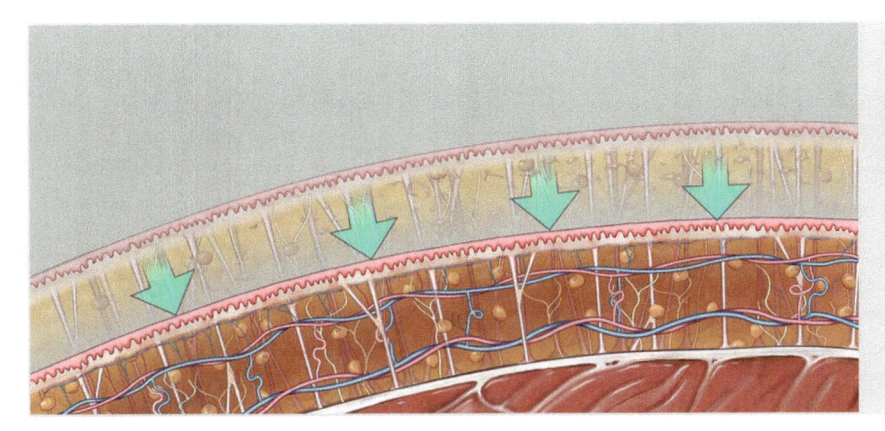

Fig. 11.5 Retração da pele. Ao remover a gordura nas camadas superficial e profunda, as propriedades elásticas da pele e a compressão sobre as estruturas subjacentes resultarão em um novo contorno corporal.

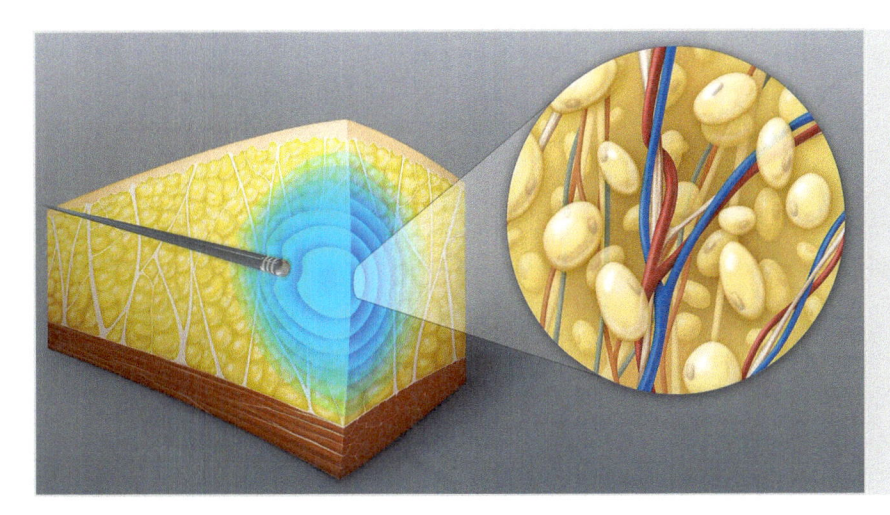

Fig. 11.6 A energia ultrassônica da VASER usada para clivar o tecido conjuntivo adiposo vibra em uma ressonância específica para evitar lesões das estruturas nobres.

11.1.8 Perda Sanguínea e VASER

Um volume seguro de remoção de gordura está intimamente relacionado com a perda de sangue admissível, ao volume de fluidos infiltrados e ao tempo da cirurgia. A cavitação produzida com sondas VASER rompe o tecido adiposo relativamente fraco mais diretamente que um tecido denso como vasos, nervos e septos fibrosos. Ela cria uma emulsificação seletiva de gordura poupando os tecidos ao redor. Ao reduzir a perda de sangue e facilitar o trabalho do cirurgião, um volume maior de gordura pode ser removido com segurança, permitindo assim que esta técnica seja usada em pacientes com sobrepeso e obesos. Algumas publicações suportam que o sangramento pode ser reduzido em 4 a 5 vezes usando dispositivos VASER, em comparação com a lipoaspiração tradicional. Além disso, alguns estudos conduzidos em retalhos de lipectomia comparando a lipossucção com VASER *vs.* sem VASER demonstraram que VASER comprovou ser um determinante melhor para a viabilidade do retalho, em razão da preservação do plexo vascular subdérmico. Esses fatores nos permitem realizar uma lipoaspiração mais ampla em retalhos de lipectomia e obter também uma lipoplastia de alta definição no retalho (▶Fig. 11.6).

11.1.9 Viabilidade das Células após o Uso de Lipoaspiração com VASER

Os dispositivos de ultrassom de primeira geração usavam grande volume de energia que rompiam violentamente a maioria das membranas das células adiposas e o estroma, resultando em viabilidade insatisfatória da gordura e, portanto, uma fonte inadequada de gordura para enxertia. O novo desenvolvimento de um instrumento preciso que envia o volume correto de energia para emulsificar, mas também permite a sobrevivência da célula, foi a chave do sistema VASER. Shaffer e cols. demonstraram a atividade metabólica dos adipócitos após a colheita usando ultrassom de terceira geração e sua adequabilidade para enxertia em um trabalho *in vitro*. Em nossa experiência, a colheita de gordura por VASER e enxertia de gordura de grande volume demonstraram integração e índices de sobrevida adequados; entretanto, a literatura médica ainda é controversa quanto a qual seria o melhor método de colheita e preparação de enxerto adiposo para lipoaspiração. Alguns autores preferem sistemas de decantação, enquanto os testes de imunidade e/ou a centrifugação ainda permanecem como a melhor escolha para outros.

11.1.10 Sondas e Configuração conforme cada Paciente

As delicadas diferenças do arranjo das estruturas de gordura nas diferentes áreas anatômicas e a disposição desejada de gordura de acordo com o gênero e os ideais de cultura é o conhecimento básico exigido para a escolha da energia requerida e do tipo de ponta da sonda. Sondas de diâmetro maior são preferidas para citorredução profunda e abundante, enquanto as mais finas são ideais para estrutura e definição suaves. As cânulas curvas também são projetadas para atingir certas zonas anatômicas e evitar incisões adicionais, permitindo assim a execução de um procedimento mais seguro. Para pacientes submetidos anteriormente à cirurgia de contorno, as sondas menores e com ponteiras são desejáveis para liberar e romper quadros de fibrose.

11.2 Complicações

11.2.1 Prevenção e Tratamento

O uso apropriado da VASER baseia-se em vários fatores; por isso precisamos conhecer as propriedades peculiares do sistema para evitar complicações. O primeiro é a infiltração apropriada e suficiente do tecido a ser tratado. Camadas superficiais e profundas devem ser infiltradas separadamente, começando do fundo para a superfície, para prevenir queimaduras pela falta de fluido. Um segundo fator deverá ser o momento de usar a energia ultrassônica: a emulsificação por VASER deve ser conduzida por 1 a 2 minutos por 100 mL de infiltração. O terceiro fator é o modo VASER e a energia de acordo com a camada: o modo **pulsado** deverá ser usado na camada superficial enquanto o modo **contínuo** fica reservado para as camadas profundas (evitar seu uso na camada superficial). Áreas anatômicas diferentes também demandam tempo, energia e até uma ferramenta ou sonda diferentes. A energia exigida para a emulsificação da gordura e a técnica de sucção geram calor suficiente para produzir queimaduras que respondem pela maioria das complicações associadas à lipoaspiração com ultrassom. Todos os esforços deverão ser direcionados para estratégias e técnicas para evitar ou reduzir o risco de queimaduras (▶ Fig. 11.7).

As queimaduras podem ser divididas de acordo com a posição da porta: pré-porta, porta e pós-porta:

- A pele ao redor das portas de entrada deve ser cuidadosamente protegida por meio de uma porta adequada e suturada à pele para evitar queimaduras no local da porta.
- Lençóis úmidos embebidos especialmente na pele próxima ao término da sonda são úteis para prevenir as queimaduras pré-porta.
- A ponta da sonda pode criar queimaduras internas (pós-porta) quando ficar muito próxima à derme, principalmente de duas maneiras: um golpe final ou paralelo. O golpe final acontece quando a ponta da sonda é forçada de modo imprudente contra a derme. O golpe paralelo resulta quando a sonda fica muito superficial e ocorre energia em excesso ou fluido insuficiente ao redor da sonda.

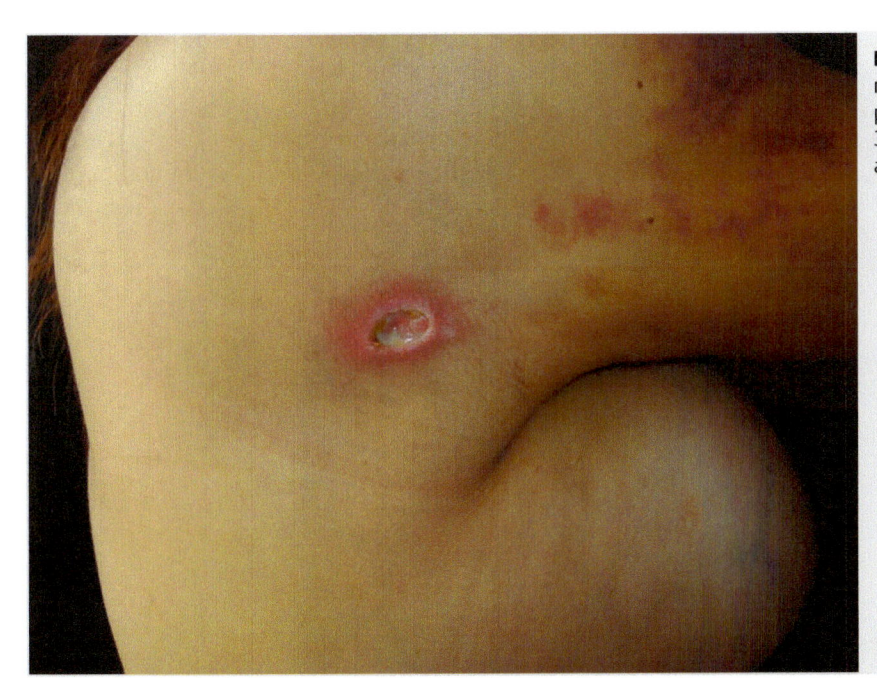

Fig. 11.7 Queimadura na porta de entrada na dobra auxiliar posterior e inchaço prolongado do braço em uma paciente de 32 anos submetida a uma lipoaspiração de alta definição.

Quando se aplica energia em excesso e tempo exagerado é usado na camada profunda, lesões vasculares e da fáscia podem ocorrer. Isso poderá terminar em formação prolongada de contusões, hematoma, retração anormal da pele e sensibilidade. A maneira de se evitar complicações da VASER baseia-se no uso e na prática corretos da técnica que acabamos de explicar. Outras complicações após essa técnica VASER derivam da própria lipoaspiração e compreendem, usualmente: edema e hematomas prolongados, seroma, infecções, assimetrias, ressecção exagerada, aparência não natural, retração bizarra da pele e assim por diante, mas, na verdade, superam o objetivo deste capítulo. Por fim, os cirurgiões devem estar alertas para o fato de que o uso apropriado da VASER e de outras tecnologias de apoio a procedimentos de contorno realmente demanda uma curva de aprendizagem e um treinamento correto para conhecer e dominar seu uso antes de tentar um aperfeiçoamento por nossos próprios meios.

Leituras Sugeridas

Dalecki D. Mechanical bioeffects of ultrasound. Annu Rev Biomed Eng 2004;6(1):229–248
de Souza Pinto EB, Abdala PC, Maciel CM, dos Santos FdeP, de Souza RPM. Liposuction and VASER. Clin Plast Surg 2006;33(1):107–115, vii
Cimino WW. History of ultrasound-assisted lipoplasty. In: Shiffman MA, Di Giuseppe A, eds. Body contouring: art, science, and clinical practice. Berlin: Springer; 2010:399
Cimino WW. Ultrasonic surgery: power quantification and efficiency optimization. Aesthet Surg J 2001;21(3):233–241
Hoyos AE, Millard JA. VASER-assisted high-definition liposculpture. Aesthet Surg J 2007;27(6):594–604
Jewell ML, Fodor PB, de Souza Pinto EB, Al Shammari MA. Clinical application of VASER-assisted lipoplasty: a pilot clinical study. Aesthet Surg J 2002;22(2):131–146
Miller DL, Smith NB, Bailey MR, Czarnota GJ, Hynynen K, Makin IR; Bioeffects Committee of the American Institute of Ultrasound in Medicine. Overview of therapeutic ultrasound applications and safety considerations. J Ultrasound Med 2012;31(4):623–634
Miller DL, Smith NB, Bailey MR, Czarnota GJ, Hynynen K, Makin IRS, et al. Overview of therapeutic.
Nagy MW, Vanek PF Jr. A multicenter, prospective, randomized, single-blind, controlled clinical trial comparing VASER-assisted Lipoplasty and suction-assisted Lipoplasty. Plast Reconstr Surg 2012;129(4):681e–689e
Ogawa T, Hattori R, Yamamoto T, Gotoh M. Safe use of ultrasonically activated devices based on current studies. Expert Rev Med Devices 2011;8(3):319–324

Panetta NJ, Gupta DM, Kwan MD, Wan DC, Commons GW, Longaker MT. Tissue harvest by means of suction-assisted or third-generation ultrasound-assisted lipoaspiration has no effect on osteogenic potential of human adipose-derived stromal cells. Plast Reconstr Surg 2009;124(1):65-73

Scuderi N, Devita R, D'Andrea F, Vonella M. Nuove prospettive nella liposuzione la lipoemulsica- zone. Giorn Chir Plast Ricostr ed Estetica 1987;2(1):33-39

Schafer ME, Hicok KC, Mills DC, Cohen SR, Chao JJ. Acute adipocyte viability after third-generation ultrasound-assisted liposuction. Aesthet Surg J 2013;33(5):698-704

Zocchi ML. Ultrasonic assisted lipoplasty. Technical refinements and clinical evaluations. Clin Plast Surg 1996;23(4):575-598

12 Lipoaspiração com Água

Sophie Pei-Hsuan Lu ▪ *Steven Hsiang-Ya Wang*

Resumo

A lipoaspiração com jato d'água ou hidrolipo (com água) (WAL, em inglês para *water-assisted liposuction*) é um dos tipos de lipoaspiração caracterizado pela força de um jato d'água. A WAL oferece benefícios clínicos ao reduzir o tempo de operação, o inchaço pós-operatório, as equimoses e a dor. O dispositivo, modos de operação e técnicas da WAL estão ilustrados neste capítulo. Além disso, estudos clínicos publicados apoiam a alta qualidade da gordura transferível usando o sistema LipoCollector e o método BEAULI.

Palavras-chave: lipoaspiração com jato d'água, lipoaspiração com água, WAL, escultura corporal, método BEAULI, LipoCollector, lipotransferência, enxertia de gordura.

> **Pontos Essenciais**
>
> - A WAL canaliza um jato d'água em formato de leque no tecido adiposo para soltar a camada de gordura e preservar as estruturas vitais.
> - Os lipoaspirados obtidos da WAL podem ser usados para transplante autólogo de gordura imediatamente, no mesmo procedimento cirúrgico.
> - A WAL é superior à lipoaspiração tumescente manual tradicional em termos de reduzir o tempo de operação, o inchaço pós-operatório, equimoses e a dor.

12.1 Introdução

O procedimento WAL vem sendo desenvolvido desde o ano 2000. Inspirada pela cirurgia com jato d'água, a WAL é conhecida por preservar vasos, nervos e o tecido conjuntivo ao redor.[1] Ahmed Ziah Taufig, um cirurgião plástico alemão, foi envolvido no desenvolvimento precoce da WAL.[2] Na comercialização desse procedimento, o dispositivo Body-Jet (Human Med AG, Schwerin, Germany) entrou no mercado em 2004. A WAL pode ser conduzida com anestesia local, intravenosa ou geral. Ela usa um jato líquido em forma de leque com pressões ajustáveis para decompor o tecido adiposo em fragmentos.[2] O tecido gorduroso fragmentado pode ser sugado para fora pela mesma cânula e então colhido em um lipocoletor.[3]

12.2 Seleção de Pacientes

A seleção de pacientes é tão importante quanto para qualquer outro procedimento cirúrgico.

12.2.1 Indicações

- Moldagem corporal e lipoescultura: face, pescoço, braços, abdome, flancos, costas, quadris, rolos do sutiã, rolos lombares, rolos de banana, rolos axilares, coxas, panturrilhas etc.[4]
- Ginecomastia.[5]
- Procedimentos combinados com enxertia de gordura na face, mamas, nádegas etc.[6]

12.2.2 Contraindicações

- Tabagismo pesado.
- Diabetes melito sem controle.

- Sérios transtornos de coagulação.
- Expectativas não realistas.

12.3 Técnica

A WAL incorpora uma cânula de duas câmaras que, simultaneamente, emite jatos em forma de leque de solução tumescente e remove tecido adiposo com o fluido subcutâneo infiltrado. A vantagem da dissecção com jato d'água é a preservação de vasos e nervos. De acordo com um estudo sobre tecido adiposo abdominal de cadáveres frescos, a pressão ótima para a dissecção de tecido gorduroso com jato d'água fica entre 30 e 40 Bares.[1]

12.3.1 Dispositivo

Elementos Funcionais (▶ Fig. 12.1)

- **Um *rack* com ganchos e sistema de pesagem** é usado para manter as bolsas com fluido. Cada gancho carrega uma bolsa de fluido.
- **Uma alavanca giratória** é usada para dobrar o *rack* para transporte.
- **Uma tela sensível ao toque** é usada para operar o dispositivo.
- **O recipiente de sucção** inclui bolsas de sucção com conector de ângulo. No dispositivo Body-Jet há dois recipientes de sucção idênticos para abrigar as bolsas de sucção descartáveis.

Essas bolsas são inseridas nos recipientes de sucção e usadas para coleta do excesso de aspirado.

Painel de Controle para Operação do Dispositivo (▶ Fig. 12.2)

- **Tela sensível ao toque,** usada para operar o dispositivo.
- **Exibição do estado de operação do dispositivo.**
- **Chave "Pare"** usada para desativação imediata da água, geração do jato e da sucção em caso de situações de perigo ou de erro.
- **Chaves para seleção do recipiente de sucção.**

Cânulas

Cânulas de Infiltração (▶ Fig. 12.3)

As cânulas de infiltração são usadas para pré-infiltrar a área de sucção com solução tumescente para anestesia e vasoconstrição. Elas não possuem orifícios laterais para evitar refluxo do fluido. O jato do *spray* aponta para cima.

Cânulas WAL Padronizadas (▶ Fig. 12.4)

As cânulas WAL padronizadas estão disponíveis em quatro diâmetros (3,5 mm, 3,8 mm, 4,2 mm e 4,8 mm) e em três comprimentos (15 cm, 25 cm e 30 cm). Elas possuem quatro orifícios de sucção e o jato do *spray* aponta para cima.

Cânulas WAL Rápidas (▶ Fig. 12.5)

Essas cânulas estão disponíveis em dois diâmetros (3,5 mm e 3,8 mm) e em três comprimentos (15 cm, 25 cm e 30 cm). Elas possuem quatro orifícios de sucção com geometria de borda afiada que facilita a sucção em áreas escarificadas ou fibrosas. O jato do *spray* aponta para cima.

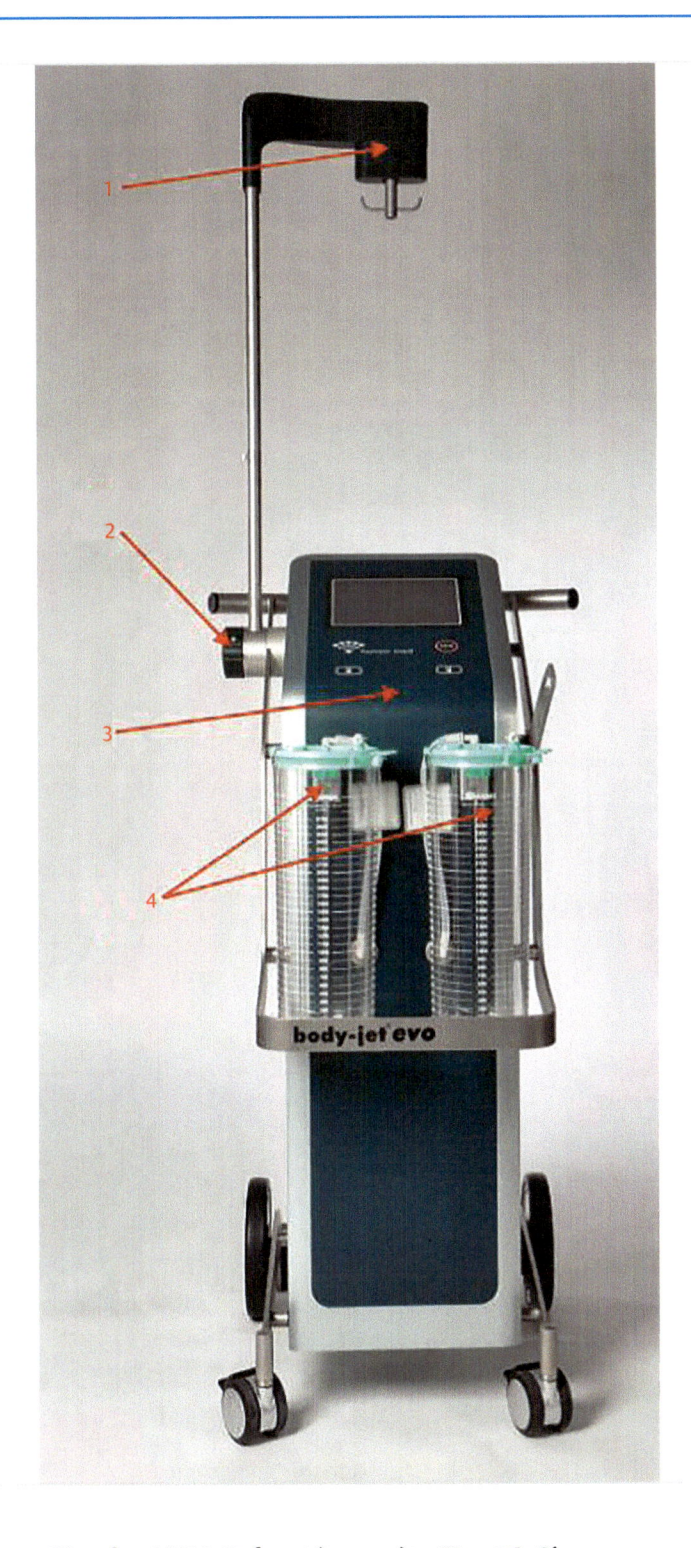

Fig. 12.1 Elementos funcionais do dispositivo de lipoaspiração com jato d'água. (**1**) *Rack* com ganchos e sistema de pesagem para segurar as bolsas de fluido. Cada gancho carrega uma bolsa de fluido. (**2**) Uma alavanca giratória é usada para dobrar o *rack* para o transporte. (**3**) Tela sensível ao toque, usada para operar o dispositivo. (**4**) Recipiente de sucção incluindo bolsas de sucção com conector de ângulo. Há dois recipientes de sucção idênticos no Body-Jet para acomodar as bolsas de sucção descartáveis. Elas são inseridas nos recipientes de sucção e usadas para coleta do excesso do aspirado.

Cânulas WAL Subcutâneas (▶ Fig. 12.6)

Essas cânulas são usadas em áreas muito superficiais e sensíveis, com base no desenho dos orifícios de sucção e com o jato do *spray* apontando para cima. Isso mantém o *spray* e a sucção longe da pele ou da fáscia. Elas estão disponíveis em dois diâmetros (3,5 mm e 3,8 mm), dois comprimentos (25 cm e 30 cm) e duas configurações de orifício (dois ou três orifícios de sucção).

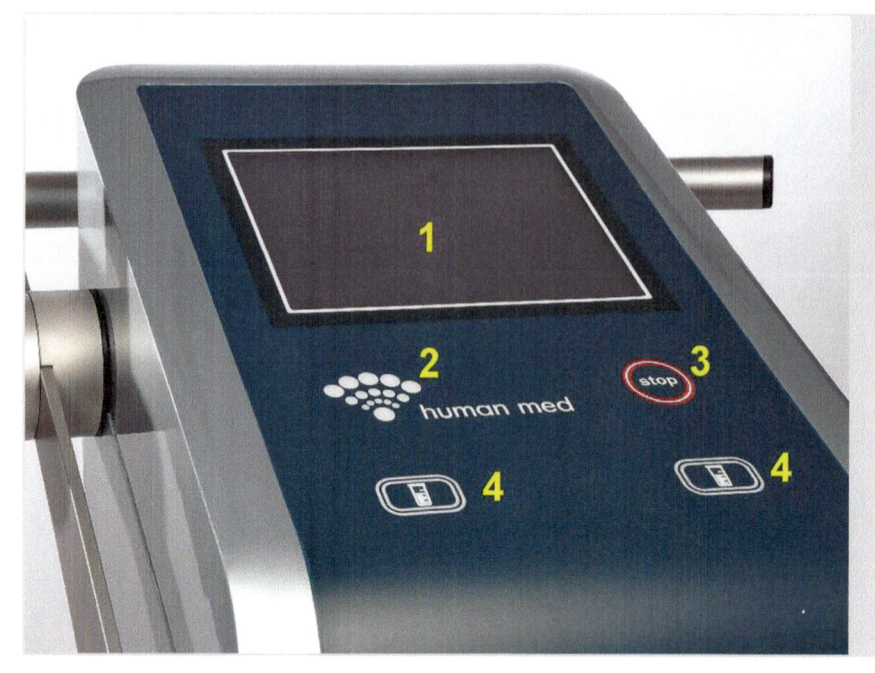

Fig. 12.2 Painel de controle para operação de dispositivo. (**1**) Tela sensível ao toque, usada para operar o dispositivo. (**2**) Exibição do estado operacional do dispositivo. (**3**) Chave "Pare" usada para desativação imediata da água, da geração do jato e da sucção em caso de situações de perigo ou de erro. (**4**) Chaves para seleção de recipiente de sucção.

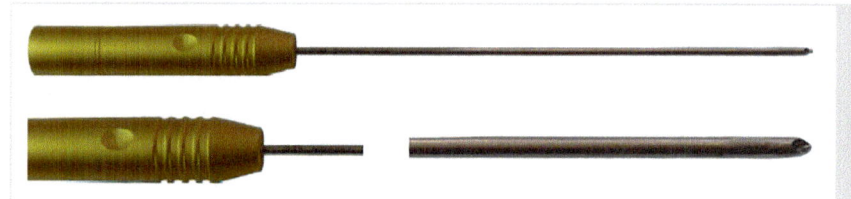

Fig. 12.3 Cânulas WAL de Infiltração. Essas cânulas são usadas para pré-infiltrar a área de sucção com solução tumescente para anestesia e vasoconstrição. Elas não possuem orifícios laterais para evitar refluxo de fluido. O jato do *spray* aponta para cima.

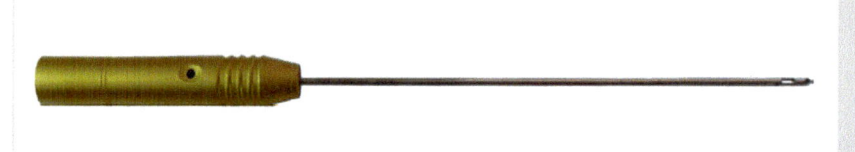

Fig. 12.4 Cânulas WAL padronizadas. Essas cânulas estão disponíveis em quatro diâmetros (3,5 mm, 3,8 mm, 4,2 mm e 4,8 mm) e em três comprimentos (15 cm, 25 cm e 30 cm) e possuem quatro orifícios de sucção. O jato do *spray* aponta para cima.

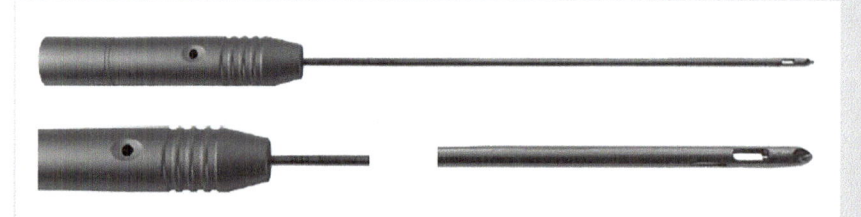

Fig. 12.5 Cânulas WAL Rápidas. Essas cânulas estão disponíveis em dois diâmetros (3,5 mm e 3,8 mm) e em três comprimentos (15 cm, 25 cm e 30 cm). Elas possuem quatro orifícios de sucção com geometria de borda afiada, o que facilita a sucção em áreas escarificadas ou fibrosas. O jato do *spray* aponta para cima.

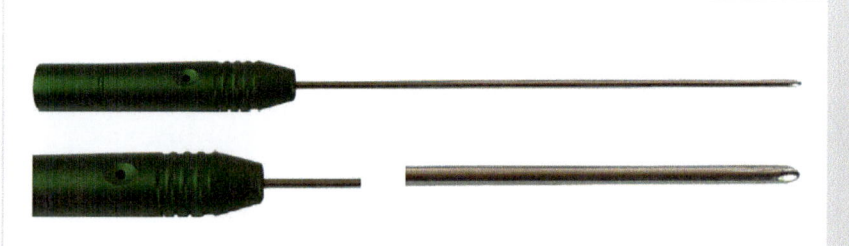

Fig. 12.6 Cânulas WAL subcutâneas. Essas cânulas são usadas em áreas muito superficiais e sensíveis, com base no desenho dos orifícios de sucção e o jato do *spray* apontando para baixo. Isso mantém o *spray* e a sucção longe da pele ou da fáscia. Elas estão disponíveis em dois diâmetros (3,5 mm e 3,8 mm), dois comprimentos (25 cm e 30 cm) e duas configurações de orifício (dois ou três orifícios de sucção).

12.3.2 Modos de Operação da WAL (▶ Fig. 12.7)

Modo Curto

- Indução de dor baixa e uniforme, com infiltração subdérmica satisfatória.
- Trabalho e orientação da cânula muito fácil, especialmente em tecido fibrótico.
- Funcionamento rápido e suave da colheita de gordura.
- O mais eficaz para lipoaspiração delicada, contorno corporal e colheita de gordura.
- Curva de aprendizagem fácil.

Modo Médio

- O modo do jato d'água protótipo do Body-Jet de primeira geração.
- Resultados clínicos cientificamente comprovados.

Modo Longo

- Modo ideal para economia de células e colheita efetiva de tecido adiposo vital, incluindo fração viável vascular do estroma/células-tronco.
- Intervalos longos do *spray* com interrupções curtas.
- Infiltração rápida e com economia de tempo de grandes volumes de tumescente, especialmente em camada profunda.
- Projetado para expansão rápida de tecido.

O índice de fluxo de cada modo de pulsação e faixa

Faixa	Modo de pulsação		
	Curto	Médio	Longo
	Índice de fluxo em mL/min		
1	100	92	152
2	116	116	164
3	132	128	176
4	148	148	188

A pressão do jato de água de cada modo de pulsação e faixa

Faixa	Modo de pulsação		
	Curto	Médio	Longo
	Pressão em bar		
1	30	30	30
2	40	50	40
3	50	70	50
4	70	90	70

Fig. 12.7 O índice de fluxo de cada modo de pulsação e faixa do Body-Jet. Os cirurgiões podem escolher o índice de fluxo e a pressão apropriados para cada área de lipoaspiração com água.

12.3.3 Sequências

As sequências da WAL podem ser divididas, a saber:

Fase 1: Infiltração
Para Lipoescultura

- Modo: curto/médio.
- Faixa: 1-2.
- 100 mL de tumescente para uma área do tamanho da palma da mão.
- Permanecer por 7-10 minutos.

Para Colheita de Gordura

- Modo: longo
- Faixa: 12.
- 100 mL de tumescente para uma área do tamanho da palma da mão.
- Permanecer por 35 minutos.

Fase 2: Infiltração e Aspiração Simultâneas
Fase 3: Secamento ou Acabamento

Uma bomba de infusão de força variável orienta a solução de infiltração através de um sistema de tubulação fechado para dentro de uma via de passagem na cânula de aplicação.[6] O fluido sai da ponta do bocal das cânulas em um ângulo de 30° para soltar o tecido adiposo. O tecido gorduroso lavado é evacuado dos sítios cirúrgicos por meio de um canal separado na cânula, que está conectado a uma unidade de sucção integrada. As cânulas de aplicação variam em diâmetro, arranjo e agudeza das aberturas. O índice de fluxo do infiltrado, assim como a aplicação de intensidades variáveis de pressão negativa podem ser selecionados em níveis diferentes, dependendo do propósito. Um recipiente esterilizado pode ser conectado entre a cânula de trabalho e a bomba de sucção para colher o aspirado mediante pressões negativas reduzidas. A gordura é separada do material infranadante para uso imediato, sem centrifugação. A WAL se baseia em duas soluções de infiltração subcutânea tumescente. Uma concentração mais alta de lidocaína na solução de infiltração é empregada durante a fase 1 para fornecer anestesia local de duração e vasoconstrição mais longas. Outra solução com concentração mais baixa de lidocaína é instilada durante a fase 2 (infiltração e aspiração simultâneas), junto com a fase 3 (secamento ou acabamento) para reduzir os efeitos farmacológicos da lidocaína e da carga de fluido que a acompanha.

12.3.4 Solução Tumescente

A solução tumescente (▶ Fig. 12.8) sugerida no uso da WAL é descrita como o Berlin Autologous Lipotransfer (Método BEAULI).[3] Esse método se refere a enxertos adiposos autólogos colhidos com Body-Jet por WAL.

12.3.5 LipoCollector

As partículas de gordura aspiradas podem ser transportadas continuamente para o sistema de coleta esterilizado fechado (LipoCollector, human med AG, Schwerin, Germany).

Nesse sistema (▶ Fig. 12.9), as estruturas fibrosas não desejadas e os fluidos são filtrados e a maior parte é eliminada. As partículas de gordura colhidas podem ser usadas para enxertia imediatamente, nas circunstâncias em que a exposição da gordura ao oxigênio e contaminantes seja reduzida ao mínimo.

12.3 Técnica

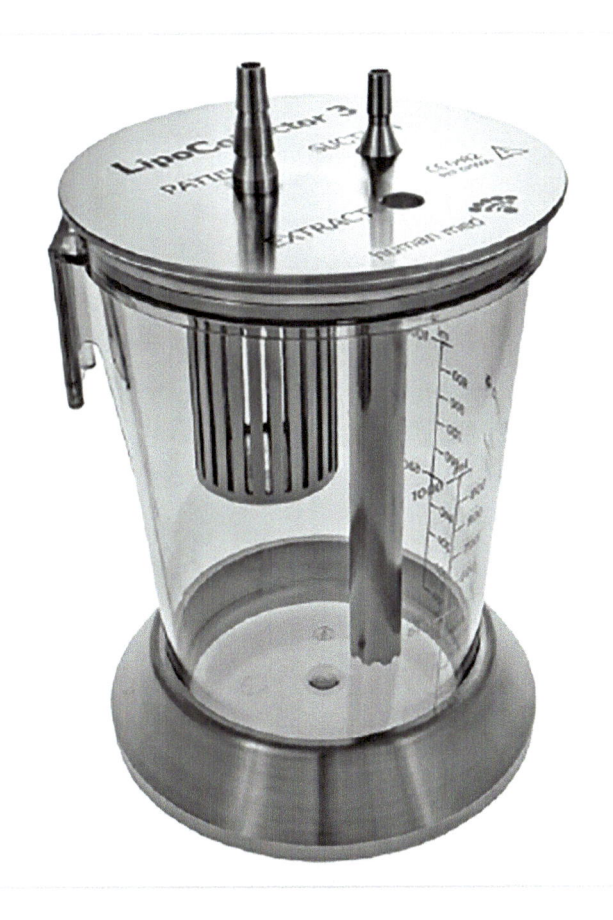

Fig. 12.8 O método tumescente para a técnica WAL: o método BEAULI. A fase 1 é a infiltração do tumescente. A fase 2 é a infiltração simultânea de tumescente e de aspiração de gordura.

Fig.12.9 O LipoCollector do sistema Body-Jet. O LipoCollector esterilizado permite a lipotransferência imediata após a lipoaspiração com água.

O método tumescente para a técnica WAL
<O Método Beauli>

	Fase 1	Fase 2
Xilocaína a 1% (10 mg/mL)	50 mL	25 mL
Suprarrenina 1:1.000 (Epinefrina)	1 mL	1 mL
Bicarbonato de sódio a 8,4% (NaHCO$_3$)	20 mL	20 mL

Por 1.000 mL NaCl (0,9%)
Aquecer a 35°C, resfriamento da gordura e prevenção de calafrios no corpo

12.3.6 Cuidados Posteriores

Na WAL os cuidados posteriores são os mesmos que os de outros procedimentos de lipoaspiração. Observa-se leve inchaço e dor nos primeiros 2 a 3 dias após a cirurgia. As contusões desaparecem após 2 a 4 semanas. Os pontos de sutura são removidos após 5 a 7 dias. A roupa de compressão usada é recomendada conforme o seguinte protocolo:

- Usar a roupa de compressão imediatamente após a cirurgia e por pelo menos 1 mês.
- Dentro de 1-2 semanas após a cirurgia, a roupa deve ser usada diariamente, 24 horas por dia.
- Dentro de 3-4 semanas após a cirurgia, a roupa deve ser usada diariamente, durante 12 horas por dia ou mais (sujeito à disponibilidade).

Os resultados iniciais podem ser imediatamente evidentes e os efeitos serão mais aparentes após 3 a 7 dias. A massagem pós-operatória pode começar 2 semanas após a cirurgia para promover a retração da pele.

12.4 Aplicações Clínicas

- Lipoaspiração das coxas (▶ Fig. 12.10a,b).
- Lipoaspiração dos braços (▶ Fig. 12.11a,b).
- Lipoaspiração do abdome (▶ Fig. 12.12a,b).
- Lipopreenchimento (*Lipofilling*) de mamas (▶ Fig. 12.13a,b).

As partículas de gordura colhidas pela WAL podem ser imediatamente reinjetadas na área receptora, com ou sem procedimentos cirúrgicos adicionais.

12.5 Tratamento de Combinação

Um estudo recente, randomizado e controlado comparando lipoaspirados obtidos da WAL e da lipoaspiração manual convencional revelou maior viabilidade, melhor retenção de peso, menos apoptose e maior angiogênese no grupo de WAL.[7] Experiências preliminares em 132 pacientes (240 mamas) submetidos a 487 procedimentos de enxertia de gordura autóloga com jato de água informou menos complicações (5,35%), como formação de cistos oleosos minúsculos e hematoma do sítio do doador.[8]

12.5.1 Transplante de Gordura Autóloga

Antes do Transplante de Gordura Autóloga de Mama (AFT)

- Exame físico da mama.
- Sem expectativa exagerada: aumento de uma xícara no tamanho da mama em uma sessão.
- Mamografia se mais de 40 anos de idade.
- Exame ecográfico da mama e documentação de rotina.
- Consentimento informado: cisto, calcificação, necrose de gordura, mas aumento no risco de câncer pouco provável de acordo com os registros até esta data.
- Medição para elasticidade.
- Marcações pré-operatórias nos sítios doadores e mamas como subunidades cosméticas.

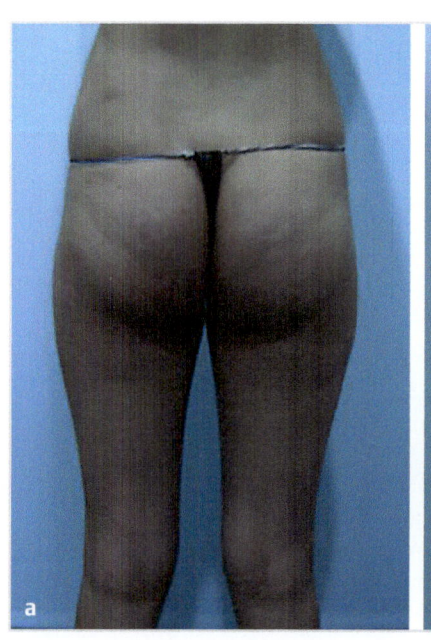

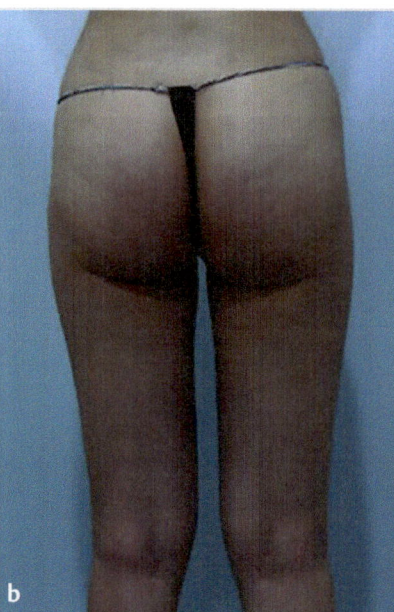

Fig. 12.10 (a, b) Fotografias do antes e depois de lipoaspiração circunferencial das coxas por lipoaspiração com água.

12.5 Tratamento de Combinação

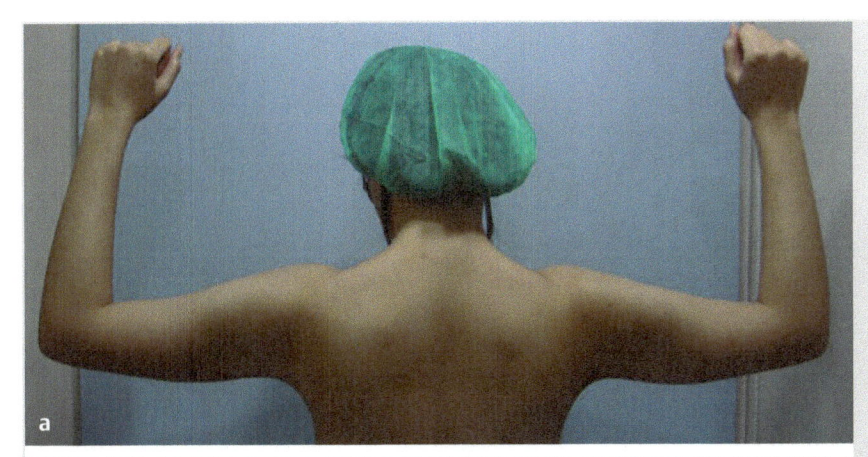

Fig. 12.11 (a, b) Fotografias do antes e depois de lipoaspiração dos braços por lipoaspiração com água.

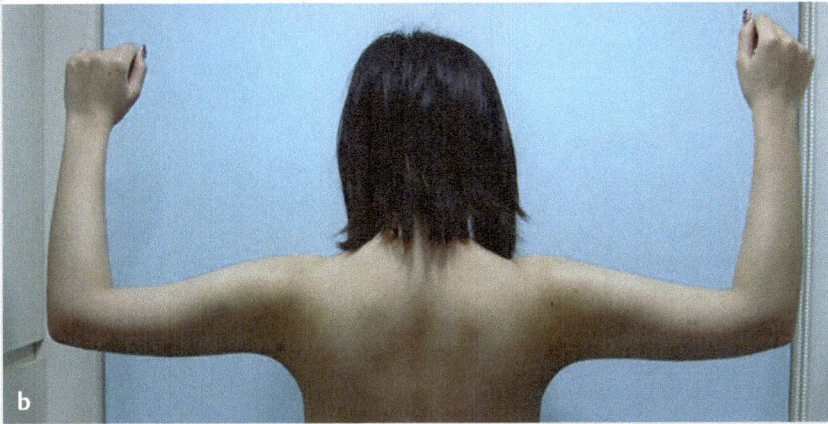

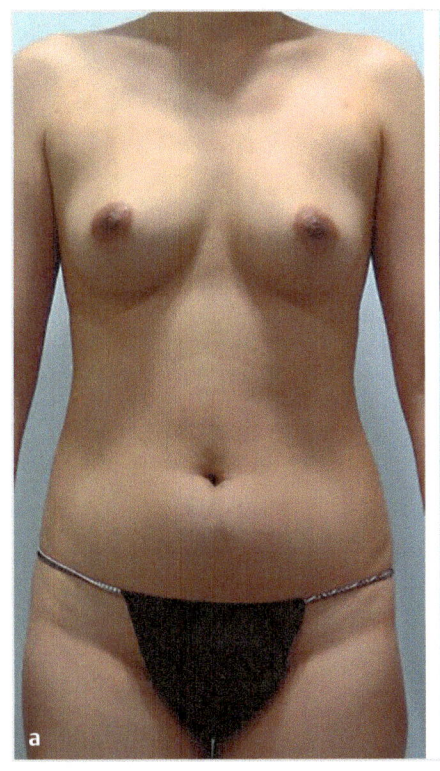

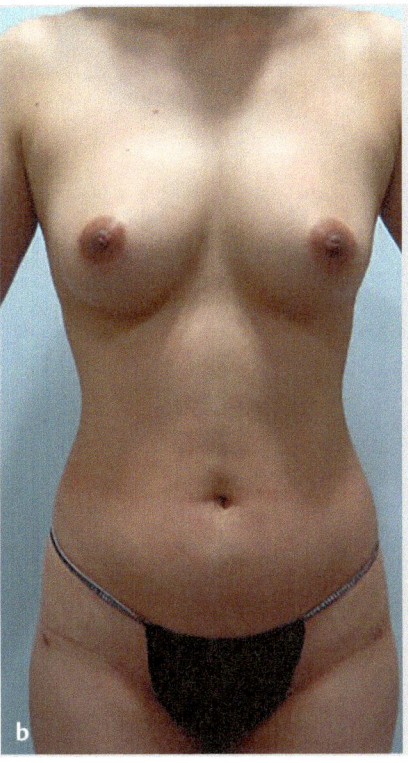

Fig. 12.12 (a, b) Fotografias do antes e depois de lipoaspiração circunferencial do abdome por lipoaspiração com água.

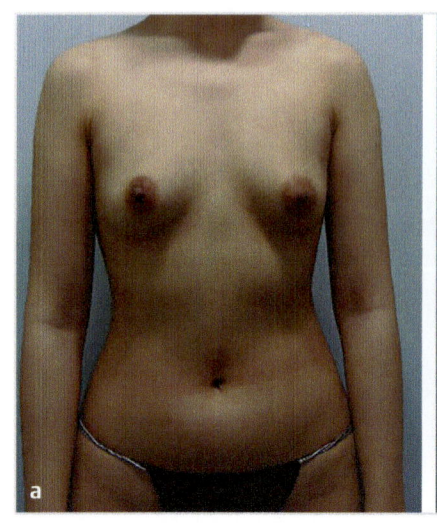

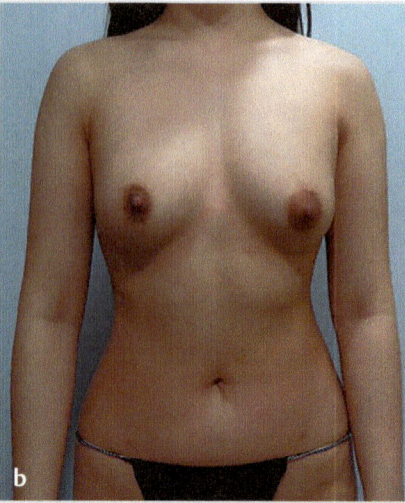

Fig. 12.13 (a, b) Fotografias do antes e depois de lipoaspiração circunferencial do abdome e transferência de gordura para a área das mamas. As partículas de gordura colhidas pelo LipoCollector podem ser imediatamente reinjetadas na área receptora.

Método BEAULI para Colheita e Enxertia de Gordura

Passo 1: Coleta e Lavagem de Tecido Adiposo

- Decantação: 20 a 30 minutos são suficientes para separar o sangue e a solução tumescente.

Passo 2: Preparação para AFT (ou Injeção Direta)

- Seringa com 10 mL para AFT de mama.
- Seringa BD de 1 ou 3 mL para enxertia de gordura na face ou nas mãos.
- Cânula de ponta cega de calibre 18 para enxertia.

12.6 Prós e Contras da WAL

12.6.1 Prós

Tempo de Operação

- Menos tempo de operação na WAL, comparado com a lipoaspiração tradicional; teoricamente reduzindo os riscos associados à anestesia e incidência de embolia pulmonar.[9]

Tempo de Permanência da Solução Tumescente no Tecido

- Menos tempo de permanência da solução tumescente no tecido na WAL, comparado com a lipoaspiração tumescente tradicional, menos inchaço intraoperatório permitindo determinação mais precisa do resultado-alvo e inchaço pós-operatório reduzido.[6]

Dor Pós-Operatória

- Menos dor pós-operatória em WAL, comparada com a da lipoaspiração tradicional.[9]

Equimose Pós-Operatória

- Menos equimose pós-operatória em WAL, comparada com a da lipoaspiração tradicional.[9]

12.6.2 Contras
Curva de Aprendizagem
- Tempo de aprendizagem exigido para os cirurgiões.[6]

12.6.3 Dispositivo e Descartáveis
- Dispositivo e descartáveis exigidos para a prática.

Referências Bibliográficas

[1] Wanner M, Jakob S, Schwarzl E, Oberholzer M, Pierer G. Optimizing the parameters for hydro-jet dissection in fatty tissue: a morphological ex vivo analysis. Eur Surg 2002;34(2):134–142
[2] Taufig AZ. Water-jet assisted liposucion. In: Liposuction: principles and practice. Springer; 2006; 326–330
[3] Ueberreiter K, Tanzella U, Cromme F, Doll D, Krapohl BD. One stage rescue procedure after capsular contracture of breast implants with autologous fat grafts collected by water assisted liposuction ("BEAULI Method"). GMS Interdisciplinary Plastic and Reconstructive Surgery DGPW 2013, Vol. 2, ISSN 2193–8091
[4] Sasaki GH. Water-assisted liposuction for body contouring and lipoharvesting: safety and efficacy in 41 consecutive patients. Aesthet Surg J 2011;31(1):76–88
[5] Wolter A, Scholz T, Diedrichson J, Liebau J. [Surgical treaent of gynecomastia: an algorithm] Handchir Mikrochir Plast Chir 2013;45(2):73–79
[6] Man D, Meyer H. Water jet-assisted lipoplasty. Aesthet Surg J 2007;27(3):342–346
[7] Yin S, Luan J, Fu S, Wang Q, Zhuang Q. Does water-jet force make a difference in fat grafting? In vitro and in vivo evidence of improved lipoaspirate viability and fat graft survival. Plast Reconstr Surg 2015;135(1):127–138
[8] Stabile M, Ueberreiter K, Schaller HE, Hoppe DL. Jet-assisted fat transfer to the female breast: preliminary experiences. Eur J Plast Surg 2014;37(5):267–272
[9] Araco A, Gravante G, Araco F, Delogu D, Cervelli V. Comparison of power water–assisted and traditional liposuction: a prospective randomized trial of postoperative pain. Aesthetic Plast Surg 2007;31(3):259–265

13 Tipos de Cânulas e Técnica para Vibrolipoaspiração

Briar L. Dent ▪ *B. Aviva Preminger*

Resumo

A vibrolipoaspiração (PAL – *power-assisted liposuction*) permite aumento da extração de gordura com redução do trauma tecidual e da fadiga do operador em razão da melhora da penetração tecidual. O movimento reciprocante e a vibração do dispositivo facilitam a aspiração mais rápida da gordura com diminuição do esforço físico particularmente em áreas fibrosas e em procedimentos de revisão. Estudos têm demonstrado maior volume de aspiração de gordura e tempos operatórios mais curtos, bem como potencial firmeza da pele. Os benefícios adicionais relatados incluem menos dor intra e pós-operatória, menos equimose e edema pós-operatórios e maior satisfação da paciente, em comparação com as técnicas tradicionais de lipoaspiração. A redução do dano aos adipócitos também pode permitir melhora no enxerto de gordura. A PAL, portanto, tem se tornado uma técnica comprovadamente vantajosa com relação à lipoaspiração tradicional.

Palavras-chave: vibrolipoaspiração, lipoaspiração, enxerto de gordura, ginecomastia, coleta de gordura, lipoaspiração assistida por energia, aspiração de gordura.

> *"Quase todos os homens podem suportar a adversidade, mas se quiser testar o caráter de um homem, dê-lhe poder."*
>
> — *Abraham Lincoln*

13.1 História da PAL

A lipoaspiração como procedimento sempre foi um equilíbrio entre a necessidade de maximizar a penetração tecidual e minimizar o dano tecidual. A PAL foi desenvolvida na década de 1990 em resposta à necessidade de melhor penetração na gordura e controle sem a geração de calor excessivo e às complicações associadas aos aparelhos à base de ultrassom.[1]

13.2 Equipamento

Os primeiros aparelhos vibratórios incorporavam um desenho de lâmina no interior de uma cânula de instrumentos ortopédicos e otorrinolaringológicos e tinham o objetivo primário do uso submentual.[2] As preocupações com o aumento da perda de sangue pelo uso de cânulas com lâminas internas levaram os fabricantes a se afastarem das lâminas e a favorecerem as cânulas reciprocantes.[2] Esses instrumentos foram desenhados para vibrar em uma taxa de 800 a 10.000 movimentos por minuto, e a vibração permitia uma penetração tecidual mais fácil.[2] Os aparelhos de vibrolipoaspiração também foram projetados para trabalhar com várias formas e tamanhos de cânulas.

Os aparelhos iniciais para vibração eram impulsionados por gás comprimido e eram muito ruidosos.[2,3] Também exigiam os custos e a inconveniência de manter grandes tanques de gás comprimido de uso médico. A Byron Surgical (Mentor, Irvine, CA) desenvolveu um cabo descartável elétrico que era impulsionado pelo ar descarregado do aspirador.[2] No entanto, ele era repleto de aumento de ruído e o custo era alto. Logo foram desenvolvidas fontes elétricas mais silenciosas.[3]

Um pequeno motor com velocidade variável gera um movimento reciprocante para a frente e para trás que produz uma excursão de 2 a 12 mm na ponta.[4,5,6] No nível tecidual, os movimentos reciprocantes da cânula ligada à eletricidade refletem os movimentos manuais, mas a distância de golpe-padrão e os movimentos laterais limitados ajudam a reduzir o trauma tecidual. Movimentos vigorosos são substituídos por passagens manuais mais lentas da cânula elétrica, maximizando a extração de gordura com menos esforço físico. O mecanismo de ação ainda não foi claramente definido. Foram propostas duas possibilidades: (1) um movimento do tipo britadeira na ponta da cânula quebra a gordura ou (2) a gordura é aspirada para a cânula e depois avulsa pelo movimento reciprocante.[4]

Estudos têm demonstrado o maior aumento na extração de gordura usando o sistema PAL previamente produzido por Byron Surgical (Mentor, Irvine, CA).[2] Alguns sistemas dependem de eletricidade, e outros são impulsionados por gás.[6] As diferenças de eficácia podem ser atribuíveis a diferenças na taxa de vibração, embora não esteja claro se a vibração mais lenta ou mais rápida oferece eficiência ótima para remover a gordura.[2] O grau de movimento radial também pode contribuir para a eficácia. A escolha entre aparelhos de PAL que competem, em geral, baseia-se na garantia, na preferência por elétrico *versus* pneumático, na vibração e no ruído.[6] Nos Estados Unidos, o PAL LipoSculptor da MicroAire (Charlottesville, VA) é o único sistema PAL atualmente fabricado. O aparelho é elétrico e opera com um golpe reciprocante de 2 mm a 4.000 ciclos por minuto. Conforme relato do fabricante em 2016, o sistema custa aproximadamente US$ 20.000. Outras empresas que antes fabricavam sistemas PAL incluem Wells-Johnson (Tucson, AZ), Byron Surgical (Mentor, Irvine, CA) e Medtronic (Minneapolis, MN), mas esses produtos já não estão no mercado.

Os sistemas movidos a energia incorporam cânulas de comprimento e diâmetro comparáveis com os das cânulas de lipoplastia movidos por sucção, permitindo seu uso em pequenas incisões. As cânulas movidas a energia demonstram criar túneis maiores no tecido subcutâneo do que as cânulas da lipoaspiração tradicional.[2,7] Em outras palavras, uma cânula de 3 mm pode produzir túneis de 4 mm ou mais.[2,7] Portanto, os cirurgiões devem considerar escolher uma cânula com tamanho menor para fazer incisões de acesso menores do que tipicamente era necessário para um dado tamanho de túnel. Quando a energia está ligada, a cânula pode ser mantida em um local e ainda remover gordura. É preciso muita cautela, pela mesma razão, para evitar criar irregularidades de contorno.

13.3 Vantagens para o Cirurgião

A melhor penetração tecidual dos aparelhos movidos a eletricidade reduz a fadiga do operador, permitindo aspiração mais rápida e diminuição da tensão muscular. Isso é particularmente útil em casos de revisão, bem como em áreas fibrosas, como o dorso, os flancos e a mama masculina. Reduzindo o esforço físico necessário ao cirurgião, cirurgias mais longas ou mais numerosas têm a possibilidade de ser realizadas em uma dada sessão. Além disso, diminuir a fadiga e a monotonia associadas à lipoaspiração tradicional provavelmente melhora a atenção e a precisão do cirurgião.[2,7,8]

Um estudo multicêntrico realizado por Coleman *et al.* demonstraram um aumento médio da extração de gordura de 30% (variação de 20% a 45%) com PAL, em comparação com a lipoaspiração tradicional.[5] A lipoaspiração tradicional foi simulada em seu estudo usando aparelhos PAL e seus modos sem alimentação por energia. O maior aumento de extração de gordura foi visto na área do quadril (62%), em comparação com a parte alta das coxas (48%) e o abdome (36%), o que sustenta a observação de que PAL é particularmente vantajosa em áreas fibrosas nas quais a lipoaspiração tradicional possa ser mais desafiadora.

Katz *et al.* compararam a lipoaspiração tradicional e a PAL em um grupo de pacientes que serviram como seus próprios controles.[7] Eles verificaram que a PAL se associava a tempos operatórios 35% mais curtos, 31% mais de aspiração de gordura por minuto, e 49% menos fadiga do cirurgião do que a lipoaspiração tradicional.[7] Os autores também relataram que, em vista da maior facilidade com que a cânula elétrica se movimenta no interior do tecido subcutâneo, juntamente com o aumento do conforto do paciente associado à PAL (v. seção 13.4), conseguiram fazer sintonia fina em áreas difíceis ao final do caso com o paciente em pé.[2,7] Eles acreditam que essa oportunidade permite um grau de simetria e contorno final que não poderia ser alcançado de outra maneira com a lipoaspiração tradicional e uma incidência mais baixa de procedimentos de revisão.[7]

Na tentativa de avaliar a firmeza da pele após a PAL, Sasaki *et al*e cols. mediram as alterações da área em três pacientes submetidos à PAL e a lipoaspiração tradicional do abdome.[9] Conquanto seus resultados não alcançassem a significância estatística, eles relataram uma redução maior na superfície da pele com a PAL (média de 5,8%) do que com a lipoaspiração tradicional (média de 4,2%) 6 meses depois da cirurgia.[9] Seu estudo foi limitado pelo tamanho pequeno da amostra, mas deve incentivar mais pesquisas sobre o potencial das vantagens de firmeza da pele proporcionada pela PAL com relação à lipoaspiração tradicional.

O aumento global da extração de gordura relatado por Coleman e cols., discutido anteriormente, foi significativo somente para os cirurgiões que tinham realizado oito ou mais casos de PAL.[5] Para os cirurgiões que tinham realizado sete ou menos casos de PAL, não houve diferença significativa na extração de gordura entre a lipoaspiração movida por energia ou não. O estudo dirige atenção para a curva de aprendizagem curta, mas real, associada aos aparelhos movidos a energia. Os cirurgiões precisam se acostumar a movimentar a cânula mais lentamente do que na lipoaspiração tradicional a fim de maximizar os benefícios de extração da gordura da PAL. Conquanto temporária, essa curva de aprendizagem pode ser considerada uma pequena desvantagem da PAL.

13.4 Vantagens para o Paciente

Como os aparelhos movidos a energia melhoram a penetração tecidual associada a cada golpe da cânula, o processo se torna menos traumático para o tecido do paciente do que a lipoaspiração tradicional para um dado volume de aspirado. Isso reduz o trauma tecidual, o edema e a equimose, assim reduzindo o tempo de recuperação para o paciente.[1,8] Diferentemente da lipoaspiração assistida por ultrassom, que também oferece a vantagem de melhora da penetração tecidual, a PAL não traz o risco associado de lesão térmica.[8] Também se acredita que a vibração produzida pelo aparelho movido a energia também crie uma sensação de distração neuronal que ajude a diminuir a percepção de dor.[2,5-7] Muitos pacientes preferem essa vibração à sensação de soco ou de rasgar da lipoaspiração tradicional.[2,5,6,7] Todos os fatores mencionados permite que a PAL seja facilmente realizada sob anestesia local, que costuma ser mais conveniente, mais segura e menos cara para o paciente do que a anestesia geral.

Katz *et al.* verificaram que a PAL se associava a 45% menos dor intraoperatória, 35% a 38% menos dor pós-operatória, 37% a 48% menos equimoses pós-operatória, 27% a 32% menos edema pós-operatório e maior satisfação dos pacientes com os resultados, em comparação com a lipoaspiração tradicional.[7] De modo semelhante, Coleman *et al.* verificaram que 54% dos pacientes em seu estudo multicêntrico preferiram a PAL à lipoaspiração tradicional, 46% não tinham preferência e nenhum preferiu a lipoaspiração tradicional.[5]

13.5 Procedimento

São feitas fotografias pré-operatórias, e o paciente é marcado na posição em pé. Os locais de incisão podem ser desenhados assimetricamente para ajudar a reduzir os estigmas da lipoaspiração.[2] A anestesia tumescente é infiltrada e fica por pelo menos 15 minutos até o efeito vasoconstritor completo antes de se começar a aspiração. A cânula movida a energia é montada e conectada à mangueira de aspiração. O número de golpes por minutos é pré-ajustado no console de energia, dependendo da marca, e varia de 800 a 10.000.[2]

Uma vez obtido o resultado desejado, com o paciente em decúbito dorsal ou lateral, Katz *et al.* preconizam a reavaliação do paciente na posição em pé a fim de realizar qualquer retoque antes de se completar a cirurgia.[2] Isso permite ao cirurgião a oportunidade de avaliar os contornos que podem ter mudado com a gravidade ou a compressão enquanto o paciente estava deitado. Se a sala de cirurgia for equipada com câmera e monitor de televisão, o paciente também pode rever as imagens e dar um *feedback* adicional.

No pós-operatório, os pacientes são instruídos a usar uma vestimenta de compressão moderada para facilitar o retorno linfático e diminuir a formação de seroma.

13.6 Complicações

Em comparação com as cânulas de lipoaspiração tradicional, teoricamente, poderia ocorrer mais dano tecidual local se uma cânula movida a energia fosse deixada em um local por um intervalo prolongado, pois a cânula continuará a extrair gordura, mesmo quando estacionária. Não verificamos, contudo, relatos desse problema na literatura.

Na teoria, o perfil de complicações associado à PAL deve ser paralelo ao da lipoaspiração tradicional e devemos esperar ver os pacientes com seromas e irregularidades de contorno, bem como casos raros de infecção, hipotensão, hemorragia, choque, toxicidade anestésica, arritmia cardíaca, lesão nervosa, violação da parede abdominal ou torácica com perfuração de vísceras, tromboembolismo pulmonar, embolia gordurosa e óbito. Devido talvez à adoção relativamente recente dessa tecnologia, nem todas essas complicações têm sido relatadas na literatura.

Um estudo de Katz *et al.* das complicações após a PAL relatou uma taxa de complicações global de 1,4%, o que é comparável à da lipoaspiração tradicional realizada com anestesia tumescente.[8] Isso correspondeu a três seromas pós-operatórios em um grupo de 207 pacientes, todos os quais tiveram sucesso no tratamento com aspiração e compressão. Eles não relataram nenhuma complicação sistêmica.

Em um estudo de 547 casos de PAL de Sasaki *et al.*, as complicações incluíram formação de nódulo fibrótico (5%), infiltração prolongada (3%) e seroma (menos de 1%).[9] Os nódulos fibróticos se resolveram todos espontaneamente ou após infiltração intralesional de esteroides e terapia com ultrassom. Os seromas todos se resolveram espontaneamente sem aspiração. Eles não tiveram complicações sistêmicas.

13.7 Novas Aplicações

Como a PAL permite a extração mais eficiente de gordura do que a lipoaspiração tradicional, causa menos dano aos adipócitos do que os aparelhos à base de ultrassom e facilita a sucção de áreas fibrosas, tem o potencial de ser muito útil no enxerto de gordura e na lipoescultura. Keck *et al.* compararam amostra de gordura abdominal coletada por PAL e por lipoaspiração tradicional e relataram número comparável de células-tronco derivadas de adiposas viáveis, bem como as taxas de proliferação celular entre os grupos *in vitro*.[10] É interessante verificar que as células coletadas usando PAL mostraram níveis de expressão significativamente mais altos dos marcadores de diferenciação adiponectina, GLUT4 e PPAR, os quais promovem a diferenciação das células-tronco em adipócitos maduros, do que as células coletadas usando lipoaspiração tradicional. Codazzi *et al.* relataram resultados clínicos bem-sucedidos usando um aparelho de PAL para coleta de gordura para enxerto de gordura e lipoescultura.[11]

Abboud *et al.* descrevem uma combinação de PAL e subsequente transferência de gordura para o tratamento de ptose braquial leve a moderada que dispensa a necessidade de excisão da pele.[12] Eles realizaram a PAL da parte posterior do braço e da região para-axilar, seguida por lipopreenchimento do triângulo bicipital da parte medial do braço, o que eles acreditam restaurar um contorno esteticamente agradável e ajude a levantar a pele ptótica da parte posterior do braço. Eles relatam 90% de satisfação dos pacientes. Os autores sentem que esse procedimento ofereça uma alternativa efetiva à braquioplastia tradicional com excisão de pele, associando-se a tempos operatórios mais curtos, recuperação mais rápida do paciente, cicatriz mínima e menos complicações pós-operatórias.

Múltiplos estudos têm relatado resultados de sucesso com o uso de PAL no tratamento de ginecomastia.[13,14] Como a PAL é particularmente efetiva na aspiração de áreas fibrosas, é mais adequada do que a lipoaspiração tradicional para contorno da gordura densa e do tecido fibroglandular da mama masculina. Lista *et al.* relatam excelentes resultados do uso de PAL e uma subsequente técnica *pull-through* em um estudo de 99 pacientes (197 mamas) com ginecomastia.[13] Somente 3 dos 99 pacientes (cinco mamas) precisaram de uma incisão periareolar adicional para remoção de tecido mamário residual. Para os 96 casos de sucesso, fez-se uma única incisão de acesso de 4 mm na face lateral do sulco inframamário e se removeu uma média de 459 mL de lipoaspirado, seguida por 5 a 70 gramas de tecido removido. Nenhum dos pacientes precisou de uma cirurgia de revisão. Os autores acreditam que essa técnica produza consistentemente um contorno natural da mama masculina. De modo semelhante, Scuderi *et al.* descrevem o uso de PAL com incisão transareolar para o tratamento de ginecomastia leve a moderada.[14] Eles recomendam o uso de dois pequenos pontos de acesso da lipoaspiração no sulco inframamário lateral e na origem da axila. Se restar uma elevação de tecido mamário abaixo do mamilo e da aréola depois de se completar a PAL, eles realizam uma incisão transareolar para remover diretamente esse tecido. Em seu estudo de 23 pacientes, o volume do lipoaspirado variou de 100 a 400 mL, e a excisão do parênquima, de 20 a 110 gramas.

13.8 Conclusão

Desde seu desenvolvimento na década de 1990, a PAL se tornou técnica útil, com muitas vantagens sobre a lipoaspiração tradicional, para o cirurgião e o paciente igualmente. Para a cirurgia, a PAL oferece maior penetração tecidual com aumento da extração de gordura, facilita a aspiração de áreas fibrosas, diminui a fadiga do operador e abrevia os tempos operatórios. Para o paciente, a PAL oferece redução da dor intra e pós-operatória, menor edema e equimose no pós-operatório e satisfação global potencialmente maior. As desvantagens da técnica consistem principalmente em uma pequena curva de aprendizagem, aumento do ruído e o custo de comprar o equipamento. Além de seu uso na lipoaspiração de rotina, a PAL tem mostrado resultados promissores no enxerto de gordura e na lipoescultura, contorno corporal e no tratamento de ginecomastia.

Referências Bibliográficas

[1] Rebelo A. Power-assisted liposuction. Clin Plast Surg 2006; 33(1):91–105, vii
[2] Katz BE, Maiwald DC. Power liposuction. Dermatol Clin 2005; 23(3):383–391, v
[3] Shridharani SM, Broyles JM, Matarasso A. Liposuction devices: technology update. Med Devices (Auckl) 2014; 7:241–251
[4] Young VL; Plastic Surgery Educational Foundation DATA Committee. Power-assisted lipoplasty. Plast Reconstr Surg 2001; 108(5):1429–1432
[5] Coleman WP, III, Katz B, Bruck M, et al. The efficacy of powered liposuction. Dermatol Surg 2001; 27(8):735–738
[6] Flynn TC. Powered liposuction: an evaluation of currently available instrumentation. Dermatol Surg 2002; 28(5):376–382
[7] Katz BE, Bruck MC, Coleman WP, III. The benefits of powered liposuction versus traditional liposuction: a paired comparison analysis. Dermatol Surg 2001; 27(10):863–867
[8] Katz BE, Bruck MC, Felsenfeld L, Frew KE. Power liposuction: a report on complications. Dermatol Surg 2003; 29(9):925–927, discussion 927
[9] Sasaki GH, Tevez A, Ulloa EL. Power-assisted liposuction (PAL) vs. traditional liposuction: quantification and comparison of tissue shrinkage and tightening. In: Serdev N, ed. Advanced techniques in liposuction and fat transfer. Intech; 2011
[10] Keck M, Kober J, Riedl O, et al. Power assisted liposuction to obtain adipose-derived stem cells: impact on viability and differentiation to adipocytes in comparison to manual aspiration. J Plast Reconstr Aesthet Surg 2014; 67(1):e1–e8
[11] Codazzi D, Bruschi S, Robotti E, Bocchiotti MA. Power-assisted liposuction (P.A.L.) fat harvesting for lipofilling: the trap device. World J Plast Surg 2015; 4(2):177–179
[12] Abboud MH, Abboud NM, Dibo SA. Brachioplasty by power-assisted liposuction and fat transfer: a novel approach that obviates skin excision. Aesthet Surg J 2016; 36(8):908–917
[13] Lista F, Ahmad J. Power-assisted liposuction and the pull-through technique for the treatment of gynecomastia. Plast Reconstr Surg 2008; 121(3):740–747
[14] Scuderi N, Dessy LA, Tempesta M, Bistoni G, Mazzocchi M. Combined use of power-assisted liposuction and trans-areolar incision for gynaecomastia treatment. J Plast Reconstr Aesthet Surg 2010; 63(1):e93–e95

Seção IV
Contorno Corporal com Base em Tecnologia de acordo com a Anatomia

14 *Facelifting* sem Cicatriz com Assistência por Radiofrequência Bipolar 133

15 Lipólise com Injeção – Pescoço 140

16 Pescoço: Lipoaspiração por Radiofrequência 150

17 Lipoaspiração do Pescoço: Técnica Clássica 160

18 Lipoaspiração Assistida por Radiofrequência para Contorno do Braço 165

19 FaceTite: Técnica do Procedimento 174

20 Tratamento de Ginecomastia Masculina 181

21 Contorno Corporal de Alta Definição do Abdome 185

22 Flancos e Quadris 191

23 Gluteoplastia com Implantes 197

24 Contorno das Coxas com Base em Tecnologia 210

25 Contorno da Panturrilha, do Tornozelo e do Joelho 220

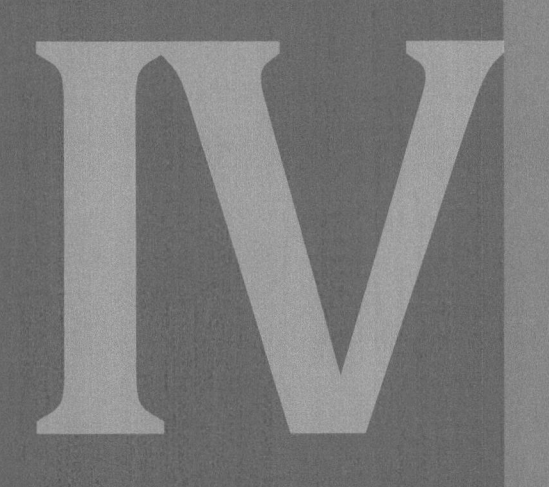

14 *Facelifting* sem Cicatriz com Assistência por Radiofrequência Bipolar

Diane Irvine Duncan

Resumo

As técnicas tradicionais de *facelifting* têm sido substituídas, na maioria dos pacientes, por um grande número de opções menos invasivas, incluindo a toxina botulínica e injeções de preenchedores, transferência de gordura, *resurfacing* com *laser*, ultrassom microfocado (MFU) e radiofrequência (RF) transcutâneos e técnicas de agulhamento. Conquanto essas abordagens certamente ajudem a deter a aparência envelhecida, o *facelifting* cirúrgico e as opções já mencionadas não abordam a causa raiz de flacidez da pele facial. À medida que as pessoas envelhecem, uma alteração estrutural da camada adiposa cria aparente flacidez da pele. A estrutura adiposa sobre a qual se encontra a pele perde a integridade de sua estrutura de colágeno ao longo dos anos. De maneira semelhante à bem conhecida atrofia da gordura facial, a fração do estroma vascular também sofre erosão. As manifestações clínicas desse processo incluem a queda do preenchimento facial em direção aos sulcos nasolabiais e aos compartimentos de gordura no contorno da mandíbula. A correção do processo inclui a restauração de uma estrutura tridimensional na camada adiposa superficial. A utilização da radiofrequência (RF) bipolar na camada subcutânea do pescoço e parte média da face pode restaurar a rede fibrosa fina que sustenta a forma facial. Os resultados melhoram com o tempo no prazo de até 1 ano. O procedimento pode ser seguramente combinado a outras abordagens a fim de otimizar o resultado. Como a causa raiz da flacidez da pele e dos tecidos moles é corrigida, a longevidade dos resultados com esse método de tratamento ultrapassa o das técnicas cirúrgicas tradicionais.

Palavras-chave: radiofrequência, ajustamento da pele, *lifting* da parte média da face, não excisional, regenerativo(a), tempo de afastamento mínimo.

> **Pontos Essenciais**
>
> - Técnica usada para pacientes com flacidez facial leve a moderada.
> - Aborda a causa raiz da flacidez dos tecidos moles.
> - Os resultados melhoram com o passar do tempo ao longo de 1 ano.
> - O levantamento se limita a cerca de 30% de contração do envelope cutâneo.
> - Deve-se usar um item de sustentação a fim de melhorar o desfecho.
> - Os resultados variam; nem todos os pacientes respondem de maneira semelhante.
> - Os problemas faciais centrais não efetivamente abordados com as técnicas tradicionais de *facelifting* podem ser abordados bem sem excisão de pele.

14.1 Introdução

Em 2010, uma pequena versão de um aparelho de radiofrequência bipolar foi disponibilizada sob supervisão do IRB (Conselho de Revisão Institucional) para tratamento da pele da face e do pescoço em casos de flacidez da pele e dos tecidos moles. Naquela ocasião, a falta de matriz de sustentação de colágeno do estroma não foi reconhecida como a causa raiz do aparente envelhecimento facial. Portanto, o desenvolvimento desse *facelift* sem cicatriz levou vários anos. Inicialmente, o aparelho foi usado para potencializar o tratamento da flacidez focal juntamente com um *facelift* aberto. Aquelas regiões tratadas foram as que sabidamente eram mal corrigidas com as técnicas tradicionais de excisão. As regiões do sulco nasolabial, das linhas de marionete, da parte central submentual e dos compartimentos de gordura no contorno da mandíbula foram os alvos iniciais.

Os pacientes foram tratados com aparelho à base de radiofrequência bipolar ao longo de um período de 5 anos. O procedimento simples incluía infusão de líquido tumescente, seguida por RF bipolar minimamente invasiva para firmar os tecidos moles para várias indicações. A maioria dos pacientes passou por tratamento assistido por radiofrequência com a finalidade de auxiliar uma abordagem de *facelift* aberta ou curta para cicatriz. Essa abordagem também foi usada para *facelifts* secundários, pois a flacidez central residual ou recorrente era notada frequentemente como queixa principal.

14.2 Indicações: Escolha dos Pacientes

O paciente ideal cumpre os seguintes critérios:

- Deseja *facelifting* leve a moderado sem as cicatrizes associadas a uma técnica tradicional de excisão da pele.
- O procedimento pode ser usado em homens e mulheres.
- Os pacientes com tempo de recuperação limitado podem escolher essa técnica, pois o tempo de afastamento das atividades geralmente é de 2-3 dias. Podem ocorrer equimoses e edema leves. Os pacientes podem retornar ao trabalho sempre que o grau de edema for aceitável, e as equimoses residuais possam ser cobertas com maquiagem.
- A observância do uso de um item de sustentação por 2-3 dias inicialmente e por 2 semanas no pós-operatório à noite melhorará o resultado. Em casos difíceis, em que se combina o uso do tratamento pesado de face/pescoço com lipoaspiração ou com correção secundária, o item de compressão da face e do pescoço usada à noite por um período mais longo pode ajudar a moldar a face e a reduzir as irregularidades de contorno. Remover o estiramento ou a tensão no local tratado melhora a formação de ligação ao colágeno da matriz tecidual ao longo do tempo.
- A disposição de esperar a melhora também é algo necessário; conquanto se note melhora significativa em seis semanas pós-tratamento, o resultado ótimo pode não ser visto por 6-12 meses.
- O desejo de evitar cicatrizes precisa ser forte, pois a melhora pode ser apenas leve a moderada.

14.3 Contraindicações

- Pacientes grávidas ou lactantes.
- Pacientes com expectativas fora da realidade.
- Falta de disposição de observar o uso de itens de suporte ou o seguimento prolongado.
- Flacidez acentuada da pele facial ou flacidez acentuada de tecidos moles.
- Presença de pele muito espessa, de cicatrizes ou de fibrose por cirurgias prévias.
- Pacientes obesos.

14.4 Técnica

A técnica com essa abordagem se inicia com a boa seleção de pacientes. Se o problema que você espera corrigir for pequeno o suficiente para uma abordagem efetiva com este procedimento, então ele pode ser considerado. Ao avaliar o paciente pela primeira vez, é importante ter uma compreensão de quanto esse procedimento pode realizar. Abaulamentos localizados podem ser aplainados, e algum grau de ptose focal da pele e de flacidez pode ser melhorado. A previsibilidade dos resultados é uma habilidade que precisa ser aprendida; melhor iniciar pensando pequeno quando feita a primeira tentativa desse procedimento.

O líquido tumescente é infundido como para a lipoaspiração. Como os nervos faciais poderiam correr risco, mais infusão, em geral, é mais segura do que pouca infusão. Dependendo da área a ser tratada, injetarei 100-200 mL de solução tumescente padrão por lado da face, superficialmente, depois de marcar as regiões-alvo em posição ereta. Os conhecidos locais problemáticos onde o nervo facial se torna superficial são marcados antes de tumescer, pois eles podem ficar distorcidos depois da infusão. No entanto, em geral, não se usa lipoaspiração. Prefiro aparelhos de radiofrequência bipolar minimamente invasivos para este procedimento, mas a RF monopolar também pode ser usada. Não se deve permitir que a temperatura externa exceda 35 graus Celsius. Minha temperatura interna máxima é de 55 graus. Manter os ajustes seguros garante que o tempo adequado no tecido seja alcançado sem lesar os nervos faciais ou criar uma queimadura. É importante respeitar a pequena quantidade de tecido com que se esteja trabalhando.

Para os melhores resultados, trata-se o envelope de pele inteiro que tenha gordura subcutânea abaixo de si (▶Fig. 14.1). Eu evito a testa, pois o aquecimento do músculo frontal não é muito efetivo e pode ser bem arriscado. A energia usada pode variar de 1-4 quilojoules por lado, dependendo da localização e intensidade do problema a ser tratado. Especialmente para iniciantes, não recomendaria o supertratamento. Uma aparência plana não seria atraente. O supertratamento pode causar depressão focal, que seria irreversível.

Os *endpoints* clínicos incluem um estalido audível do tecido tumescido, combinado a uma resposta visível do tecido. Na maioria das regiões, isso evidenciará discreto aplainamento da área protuberante. Outra alteração visível pode ser o apagamento de linhas finas ou ondulações. O tecido se aquecerá rapidamente; portanto, se temperaturas máximas forem alcançadas, mude para outro ponto. Se o problema for intenso e você estiver fortemente inclinado a tratar novamente a mesma área, é boa ideia deixar que a temperatura dos tecidos moles retorne ao normal antes de começar uma breve segunda sessão.

As portas de acesso geralmente são feitas com uma agulha do tipo Nocor de calibre 18, frequentemente usada para subcisão. Também se pode usar uma agulha calibre 18 comum. Como os toques dessa agulha geralmente são difíceis de ver, a colocação das portas de acesso deve ser realizada com um olho no efeito clínico, não na finalidade de camuflagem.

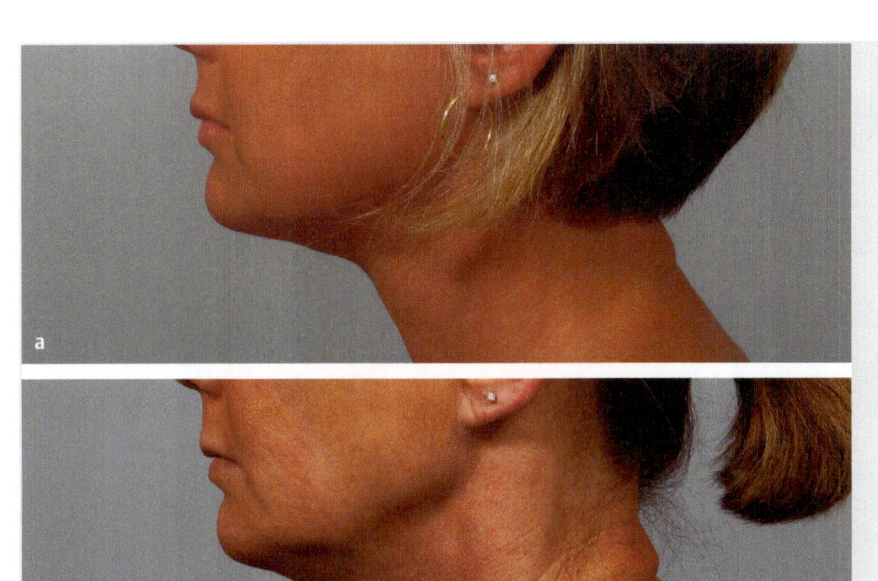

Fig. 14.1 (a) Mulher de 40 anos. **(b)** Mesma paciente com idade de 44 anos. Ocorreu envelhecimento extrínseco e intrínseco.

Conquanto as portas de acesso sob o lóbulo da orelha e perto do modíolo dentro da boca sejam populares, há um risco maior de queimaduras e de paresia do nervo facial devido a um ângulo complicado ou a um alcance longo necessário com tais abordagens. Ao tratar os compartimentos de gordura no contorno da mandíbula, é essencial tratar atrás dessa região ou dentro dela em vez de tentar percorrer o caminho todo até o queixo. Quando perto de um conhecido ponto de nervo motor ou sensitivo, é recomendável permanecer na superfície, não perto demais, e por um tempo muito curto. Se você vir atividade motora do lábio inferior enquanto faz o tratamento, pare imediatamente o tratamento e vá para outro ponto.

14.5 Discussão

Com o envelhecimento, há uma diminuição da fração colagenosa do estroma e vascular nos tecidos moles.[1] Isso se baseia, em parte, no tipo de pele, mas o fator mais forte é a idade do paciente. Conquanto seja amplamente conhecido que a reabsorção óssea, a atrofia muscular e a atrofia da gordura facial possam resultar em uma perda de volume facial de 200 mL ao longo de 30 anos,[2] dá-se pouca atenção a como o caráter dos tecidos moles muda. Eu proporia que a área da pele provavelmente não aumente com a idade. A combinação de perda de volume facial mais aumento da desconexão ou espaçamento entre as camadas de tecidos moles seja a causa básica das alterações de contorno da face com o envelhecimento.[3] A perda de volume não é o único fator a influenciar o aparente excesso de pele do envelope cutâneo. Ligamentos faciais estrategicamente dispostos suspendem a pele facial, mas a pele não ancorada por esses ligamentos se torna frouxa e perde o tônus ao longo do tempo, como descrito anteriormente. A ▶ Figura 14.2 mostra micrografias eletrônicas da gordura subcutânea em pacientes de idades variáveis. Conquanto não haja uma divisão linear da qualidade da estrutura de sustentação dos tecidos moles com o aumento da idade, em geral, é um bom preditor de como a camada gordurosa se comportará. Sabe-se que várias áreas da face são difíceis de corrigir com as técnicas tradicionais de *facelifting*.[4] A queda da parte média medial da face é acentuada pelo aplainamento da parte superior da bochecha e migração desse volume para a região do sulco nasolabial. Aplainando o sulco nasolabial com o aparelho de RF, pode-se obter uma aparência de restauração do preenchimento da porção superior da parte média da face.

Outra região difícil é a região da pele facial próxima da columela. A recessão dos cantos da boca com a idade é quase universal, sendo difícil corrigir com cirurgia. A recriação do suporte de colágeno, juntamente com a correção do volume, suavizará significativamente esse marcador de idade.

Um terceiro alvo para correção focal por RF é a região de flacidez de tecidos moles imediatamente lateral à linha da marionete (▶Fig. 14.3). Essa região discretamente mais larga costuma se caracterizar por rugas superficiais e aspecto pendular quando o paciente está olhando para baixo. Conquanto a correção das rugas seja abordada melhor por

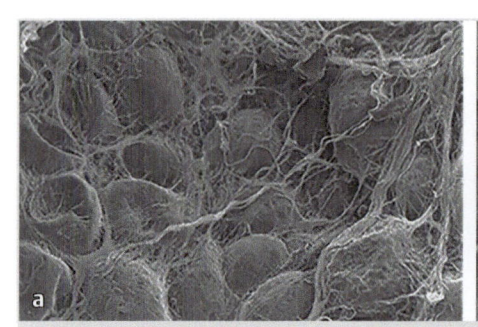

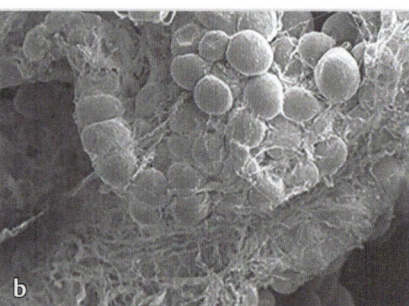

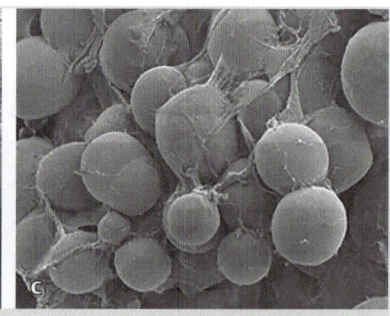

Fig. 14.2 Envelhecimento dos tecidos moles. (a) Terceira década: componente de estroma e vascular proeminente. (b) Quinta década: áreas focais de perda: matriz de ligação ao colágeno e irrigação. (c) Sétima década: fração de estroma e vascular intensamente diminuída.

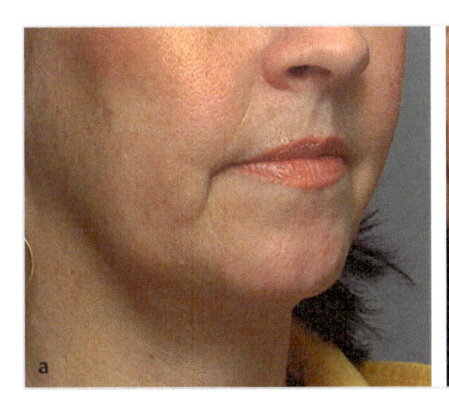

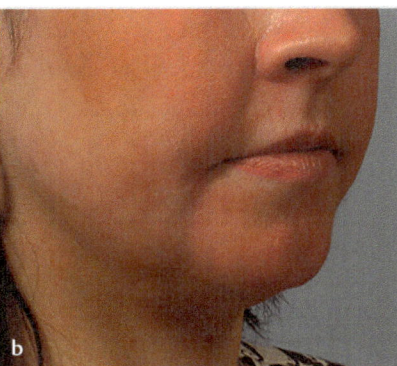

Fig. 14.3 (a) Idade de 48 anos antes do tratamento. (b) Seis semanas após o *facelift* assistido por radiofrequência e *resurfacing* com *laser* de érbio. Note a melhora significativa do "pufe" perioral e do efeito buldogue.

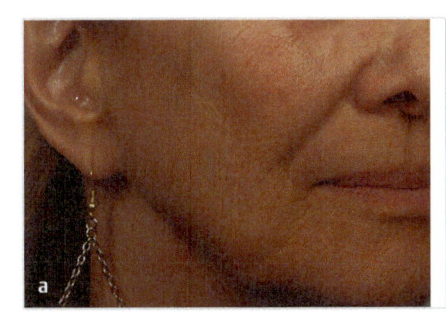

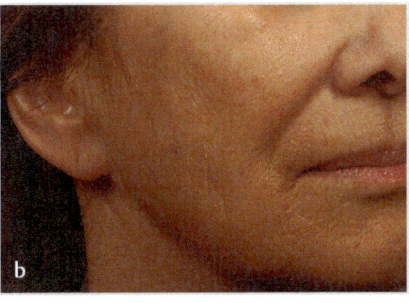

Fig. 14.4 Tratamento unicamente com radiofrequência (RF). (a) Paciente de 65 anos antes do tratamento. Ela recusou qualquer procedimento que pudesse causar uma aparência artificial ou distorcida. (b) Três semanas pós-*facelifting* com RF unicamente. Note a correção significativamente precoce do efeito buldogue e da flacidez perioral. O tono e a textura da pele também melhoraram.

resurfacing, o caráter pendular pode ser bem corrigido com restauração assistida por RF subcutânea da estrutura de colágeno.

O quarto alvo ao tratar as porções central e inferior da parte média da face é o submento. Essa região é notoriamente difícil de corrigir.[5,6] Um fator complicante é a proximidade do nervo marginal da mandíbula. Esse ramo do nervo facial pode ser lesado quando exposto a um trauma térmico, físico ou químico.[7] O tratamento da região do submento com o aparelho de RF deve ser feito muito cuidadosamente e, na região do nervo facial, muito superficial e rapidamente.

O problema fundamental nos compartimentos de gordura (efeito buldogue) é a flacidez dos tecidos moles (não da pele) posteriormente à âncora firme do ligamento mandibular. Portanto, a melhor correção envolveria mudar o caráter da camada adiposa, e não puxar a pele sobrejacente (*facelift*) ou simplesmente remover a gordura (lipoaspiração). Conquanto o ultrassom microfocado[8] e a lipólise com injeção[9] tenham tido moderado sucesso no tratamento focal do efeito buldogue, é difícil obter correção consistente no longo prazo.

O alvo final no tratamento do envelhecimento facial é o submento central.[10] Essa pode ser a região mais difícil de corrigir, pois nenhum método de *lifting* da face ou do pescoço corrige adequadamente o que parece ser flacidez da pele. Em muitos casos, há apenas uma camada fina de gordura associada à pele pendente. A deformidade se acentua com o queixo em posição voltada para baixo. Contanto que alguma gordura esteja presente, o aparelho de RF, usado com injeção tumescente e apenas algumas passagens, pode firmar moderadamente essa área resistente a tratamento.

Os pacientes devem ser avisados de que muitas dessas regiões mostram envelhecimento recorrente e/ou residual facilmente. A suavização ou possivelmente melhora moderada dessas regiões é tudo que se deve esperar com o tratamento assistido por RF. A ▶ Figura 14.4 mostra uma paciente rara que solicitou tratamento mínimo, pois não desejava distorção ou aparência de ter passado por cirurgia. As alterações iniciais mostram melhora na área visada mais uma melhora surpreendente da aparência da pele sobrejacente.

14.6 Aplicações Clínicas

A técnica de RF é ideal para muitas condições, que não a simples ptose dos tecidos moles. Conquanto a maioria dos pacientes solicite correção do efeito buldogue juntamente com melhora da flacidez submentual, muitos também notam a queda da parte mais preenchida da face, da parte central da bochecha ao sulco nasolabial, com o passar do tempo.

Aplainando essa protrusão e criando "cordões" lineares de fibrose do sulco nasolabial à região pré-auricular, pode-se conseguir certa suspensão facial semelhante à obtida com fios de suspensão de marcas comercializados[11] ou com as técnicas cirúrgicas tradicionais.[12]

Outras regiões tratadas satisfatoriamente incluem as bolsas zigomáticas infraorbitais e a flacidez localizada do submento. Algumas mulheres notam a flacidez perioral com ou sem linhas de marionete. Ela é muito difícil de tratar. Essa região não responde bem ao *lifting* com RF, mas a proximidade de ramos superficiais do nervo facial torna essa uma região com a qual é preciso ter muito cuidado.

14.7 Terapia Combinada

Como com a maioria dos procedimentos cirúrgicos, os resultados são os melhores quando combinados a outros procedimentos indicados. Várias combinações comuns incluem *facelift* tradicional mais assistência com RF central, técnicas de cicatriz curta com assistência de RF ou combinação com um *lift* de sobrancelha para otimizar o efeito. Uma combinação muito efetiva é o acréscimo de volume facial, *resurfacing* da pele e promoção da firmeza dos tecidos moles com esse aparelho. Obviamente, seria bom acrescentar gordura ou preenchedores depois da sessão de RF, pois seria esperado o derretimento do preenchedor ou da gordura com o uso desse aparelho.

A Figura 14.5 mostra marcações pré-operatórias em uma paciente que tinha flacidez na parte média da face e efeito buldogue proeminente. A Figura 14.6 mostra sua aparência pré-operatória e o resultado pós-operatório após um *facelift* assistido com RF minimamente invasivo.

Veja, no Quadro 14.1 os prós e contras do *facelifting* com RF Bipolar.

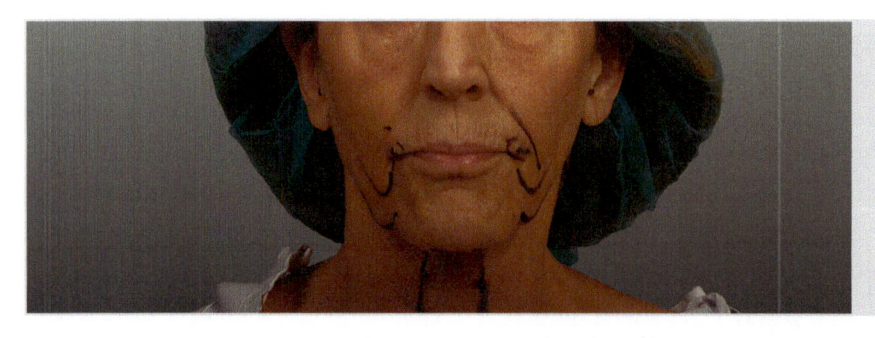

Fig. 14.5 Marcações para os alvos do tratamento por radiofrequência.

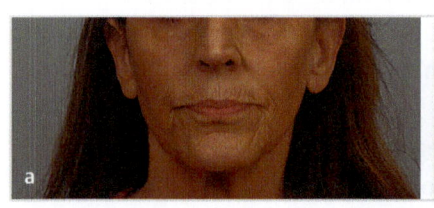

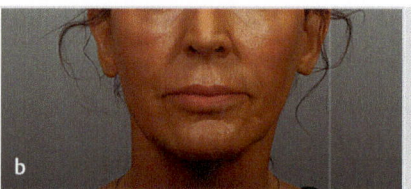

Fig. 14.6 Resultado do *facelift* fechado. (**a**) Paciente de 63 anos antes do tratamento. (**b**) Paciente 6 semanas após *resurfacing* com *laser* de érbio, enxerto de gordura e *facelift* assistido por radiofrequência.

Quadro 14.1 Prós e contras do *facelifting* com radiofrequência bipolar

Prós	Contras
Sem cicatriz – nenhum sinal visível de ter sido realizado um procedimento	Esta abordagem limita o grau de correção que pode ser obtido
É possível abordar problemas focais	Grandes problemas podem não ser inteiramente melhorados
Este procedimento trata a causa básica da ptose: flacidez dos tecidos moles	Não é possível remodelação facial significativa
O tempo de afastamento das atividades é mínimo	Mas o paciente precisa de itens de sustentação para otimizar o resultado
Pouca melhora visível imediata	Resultado ideal leva 36 meses para se tornar evidente

Referências Bibliográficas

[1] Duncan DI, Kim TH, Temaat R. Quantification of adipose volume reduction with a prospective study analyzing the application of external radiofrequency energy and high voltage ultrashort pulse duration electrical fields. J Cosmet Laser Ther 2016;18(6):323–329

[2] Sadick NS, Dorizas AS, Krueger N, Nassar AH. The facial adipose system: its role in facial aging and approaches to volume restoration. Dermatol Surg 2015; 41(Suppl 1):S333–S339

[3] Duncan DI. Non-surgical treatments for the upper arm. 5CC conference, 2 Sept 2016, Barcelona

[4] Wan D, Small KH, Barton FE. Face lift. Plast Reconstr Surg 2015;136(5):676e–689e

[5] Jones BM, Lo SJ. How long does a face lift last? Objective and subjective measurements over a 5-year period. Plast Reconstr Surg 2012;130(6):1317–1327

[6] Narasimhan K, Stuzin JM, Rohrich RJ. Five-step neck lift: integrating anatomy with clinical practice to optimize results. Plast Reconstr Surg 2013;132(2):339–350

[7] Daane SP, Owsley JQ. Incidence of cervical branch injury with "marginal mandibular nerve pseudo-paralysis" in patients undergoing face lift. Plast Reconstr Surg 2003;111(7):2414–2418

[8] Wulkan AJ, Fabi SG, Green JB. Microfocused ultrasound for facial photorejuvenation: a review. Facial Plast Surg 2016;32(3):269–275

[9] Hasengschwandtner F. Injection lipolysis for effective reduction of localized fat in place of minor surgical lipoplasty. Aesthet Surg J 2006;26(2):125–130

[10] Rasko YM, Beale E, Rohrich RJ. Secondary rhytidectomy: comprehensive review and current concepts. Plast Reconstr Surg 2012;130(6):1370–8. Review

[11] Park TH, Seo SW, Whang KW. Facial rejuvenation with fine-barbed threads: the simple Miz lift. Aesthetic Plast Surg 2014;38(1):69–74

[12] Barrett DM, Gerecci D, Wang TD. Facelift controversies. Facial Plast Surg Clin North Am 2016;24(3):357–66. Review

15 Lipólise com Injeção – Pescoço

Sachin M. Shridharani

Resumo

A adipocitólise com injeção é um conceito relativamente novo para tratar bolsas de gordura perceptíveis. Embora injetar medicações na esperança de destruir adipócitos esteja em uso há anos, jamais a Food and Drug Administration (FDA) tinha aprovado um agente para essa indicação estética até a introdução do ácido desoxicólico (ATX-101) em nosso arsenal estético. Esse tratamento não exige incisão ou criação de cicatriz e seu discreto desconforto é amenizado com pré-tratamento com injeção de anestésico local. A destruição irreversível dos adipócitos leva ao contorno significativo, personalizado e não cirúrgico da área tratada.

Palavras-chave: adipocitólise com injeção, ATX-101, plenitude submental, efeito buldogue, contorno facial, contorno do pescoço, contorno da linha da mandíbula, contorno dos compartimentos de gordura no contorno da mandíbula.

> **Pontos Essenciais**
>
> - A FDA aprovou o primeiro agente da classe para destruir permanentemente os adipócitos e tratar plenitude submental.
> - Citólise não seletiva.
> - Acréscimo ao arsenal de médicos em estética para tratar pacientes com gordura pré-platismal palpável para contorno do pescoço.

15.1 Introdução

Um pescoço com aparência jovem permanece essencial para a face esteticamente agradável. A região submental/pescoço cai no "terço inferior" de uma avaliação completa da face e tem forte impacto sobre a estética total de um paciente ou uma paciente. As características que diferenciam o pescoço estético ideal são: borda mandibular distinta, ângulo cervicomental de 105 a 120 graus, borda anterior do músculo esternocleidomastóideo visível, depressão sub-hióidea e abaulamento da cartilagem tireóidea (▶Fig. 15.1).[1] Todas as características do pescoço esteticamente agradável podem ser suavizadas ou obliteradas por acúmulo de gordura submental, também conhecida como gordura pré-platismal, resultando em uma aparência cervical não definida e desagradável. O acúmulo de gordura submental pode ser atribuído ao avanço da idade, à obesidade, a um estilo de vida e dieta desfavoráveis ou à predisposição genética.[2,3] Como estigmas da idade avançada e/ou da obesidade, um acúmulo excessivo de gordura subcutânea no pescoço pode ter impacto psicológico negativo.

Várias abordagens multimodais de rejuvenescimento do pescoço têm sido empregadas para abordar gordura submental indesejável. Técnicas invasivas, incluindo platismoplastia, lipoaspiração, lipectomia direta ou qualquer associação desses procedimentos podem ser efetivas em abordar a gordura submental.[1,4] Esses procedimentos, contudo, podem não ser adequados ou desejados por todos os pacientes. Procedimentos invasivos, conquanto bem tolerados em geral, têm: aumento dos tempos de recuperação, perfil de risco mais alto, necessidade de expertise adicional da equipe, necessidade de anestesia e necessidade de infraestrutura adicional no consultório – sala de cirurgia ou suíte semelhante. Várias das considerações técnicas resultantes levam a aumento dos custos do procedimento. Os aparelhos movidos a energia não cirúrgicos que têm sido desenvolvidos para abordar o excesso de gordura submental são limitados pelas insuficientes evidências que dão suporte à sua eficácia.

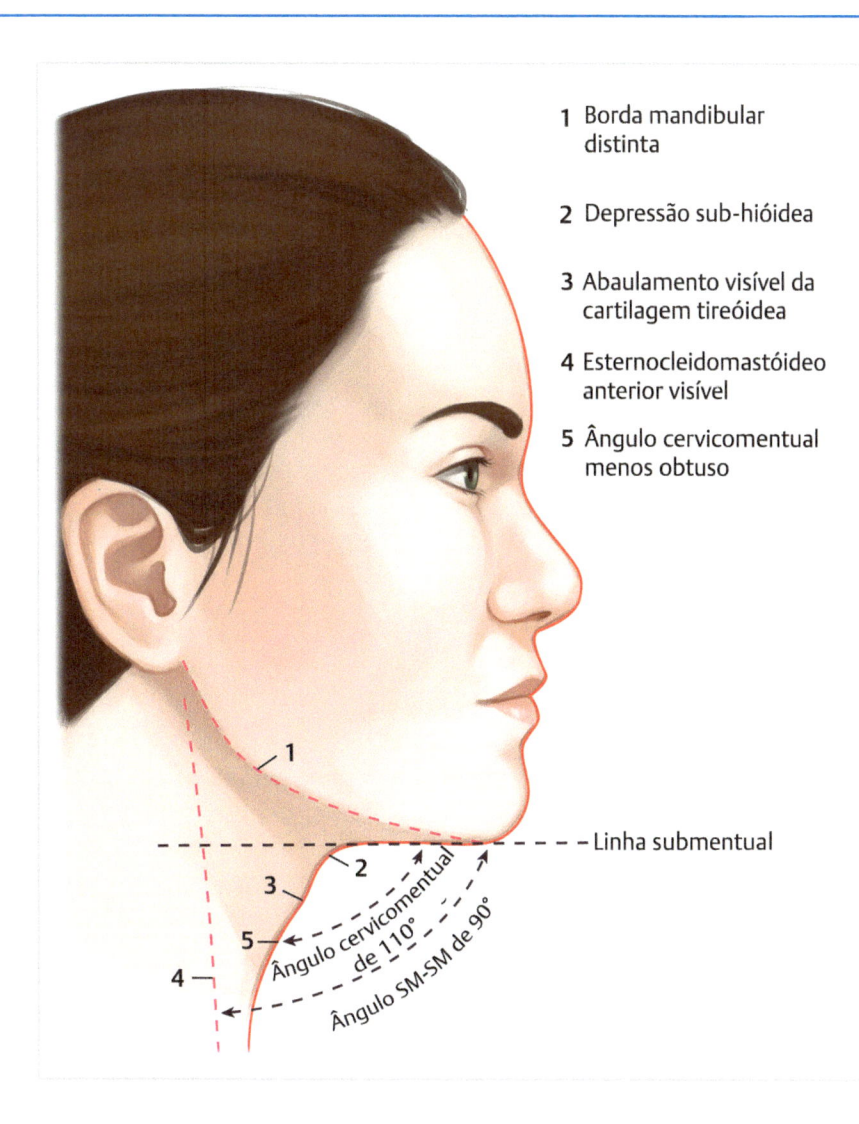

Fig. 15.1 Pescoço de jovem.

1 Borda mandibular distinta

2 Depressão sub-hióidea

3 Abaulamento visível da cartilagem tireóidea

4 Esternocleidomastóideo anterior visível

5 Ângulo cervicomentual menos obtuso

Linha submentual

Ângulo cervicomentual de 110°
Ângulo SM-SM de 90°

A necessidade de uma alternativa efetiva não invasiva ao manejo cirúrgico de excesso de gordura submentual foi o ímpeto para o desenvolvimento da forma de apresentação injetável do agente lipolítico ácido desoxicólico (ADC). O fármaco foi estudo sob o nome de ATX-101. Até o presente, o único agente aprovado pela FDA e comercializado é Kybella (Allergan Pharmaceuticals, Irvine, Califórnia) (▶Fig. 15.1).

15.2 Ácido Desoxicólico (ADC)

Ao longo das últimas décadas, foram desenvolvidas técnicas químicas para redução de gordura como alternativas não cirúrgicas. O primeiro agente utilizado foi a fosfatidilcolina (FC), introduzida em 1985 para o tratamento de xantelasmas. Mais tarde, a FC foi usada para correção de abaulamento da pálpebra inferior devido a deposições de gordura proeminentes[5,6] e para depósitos de gordura subcutâneos localizados.[7,8] Crescendo a experiência, observou-se que o ADC, o solvente para a FC, era responsável pela ação lítica das formulações combinadas de FC/ADC sobre as células em cultura de células e pele porcina fresca, levando à hipótese de que os detergentes tenham um papel na eliminação de tecido adiposo não desejado. Estudos demonstraram que o ADC exclusivamente induzia a lise das células adiposas tão efetivamente quanto com a FC.[9]

O ácido desoxicólico é um composto derivado da bile de ocorrência natural encontrado na maioria dos animais[10] e funciona como agente lipolítico não seletivo semelhante a um detergente.[11] Os detergentes têm tanto regiões hidrófobas como hidrófilas e são classificados como iônicos, não iônicos ou zwitteriônicos.[12] O desoxicolato sódico pertence ao grupo iônico de detergentes, contendo propriedades químicas polares e não polares que funcionam para emulsificar substâncias insolúveis, reduzindo a tensão superficial das membranas celulares.[12,13] Assim fazendo, o ADC causa ruptura dos adipócitos, rompendo a integridade das membranas celulares dos adipócitos, o que resulta em micelas menores de gordura que, por fim, sofrem fagocitose. O ADC, por sua vez, é metabolizado pelo fígado, enquanto os remanescentes de adipócitos são excretados pelo trato gastrointestinal.

Quando injetado na camada subcutânea, o ADC causa lise de adipócitos, finalmente resultando em diminuição da densidade de adipócitos, com tecido fibrótico substituindo o tecido adiposo.[13] As alterações físicas e histológicas resultantes não levam à atrofia ou endurecimento da camada superficial da pele, mas se levanta a hipótese de que instiguem um efeito moderado de firmeza/retração da pele. Esses efeitos combinados levam a aumento do interesse público pelo ADC como substância ideal para o tratamento minimamente invasivo de gordura não desejada.

15.3 Avaliação do Paciente

A avaliação do pescoço para tratamento injetável lipolítico exige muito conhecimento sobre a gordura pré-platismal e de sua compartimentalização. Como em outros compartimentos de gordura da face, o coxim de gordura submentual localiza-se em compartimento distinto. Abrigado no interior da gordura pré-platismal, o coxim de gordura submentual é consolidado à prega submentual, a continuação caudal do sulco labiomandibular e ao osso hioide palpável. A plenitude pode contribuir para um ângulo cervicomental obtuso (▶Fig. 15.2).[14] Existe uma continuação do coxim de gordura submentual fora dos pontos de referência anatômicos, entretanto, onde a gordura é menos cheia (em geral), mas uniformemente distribuída no espaço subcutâneo. Em estudos cadavéricos, a dispersão das injeções de gelatina com corante foi usada para elucidar os limites dos compartimentos de gordura submentuais.[15] Espera-se que a injeção de lipolíticos se disperse de modo semelhante, e o conhecimento dessa anatomia compartimental é essencial no planejamento dos procedimentos de modo a abordar as necessidades específicas do paciente. Na avaliação inicial do paciente, os pontos de referência submentuais devem ser identificados e avaliados os tecidos moles contidos, dando-se especial atenção ao volume contorno, qualidade e espessura da pele e qualquer assimetria preexistente (▶Fig. 15.2).

A avaliação do paciente e o exame físico são bem claros e se assemelham à avaliação de pacientes que estão solicitando lipoaspiração nessa área anatômica. As manobras do exame físico exigem que o médico pince, palpe, puxe e peça ao paciente para sorrir exageradamente. O pinçamento e a palpação permitem que se avalie a quantidade de gordura subcutânea palpável nessa região. Um ângulo cervicomentual obtuso também poderia

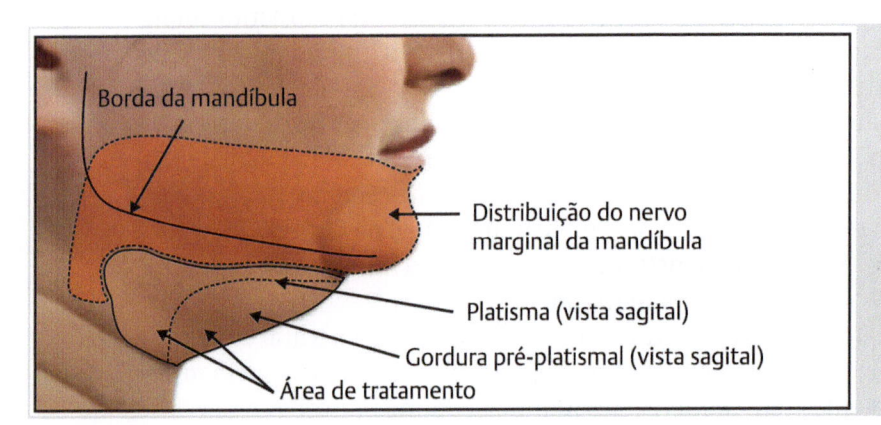

Fig. 15.2 Envelhecimento do pescoço com ampliação submentual.

ser secundário à flacidez do platisma e ao envelhecimento da pele com mínima plenitude submental (PSM). É preciso cuidado em descartar um bócio da tireoide, massas cervicais, adenopatia e glândulas submandibulares proeminentes. Uma vez que o profissional estabeleça que haja a presença de gordura subcutânea passível de tratamento, puxar a pele e procurar flacidez e recuo dérmico ajuda o médico a estabelecer se o paciente é bom candidato ou não. De maneira ideal, o paciente tem recuo de pele apropriado, o que estabelece que ele/ela se beneficiará do tratamento e verá melhora significativa da fibrose subsequente, que resulta depois de dissipada a necrose liquefativa durante a reação inflamatória. Finalmente, pedir ao paciente para sorrir exageradamente é o mesmo que pedir a ele para estimular o músculo platisma, que força a gordura pós-platisma a se aprofundar, permitindo ao profissional avaliar a gordura subcutânea do pescoço. Pode-se fazer analogia com a manobra de pedir aos pacientes para estimular os músculos retos abdominais, o que empurra profundamente a gordura intra-abdominal e permite que se pince e palpe a gordura subcutânea do abdome.

15.4 Planejamento e Preparação Pré-Operatórios

Os pacientes devem passar por exame físico e local (avaliação para edema, equimoses, transtorno de sensibilidade, paresia e dor à palpação), avaliação de sinais vitais e pesquisa de transtornos hemorrágicos antes e depois do início de cada sessão de tratamento. A única contraindicação absoluta ao procedimento é infecção ativa no local de tratamento. O paciente deve ser avisado de que apresentará um período de edema secundário à resposta inflamatória. O edema pode ser pronunciado, mas, em geral, resolve-se completamente entre os dias 5 a 10, dependendo da idade, da flacidez cutânea, da quantidade de gordura subcutânea e da natureza agressiva do tratamento (quantidade de medicação usada).

Deve ser feita fotografia pré-procedimento para documentar a resposta. É crítico respeitar o plano horizontal de Frankfurt para padronizar os ângulos das fotos. O paciente deve ser avisado de que deve antecipar a necessidade de 2-4 tratamentos em intervalos de 6 semanas para poder ver o efeito completo. Além disso, há melhora contínua sem tratamento nas semanas 6-12 durante o fechamento da ferida.

15.5 Técnica Cirúrgica (▶Fig. 15.3a-k)

O tratamento com ácido desoxicólico, em geral, é realizado como procedimento semiestéril. A região submental do paciente pode ser preparada passando-se álcool comum antes da marcação.

15.5.1 Posicionamento e Marcações

O paciente é marcado na posição sentada ereta e deve-se ter cuidado em evitar a zona mandibular marginal de inervação na área de tratamento planejada e marcada. Uma vez feitas as marcações iniciais, pode ser prudente revisar a localização e a natureza das injeções com o paciente para garantir contornos otimizados e para abordar melhor as necessidades específicas do paciente. O paciente é então auxiliado a se posicionar reclinado para aplicação de uma grade que vem com cada *kit* de medicação. É obrigatório usar a grade, pois as marcações são espaçadas igualmente com 1 cm entre elas. A zona de difusão de Kybella® no espaço subcutâneo é de 1 cm². Injetar na localização apropriada na grade assegura que haja distribuição e difusão iguais da medicação, de tal modo que os adipócitos sejam banhados apropriadamente, levando a um tratamento uniforme. Uma vez reclinado, a grade é aplicada com gaze embebida em água estéril. Uma vez aplicada, quaisquer pontos na grade que não caiam na zona de tratamento marcada são removidos passando-se álcool (▶Fig. 15.4).

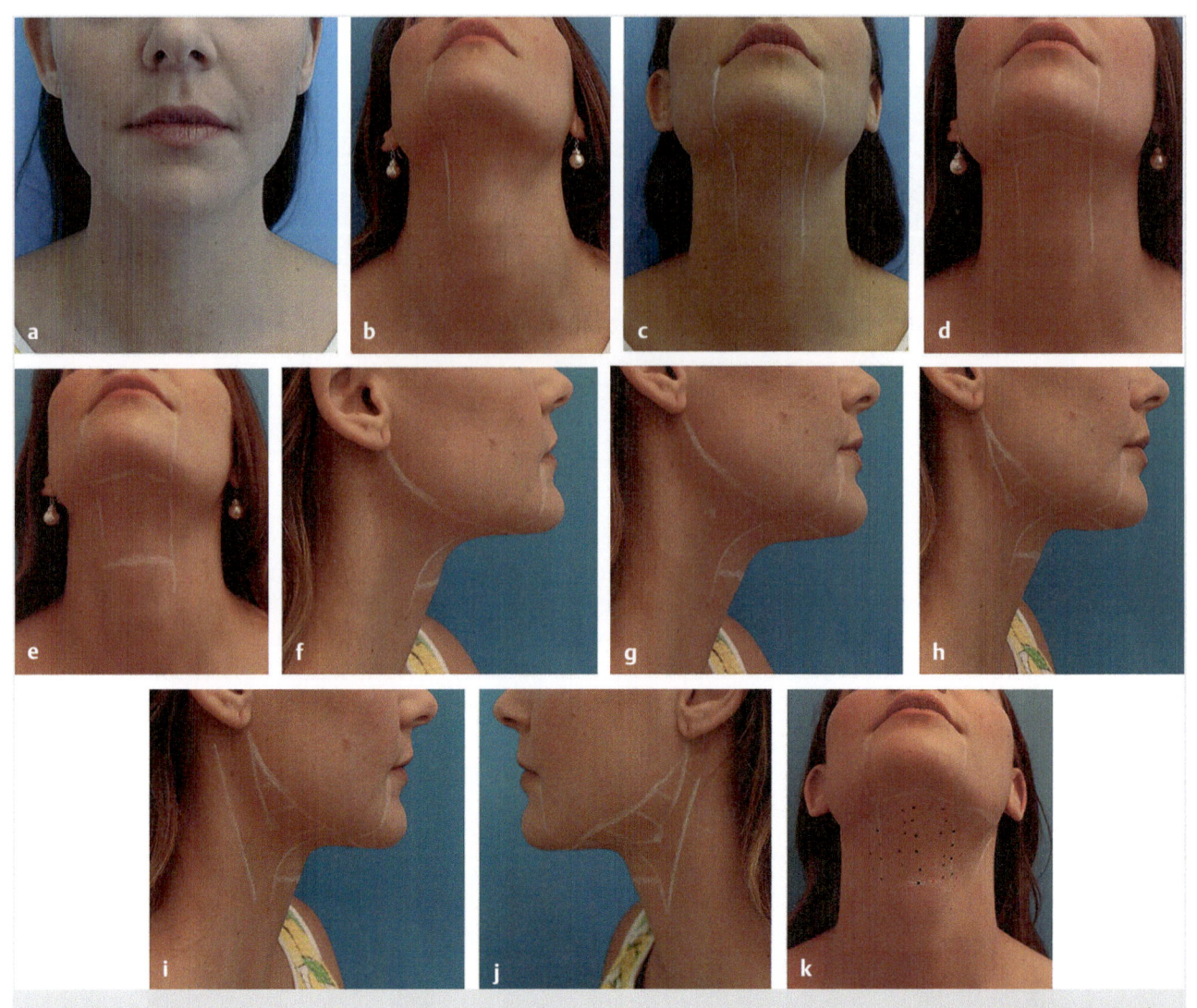

Fig. 15.3 Marcações para Kybella®. (**a**) Limpe a superfície da pele com o antisséptico de escolha. O autor sênior é a favor de utilizar álcool isopropílico regular. (**b**) Utilizando um lápis para marcação, identifica-se o sulco labiomandibular direito na comissura oral, continuando-se de maneira caudal até a parte lateral da cartilagem tireóidea. (**c**) O sulco labiomandibular esquerdo é identificado na comissura oral, continuando-se de maneira caudal, até a parte lateral da cartilagem tireóidea. (**d**) A prega submentual é identificada e marcada desde uma linha labiomandibular até a linha contralateral. (**e**) Observa-se a cartilagem tireóidea e se delineia uma linha horizontal a partir das extensões caudais das linhas labiomandibulares. (**f**) Marca-se uma linha desde o lóbulo da orelha direita até a prega submentual ao longo da face inferior da borda mandibular. (**g**) Localiza-se um ponto 2,5 cm abaixo da linha traçada no Passo 6, a meio caminho entre o lóbulo da orelha e o centro do mento. (**h**) Traça-se uma linha curva a partir do lóbulo da orelha, atravessando o ponto traçado no Passo 7, conectada à linha submentual. Essa é a localização aproximada do nervo marginal da mandíbula e não deve receber injeção (*jogos-da-velha*). (**i**) Pede-se à paciente para girar a cabeça contralateralmente para causar um abaulamento do músculo esternocleidomastóideo. Traça-se uma linha ao longo da borda anterior do músculo. Não devem ocorrer tratamentos posteriormente a essa linha. (**j**) Os passos 6-9 são realizados na parte contralateral. (**k**) A grade de espaçamento incluída é aplicada com uma esponja ou gaze úmida (água estéril). É preciso cuidado ao colocar o topo da grade (lado curto) contra a prega submentual. Remova os pontos da grade que não caiam nas marcações passando álcool.

Fig. 15.4 Aplicação da grade.

- Prega submentual
- Extremidade caudal do sulco labiomandibular
- Ângulo cervicomandibular

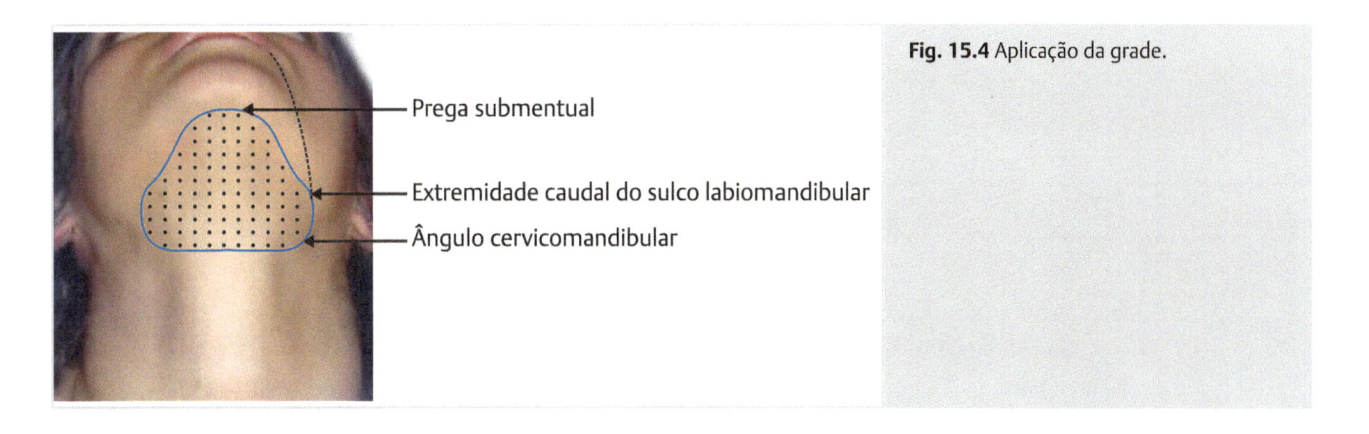

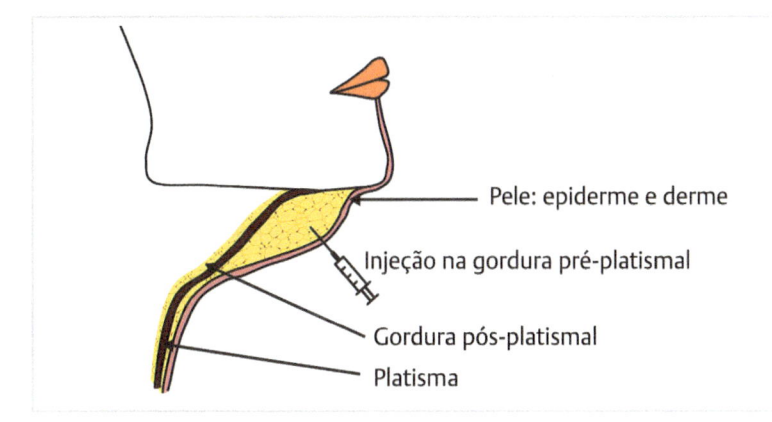

Fig. 15.5 Localização da injeção (vista sagital).

- Pele: epiderme e derme
- Injeção na gordura pré-platismal
- Gordura pós-platismal
- Platisma

15.5.2 Anestesia

O procedimento não exige anestesia; entretanto, o uso de anestésicos locais pode ser muito útil. No mínimo, é altamente recomendável empregar o uso de gelo antes da injeção e diretamente depois do procedimento. Os benefícios incluiriam hipoestesia local e vasoconstrição, o que leva à diminuição das equimoses e a um conforto global durante as injeções. O uso de anestésicos tópicos pode ser benéfico; entretanto, não são necessários, já que a pele submentual não é particularmente sensível a pequenas injeções. O uso de anestésicos locais injetáveis pode ser muito útil e costuma ser empregado para diminuir o desconforto associado à destruição imediata de adipócitos pela ruptura da membrana celular induzida pelo ácido desoxicólico. Os autores são favoráveis ao uso de lidocaína a 1% ou 2% com epinefrina a 1:100.000 infiltrada pela via subcutânea na zona de tratamento desejada. Em geral, 4-8 mL de anestésico local são mais do que suficientes para obter anestesia apropriada.

15.5.3 Técnica

No total, injeta-se 0,2 mL/cm pela via subcutânea em cada ponto da grade. A injeção é otimizada usando-se uma agulha hipodérmica de 0,5 polegada 30 g v 32 g. A penetração da agulha 1/2 a 2/3 do seu comprimento assegura que se permanece no espaço subcutâneo, e não na derme profunda (▶Fig. 15.5). Não se estimula o uso de cânulas, pois é possível que não se coloque a medicação precisamente em cada ponto de injeção. Os pontos na grade são então removidos passando-se álcool e se coloca rapidamente uma bolsa de gelo na área que recebeu injeções.

15.6 Resultados e Consequências

O ácido desoxicólico (ATX-101) foi aprovado pela FDA em 2015 nos Estados Unidos (Kybella®) e no Canadá (Belkyra®) para tratamento de amplitude submentual (ASM) para melhorar o aparecimento de convexidade moderada a intensa. Até o presente, têm havido vários ensaios clínicos multi-institucionais, randomizados e controlados de fase 3 avaliando o perfil de eficácia e segurança do ADC.[6,7,8,9] No ensaio clínico de fase 3 REFINE-1, os investigadores avaliaram a resposta clínica, a resposta volumétrica na RM, bem como o impacto psicológico do tratamento com ATX-101 em 256 pacientes.[6] Eles relatam que 75% dos pacientes submetidos a quatro tratamentos tiveram melhora de 1 grau na gordura submentual (p. ex., de ASM intensa a moderada ou de moderada a leve). Além disso, em comparação com o placebo, os pacientes tratados com ATX-101 tiveram uma proporção oito vezes maior de redução na gordura a ASM (definida como redução > 10% da ASM com relação à condição basal) na investigação por RM. Essas alterações volumétricas foram previamente descritas como clinicamente significativas para os pacientes em estudos de fase 2 e se associaram a autopercepções visuais e emocionais positivas.[6]

15.6.1 Caso 1

Mulher de 24 anos veio ao consultório com o desejo de se livrar do "queixo duplo" (▶Fig. 15.4). Ela afirma que, independentemente de como a sua dieta seja boa ou de quanto se exercite, não consegue obter uma linha da mandíbula mais bem definida e uma linha do pescoço "mais limpa". Ela menciona que a mãe tem o "mesmo pescoço" e não é obesa. A paciente não tem história de procedimentos cirúrgicos e tem medo de se submeter a uma cirurgia eletiva. Solicita um tratamento que melhore sua aparência nessa área com um controle significativo pelo médico, não apenas se livrar do "volume". Não tem história de adenopatia cervical ou bócio tireóideo.

Ao exame, tem gordura subcutânea palpável na região submentual. Não há evidência de flacidez cutânea nem de diástase do músculo platisma. No sorriso forçado (ativação do músculo platisma), não há sinal visível ou evidência palpável de gordura pós-platisma ser afastada. Ela não tem glândulas submandibulares proeminentes. Não há evidências de cicatrizes na área.

Ela é fotografada no dia pré-injeção (▶Figs. 15.6a,c). Foi submetida a dois tratamentos com Kybella® (2 mg/cm) em intervalos de 2 meses. Um resultado robusto é demonstrado 2 meses depois do segundo tratamento (▶Figs. 15.6b,d). Ela ficou muito satisfeita com o resultado (▶Figs. 15.6a-d).

15.6.2 Caso 2

Homem de 55 anos veio ao consultório com o desejo de se livrar do "queixo duplo" (▶Fig. 15.5). Ele afirma que nota excesso de pele e ampliação apesar da aparência corporal jovial. Não quer intervenções cirúrgicas para sua face. Não tem história de adenopatia cervical, bócio de tireoide ou glândulas submandibulares proeminentes.

Ao exame, o paciente tem gordura subcutânea palpável na região submentual. Há moderada flacidez da pele, mas não se encontra diástase do músculo platisma. Quando sorri de modo forçado, não há sinal visível de evidência palpável de a gordura pós-platisma ser afastada. Não há evidências de cicatrizes na área.

O paciente é fotografado no dia pré-injeção (lado esquerdo) e depois de ser submetido a dois tratamentos com Kybella® (2 mg/cm) em intervalos de 6 semanas (lado direito). Os resultados são mostrados 4 meses depois do segundo tratamento. Ele ficou muito satisfeito com o resultado (▶Fig. 15.7).

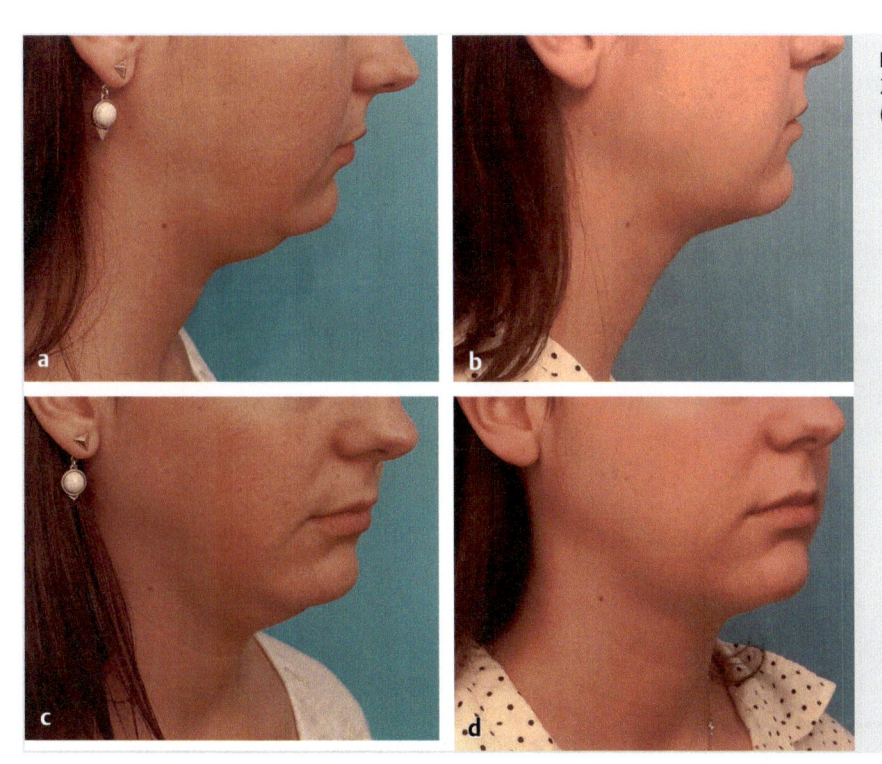

Fig. 15.6 Um dia pré-injeção (**a, c**); e 2 meses depois do segundo tratamento (**b, d**).

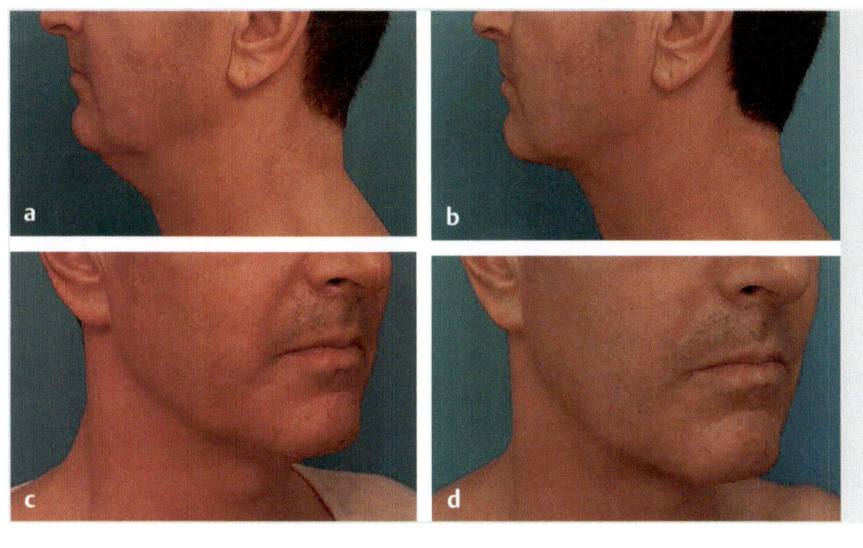

Fig. 15.7 Um dia pré-injeção (**a, c**); e no seguimento de 4 meses (**b, d**).

15.7 Problemas e Complicações

O ácido desoxicólico se demonstra, em ensaios clínicos nos Estados Unidos, ser seguro e efetivo em diminuir a ASM secundária à presença de excesso de gordura subcutânea.[16] Conquanto, em geral, alternativa bem tolerada e segura às intervenções cirúrgicas, a lipólise com ácido desoxicólico não é desprovida de suas próprias complicações e limitações. Deve-se ter cautela durante cada sessão de tratamento em razão da natureza citolítica não seletiva do ácido desoxicólico. A ação do ADC é atenuada pela ligação a proteínas em ambientes não ricos em lípides, limitando a penetração vertical não pretendida além das bordas musculares no tratamento de ASM. Torna-se essencial conhecer a distribuição horizontal antecipada do ADC depois da injeção e assegurar a colocação apropriada da agulha, guiada por um conhecimento da compartimentalização da gordura. Como os efeitos líticos do ácido desoxicólico se relacionam com a dose, ainda são necessários estudos que avaliem sistematicamente a resposta ao tratamento com base na concentração e no volume de ácido desoxicólico no local da injeção para evitar reação adversa. O esquema de tratamento atual e apropriado é "ater-se à bula" ao usar o produto. A formulação do Kybella® é de ADC a 1%. A injeção de menos de 2 mg/cm leva a uma resposta subterapêutica. É interessante observar que injetar mais de 2 mg/cm leva a uma resposta subterapêutica semelhante, sequer a um efeito de platô, com base em estudos farmacológicos. Isso é importante, pois, na tentativa de diminuir o edema, os médicos não devem tratar com menos medicação e maiores tratamentos, pois cada tratamento efetivamente será subterapêutico. Além disso, utilizar mais medicação em um contexto único, na esperança de limitar o número de tratamentos, também levará à insatisfação dos pacientes e à resposta subterapêutica e perfil de risco mais alto.

Nos estudos da FDA, edema local/inchaço (87%), equimoses (72%), dor (70%) e alteração da sensibilidade (66%) foram os efeitos colaterais mais comuns. Encontraram-se, menos comumente, eritema (27%), infiltração (23%) ou disfunção temporária do nervo marginal da mandíbula (4%).[13,17,18] A disfunção do nervo marginal da mandíbula é uma complicação de interesse particular, pois pode causar assimetria transitória. No ensaio clínico REFINE-1, a taxa observada de disfunção do ramo marginal da mandíbula foi de 4%, ou 1% por sessão de tratamento.[17] Isso se refletiu em outros ensaios clínicos.[19,20,21,22] Em todos os estudos, o efeito sobre a função do nervo marginal da mandíbula foi transitório. Na própria perspectiva subsequente deste autor, um estudo em instituição única de 100 pacientes consecutivos, observou-se que a duração média do edema foi de 7,7 dias, da alteração de sensibilidade, 28,5 dias, e da dor, 3,5 dias.

A atual literatura sugere que o uso inicial de ácido desoxicólico em baixa dose, seguido por seguimento de perto e de rotina do paciente são importantes para manejar reações e eventos adversos, além das expectativas do paciente. O seguimento do paciente provavelmente varie; eles podem preferir passar pelo procedimento durante os meses do inverno, quando as roupas podem esconder edema e vermelhidão transitórios. O aumento do número de injeções por sessão para a mesma dose total e evitar injeção na pele podem reduzir as cicatrizes locais, ulceração e fibrose.

Além disso, como com qualquer agente injetável, o ácido desoxicólico não pode abordar inteiramente a deformidade mais passível de opções cirúrgicas invasivas. Isso inclui pacientes com ptose significativa secundária à atenuação de sustentação dos tecidos moles no envelhecimento facial ou no paciente com perda de peso massiva. A seleção dos pacientes continua a ser fundamental. Os pacientes ideais para lipólise com injeção são aqueles com excesso de adiposidade da área submentual com elasticidade da pele preservada e integridade de sustentação. Postula-se que o ADC de fato tenha efeito modesto sobre a contração da pele, já que estudos demonstrando diminuições de volume depois do tratamento não demonstraram também qualquer aumento da flacidez, como se poderia, de outro modo, esperar.[19,20] Conquanto o ADC possa ter efeito de melhora até no contexto de certa ptose, excesso de pele preexistente não pode ser corrigido unicamente por lipólise. Nessas circunstâncias, a lipólise deve ser usada em conjunto com outras modalidades de promover a firmeza da pele[23] de modo não invasivo ou como adjunto das técnicas cirúrgicas tradicionais de rejuvenescimento do pescoço.[24] A utilização apropriada da lipólise com injeção no paciente apropriado continua a ser essencial.

Referências Bibliográficas

[1] Co AC, Abad-Casintahan MF, Espinoza-Thaebtharm A. Submental fat reduction by mesotherapy using phosphatidylcholine alone vs. phosphatidylcholine and organic silicium: a pilot study. J Cosmet Dermatol 2007;6(4):250–257

[2] Duncan DI, Chubaty R. Clinical safety data and standards of practice for injection lipolysis: a retrospective study. Aesthet Surg J 2006;26(5):575–585

[3] Patel BC. Aesthetic surgery of the aging neck: options and techniques. Orbit 2006;25(4):327–356

[4] Koehler J. Complications of neck liposuction and submentoplasty. Oral Maxillofac Surg Clin North Am 2009;21(1):43–52, vi.

[5] Rittes PG. The use of phosphatidylcholine for correction of lower lid bulging due to prominent fat pads. Dermatol Surg 2001;27(4):391–392

[6] Ablon G, Rotunda AM. Treatment of lower eyelid fat pads using phosphatidylcholine: clinical trial and review. Dermatol Surg 2004;30(3):422–427, discussion 428

[7] Rittes PG. The use of phosphatidylcholine for correction of localized fat deposits. Aesthetic Plast Surg 2003;27(4):315–318

[8] Young VL. Lipostabil: the effect of phosphatidylcholine on subcutaneous fat. Aesthet Surg J 2003;23(5):413–417

[9] Rotunda AM, Weiss SR, Rivkin LS. Randomized double-blind clinical trial of subcutaneously injected deoxycholate versus a phosphatidylcholine-deoxycholate combination for the reduction of submental fat. Dermatol Surg 2009;35(5):792–803

[10] Tanner B, Barabas T, Crook D, Link C. A future for injection lipolysis? Aesthet Surg J 2013;33(3):456–457

[11] Salti G, Rauso R. Comments on Injection lipolysis with phosphatidylcholine and deoxycholate. Aesthet Surg J 2014;34(4):639–640

[12] Yagima Odo ME, Cucé LC, Odo LM, Natrielli A. Action of sodium deoxycholate on subcutaneous human tissue: local and systemic effects. Dermatol Surg 2007;33(2):178–188, discussion 188–189

[13] Rotunda AM, Suzuki H, Moy RL, Kolodney MS. Detergent effects of sodium deoxycholate are a major feature of an injectable phosphatidylcholine formulation used for localized fat dissolution. Dermatol Surg 2004;30(7):1001–1008

[14] ASPS. Top 5 Procedures in 2015, <http://www.plasticsurgery.org/news/plastic-surgery-statistics.html> (2015)

[15] Pilsl U, Anderhuber F. The chin and adjacent fat compartments. Dermatol Surg 2010;36(2):214–218

[16] Dayan SH, Arkins JP, Chaudhry R. Minimally invasive neck lifts: have they replaced neck lift surgery? Facial Plast Surg Clin North Am 2013;21(2):265–270

[17] Jones DH, Carruthers J, Joseph JH, et al. REFINE-1, a Multicenter, Randomized, Double-Blind, Placebo-Controlled, Phase 3 Trial With ATX-101, an Injectable Drug for Submental Fat Reduction. Dermatol Surg 2016;42(1):38–49

[18] Cohen JL, Chen DL, Green JB, Joseph JH. Additional thoughts on the new treatment Kybella. Semin Cutan Med Surg 2015;34(3):138–139

[19] Rzany B, Griffiths T, Walker P, Lippert S, McDiarmid J, Havlickova B. Reduction of unwanted submental fat with ATX-101 (deoxycholic acid), an adipocytolytic injectable treatment: results from a phase III, randomized, placebo-controlled study. Br J Dermatol 2014;170(2):445–453

[20] Ascher B, Hoffmann K, Walker P, Lippert S, Wollina U, Havlickova B. Efficacy, patient-reported outcomes and safety profile of ATX-101 (deoxycholic acid), an injectable drug for the reduction of unwanted submental fat: results from a phase III, randomized, placebo-controlled study. J Eur Acad Dermatol Venereol 2014;28(12):1707–1715

[21] Walker P, Lee D. A phase 1 pharmacokinetic study of ATX-101: serum lipids and adipokines following synthetic deoxycholic acid injections. J Cosmet Dermatol 2015;14(1):33–39

[22] Kybella. https://www.accessdata.fda.gov/drugsatfda_docs/label/2018/206333s001lbl.pdf

[23] Vanaman M, Fabi SG, Cox SE. Neck Rejuvenation Using a Combination Approach: Our Experience and a Review of the Literature. Dermatol Surg 2016;42(Suppl 2):S94–S100

[24] Rohrich RJ, Ghavami A, Constantine FC, Unger J, Mojallal A. Lift-and-fill face lift: integrating the fat compartments. Plast Reconstr Surg 2014;133(6):756e–767e

16 Pescoço: Lipoaspiração por Radiofrequência

Evangelos Keramidas

Resumo

A lipoaspiração assistida por radiofrequência (RFAL) é uma tecnologia relativamente nova, baseada na distribuição de energia de radiofrequência direta à gordura subcutânea, promovendo simultaneamente coagulação, dissociação da gordura e contratura do colágeno. A RFAL pode ser realizada sob anestesia local em várias áreas corporais. Neste capítulo, descrevemos o uso da RFAL para tratamento da área do pescoço, que é uma das áreas mais difíceis de tratar. A RFAL adquiriu, no ano passado, a aprovação da FDA.

Palavras-chave: lipoaspiração assistida por radiofrequência, contorno do pescoço, firmeza do pescoço, contorno da face, nova tecnologia.

> **Pontos Essenciais**
>
> - RFAL é uma técnica relativamente nova que aplica energia de radiofrequência aos tecidos moles de maneira bipolar.
> - RFAL pode oferecer contração significativa de pele ao pescoço e à área corporal.
> - RFAL poderia ser usada efetivamente para obter firmeza duradoura e não excisional da pele do pescoço e contorno da face.
> - Os efeitos colaterais mais comuns são a duração temporária e firmeza dos tecidos moles do pescoço e queimaduras superficiais.

16.1 Introdução

O contorno da região cervical e da face aborda algumas das áreas anatômicas mais desafiadoras e difíceis de corrigir esteticamente.

Lifting da face e do pescoço é o tratamento-padrão ouro para correção de flacidez da pele do pescoço. Entretanto, essas técnicas deixam o paciente com cicatrizes, e o tempo de recuperação é longo.

A melhora não excisional do contorno da face e do pescoço permanece um problema desafiador, e as técnicas não invasivas ou minimamente invasivas ganham muita popularidade dia a dia.

A tecnologia RFAL tem sido amplamente aplicada ao longo dos últimos anos, tendo resultados promissores em várias áreas do corpo.[1,2,3,4,5,6] Artigos de revisão paritária mostram contratura da pele de até 34% ao longo do período de 12 meses, com resultados estéticos muito satisfatórios e de longa duração.[2]

16.2 Seleção dos Pacientes

Os melhores candidatos ao tratamento são pacientes com irregularidades tipo I e tipo II no pescoço, de acordo com a seguinte classificação de Baker:[7]

- Tipo I: Discreta flacidez da pele cervical com gordura submentual e início de efeito buldogue.
- Tipo II: Flacidez moderada da pele cervical, moderado efeito buldogue e gordura submentual.
- Tipo III: Moderada flacidez da pele cervical, mas com significativo efeito buldogue e formação de bandas platismais ativas.
- Tipo IV: Pele cervical solta redundante e sulcos abaixo da cartilagem cricoide, efeito buldogue significativo e bandas platismais ativas.

16.3 Planejamento e Preparação no Pré-Operatório

O procedimento pode ser realizado sob anestesia local (AL) ou AL e sedação, enquanto, para pacientes que vão ser submetidos a outros procedimentos combinados (blefaroplastia, *facelift* etc.), recomenda-se anestesia geral. Antibioticoterapia intravenosa profilática é administrada meia hora antes da cirurgia. Meias antitrombóticas profiláticas e meias de compressão sequencialmente são aplicadas a todos os pacientes. A temperatura da sala de cirurgia é mantida em 22°C.

Oximetria de pulso contínua e monitoração intermitente da pressão arterial são registradas em todos os pacientes durante a cirurgia e a recuperação.

O paciente é marcado em pé. Para pacientes acima de 40 anos, pedimos ECG, hemograma, coagulograma, testes de função hepática e renal e raios X do tórax.

Solicita-se aos pacientes para deixarem de usar qualquer produto feito de ervas ou suplemento que possa aumentar as chances de hematoma 2 semanas antes e 2 semanas depois do tratamento.

Os pacientes excluídos são os seguintes: Idade abaixo de 16 anos e acima de 70 anos, história de medicação que possa aumentar o sangramento, gravidez, lactação, altas expectativas, história de insuficiência hepática ou renal, pacientes com marca-passo, cicatriz prévia no pescoço, história de problemas com a coagulação do sangue, doença cardíaca, história de diabetes, perda de peso > 40 kg (pois haverá mais flacidez).

16.4 Técnica Cirúrgica

16.4.1 Marcação do Pescoço

O pescoço é dividido em três zonas (▶Fig. 16.1), uma medial (I) e duas laterais (II e III). A zona central I é a área entre a calha traqueal direita e a esquerda. As zonas laterais II e III se estendem da borda medial do músculo esternocleidomastóideo até a linha da mandíbula e a calha traqueal lateral. Aplicamos a peça manual da RFAL em separado a cada área.

16.5 Incisões

Usam-se três incisões. Elas são realizadas com lâminas 11. São uma incisão submentual e duas sublobulares.

16.6 Infiltração

Usa-se uma cânula de infiltração 14-G para distribuir a solução de infiltração, que consiste em 1,5 mg de adrenalina a 1:1.000, 50 μg de lidocaína a 2% e 10 mL de bicarbonato. A solução é distribuída ao tecido subcutâneo até que se obtenha turgor suficiente.

Depois de 15-20 minutos de espera pelo efeito de vasoconstrição da adrenalina, começamos a cirurgia.

16.7 Aparelhos

A RFAL é realizada cm o aparelho BodyTite (Invasix, Yoki-nem, Israel). O sistema BodyTite® usa um gerador de RF e um RF bipolar em peça manual, que oferece a frequência de RF e calor internamente ao tecido adiposo. O gerador de RF providencia medidas contínuas da temperatura da pele com um controle de energia por alça de *feedback.*

No pescoço, usamos dois dispositivos: a cânula *Necktite*® (▶Fig. 16.2a) e a peça manual *Facetite*® (▶Fig. 16.2b).

A peça manual *Necktite*® tem 12 cm de comprimento e um diâmetro de 24 mm. Também há um orifício para aspiração de gordura nessa cânula. A peça manual *Facetite*® tem 10 cm de comprimento, 17 mm de diâmetro e é um dispositivo de RF bipolar sólido de

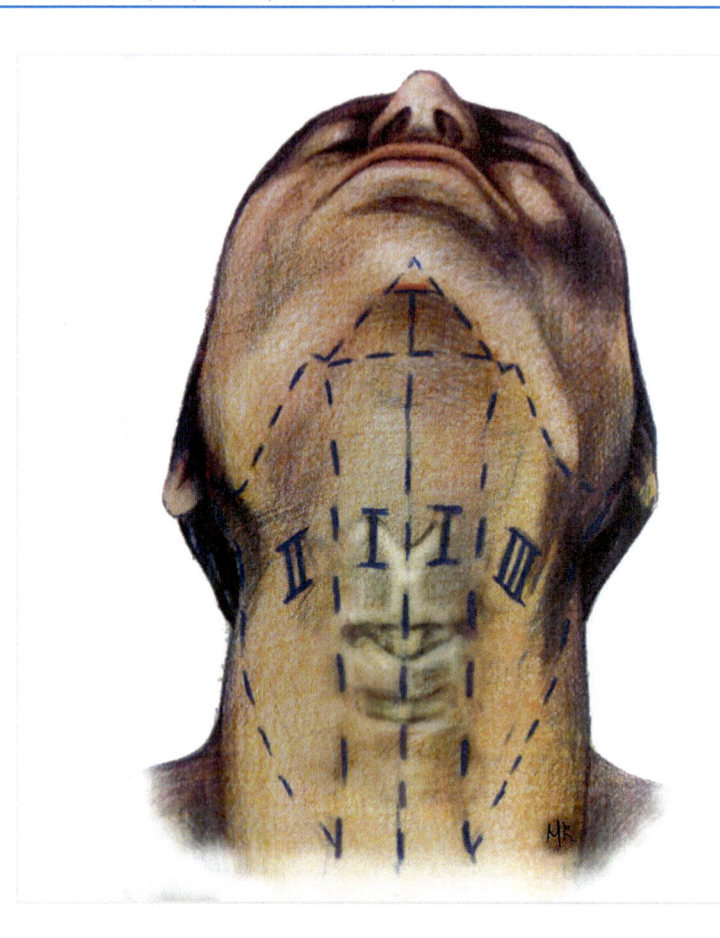

Fig. 16.1 Marcações no pescoço.

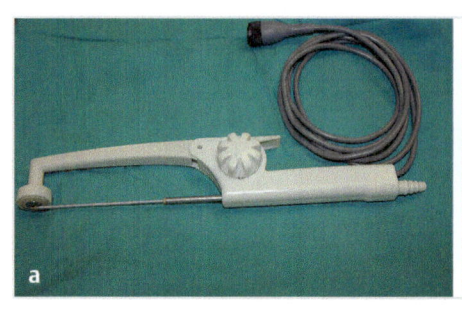

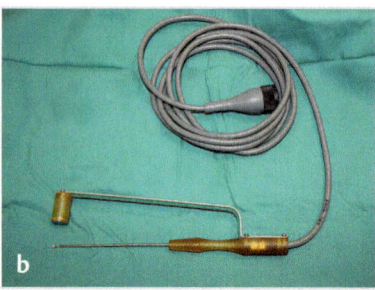

Fig. 16.2 (a) Peça manual *Necktite*®. **(b)** Peça manual *Facetite*®.

não aspiração para aquecimento coagulativo subdérmico e firmeza da pele com RF não ablativa transdérmica. Não há orifício nesse dispositivo.

A cânula *Necktite*® distribui a energia de radiofrequência bipolar, que é internamente coagulativa e externamente promove o aquecimento de volume não ablativo. Na coagulação, contração profunda da rede fibrosseptal (FSN) e na promoção de firmeza dos tecidos moles, o eletrodo externo desliza ao longo da superfície da pele em coordenação com o eletrodo interno, recebendo RF do eletrodo interno e distribuindo aquecimento e promovendo firmeza não ablativa da pele. O dispositivo tem um termistor externo, impedância alta e baixa e nenhum sensor de contato e desligará a RF quando a temperatura-alvo terapêutica for alcançado ou se houver leituras potencialmente perigosas altas ou baixas de impedância tecidual ou perda de contato epidérmico.[8,9,10]

16.8 Gel

As zonas I, II e III são cobertas com gel de ultrassonografia estéril para facilitar o movimento dos dispositivos e melhorar a distribuição de RF.

16.9 Técnica

O ajuste de energia para RF é de 15 watts, e a temperatura de corte epidérmica é ajustada para 38°C. Quando for alcançada a temperatura de 38°C, a energia de RF é automaticamente cortada. O momento em que a temperatura dos tecidos moles for de 0,1°C abaixo de 38°C, a energia da RF automaticamente liga novamente. Essa alça de *feedback* automática de radiofrequência controlada pela temperatura-alvo permite ao cirurgião manter uma temperatura tecidual uniforme por períodos de tempo prolongados. Continuamos o tratamento em cada área por 1 minuto continuamente, uma vez que o *endpoint* térmico tenha sido alcançado. Para os aplicadores *Facetite®*, a energia de RF é de 10 watts, e a temperatura de corte novamente é ajustada em 38°C.

A estimulação térmica da derme superior e o efeito de encurtamento à rede septal fibrosa[8,9,10] contribuem para a contração do colágeno e para a firmeza dos tecidos moles em um grau no qual até mesmo a flacidez cutânea intensa pode ser tratada com segurança nas regiões adjacentes à área submentual. Além disso, o sensor térmico embutido no eletrodo externo alcança uma distribuição de temperatura mais direcionada e uniforme sem manchas vermelhas e com redução do risco de lesões térmicas ou de áreas não tratadas, como as encontradas na lipoaspiração assistida por *laser*.[11,12]

16.10 Profundidade do Tratamento

A profundidade do tratamento é controlada pela escolha da distância entre os dois eletrodos antes do ajuste da operação no nível desejado. Tratamos a área do pescoço no nível de 5 ou 6. Acreditamos que oferecer energia (w) menor e a tecidos mais profundos reduz as possibilidades de endurecimento tecidual e ainda otimize a contração da rede fibrosseptal (FSN) muito importante.[1]

16.11 Dicas Cirúrgicas

O eletrodo interno RF-ativo é inserido no tecido adiposo infiltrado e distribui energia de RF e calor internamente ao tecido adiposo. O eletrodo de grande área externo é aplicado imediatamente oposto ao eletrodo interno no lado epidérmico.

O dispositivo é movido continuamente para a frente e para trás para evitar "pontos quentes" e superaquecimento de áreas.

Durante o tratamento, o aparelho *BodyTite®* emite um duplo sinal audível quando a temperatura está a 2°C da temperatura de corte e um sinal triplo quando tiver sido alcançada a temperatura de corte.

A parte central do pescoço (zona I) é mantida continuamente em uma posição de hiperextensão quando realizamos RFAL nessa área. Em razão da concavidade da zona I, ela é a área mais difícil a ser tratada. O pescoço precisa ficar em hiperextensão tanto quanto possível a fim de se evitar uma queimadura de espessura total (▶ Fig. 16.3a, b).

Para o tratamento da zona II, o paciente fica em hiperextensão esquerda e, para o tratamento da zona III, o pescoço fica em hiperextensão para a direita (▶ Fig. 16.4a, b).

Em pescoços muito finos, tratamos a parte central com a peça manual *Facetite®* usando energia de RF de 10 KJ a fim de evitar danos à pele (queimaduras).

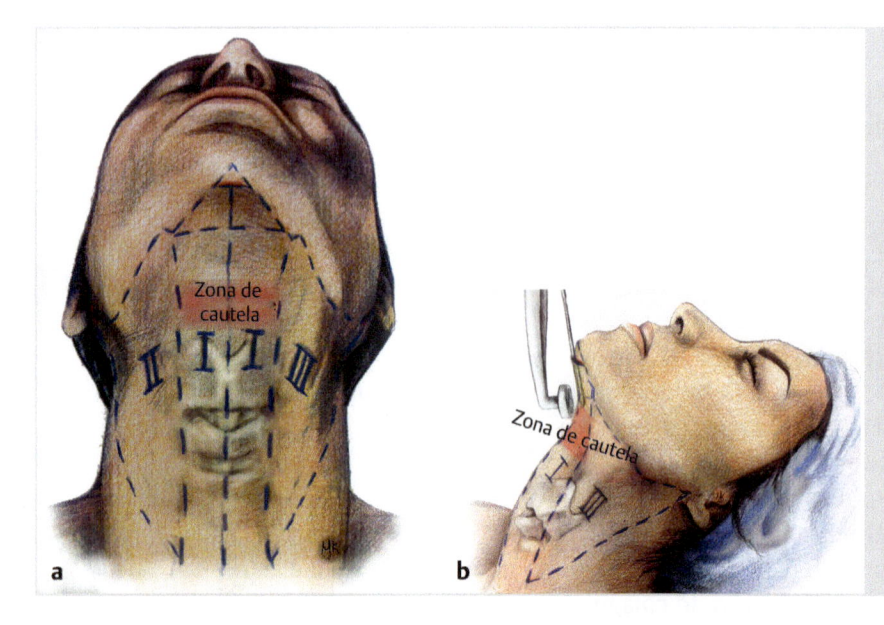

Fig. 16.3 (a, b) Representação esquemática da zona de tratamento difícil. O pescoço precisa ficar em hiperextensão.

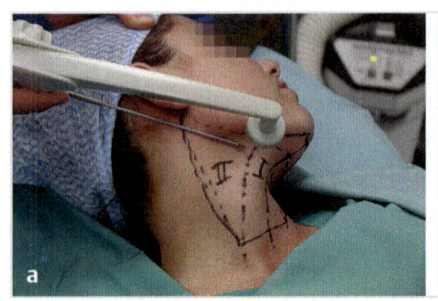

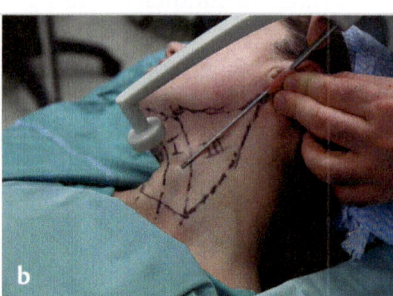

Fig. 16.4 (a) Zona de tratamento II. **(b)** Zona de tratamento III.

Para os toques finais depois do tratamento com RF, aspiramos a gordura emulsificada imediatamente depois do final do tratamento com RF. Usamos um tipo de espátula com 3 mm de diâmetro com uma cânula com orifício para obter uma camada de gordura mais fina e com espessura uniforme. Com o teste do pinçamento, confirmamos a uniformidade e a homogeneidade da pele.

Depois do tratamento, cada incisão é fechada com fio em náilon 5-0 por 5 dias.

16.12 Estatística

O tempo operatório médio com *Necktite*® é de 45 minutos (1 hora – 25 minutos). O volume médio total de gordura aspirada é de 30 mL (200-10 mL). O tempo médio para *Facetite*® na parte inferior da face (exceto para a cabeça e olhos) é de 15 minutos.

RFAL distribui RF convertida em calor, estimado em quilojoules. A quantidade média de energia oferecida é de 4,5 KJ/procedimento (8,5-2 KJ).

16.13 Cuidados Pós-Operatórios

Recomenda-se o uso de um item de compressão do pescoço de face por 2 dias. O paciente pode ir trabalhar no dia seguinte. Não há restrição à sua rotina diária.

16.14 Resultados

Os critérios para um pescoço jovial, descritos por Ellanbogen *et al.*, são: ângulo cervicomentual de 105 a 120°, cartilagem tireóidea visível, borda mandibular interior bem definida, borda do esternocleidomastóideo anterior visível, depressão sub-hióidea visível. De igual modo, a existência ou ausência de sulco labiomandibular proeminente é muito importante para a aparência jovial do pescoço[13,14] (▶Fig. 16.5).

Com base nos critérios mencionados e de acordo com nossa experiência contínua e nossos resultados publicados,[1] três cirurgiões plásticos independentes, familiarizados com procedimentos de rejuvenescimento do pescoço, pontuaram os resultados cervicomentuais e/ou faciais inferiores em 6 meses como moderados-excelentes em 90% dos casos, enquanto resultados insatisfatórios de contorno ocorreram em 10% dos casos. Além disso, 85% dos pacientes ficaram satisfeitos ou extremamente satisfeitos 6 meses após se promover firmeza não excisional do contorno do pescoço com RFAL, enquanto 15% ficaram insatisfeitos com o grau de contração dos tecidos moles.

A maioria dos pacientes retornou ao trabalho em 1-2 dias.

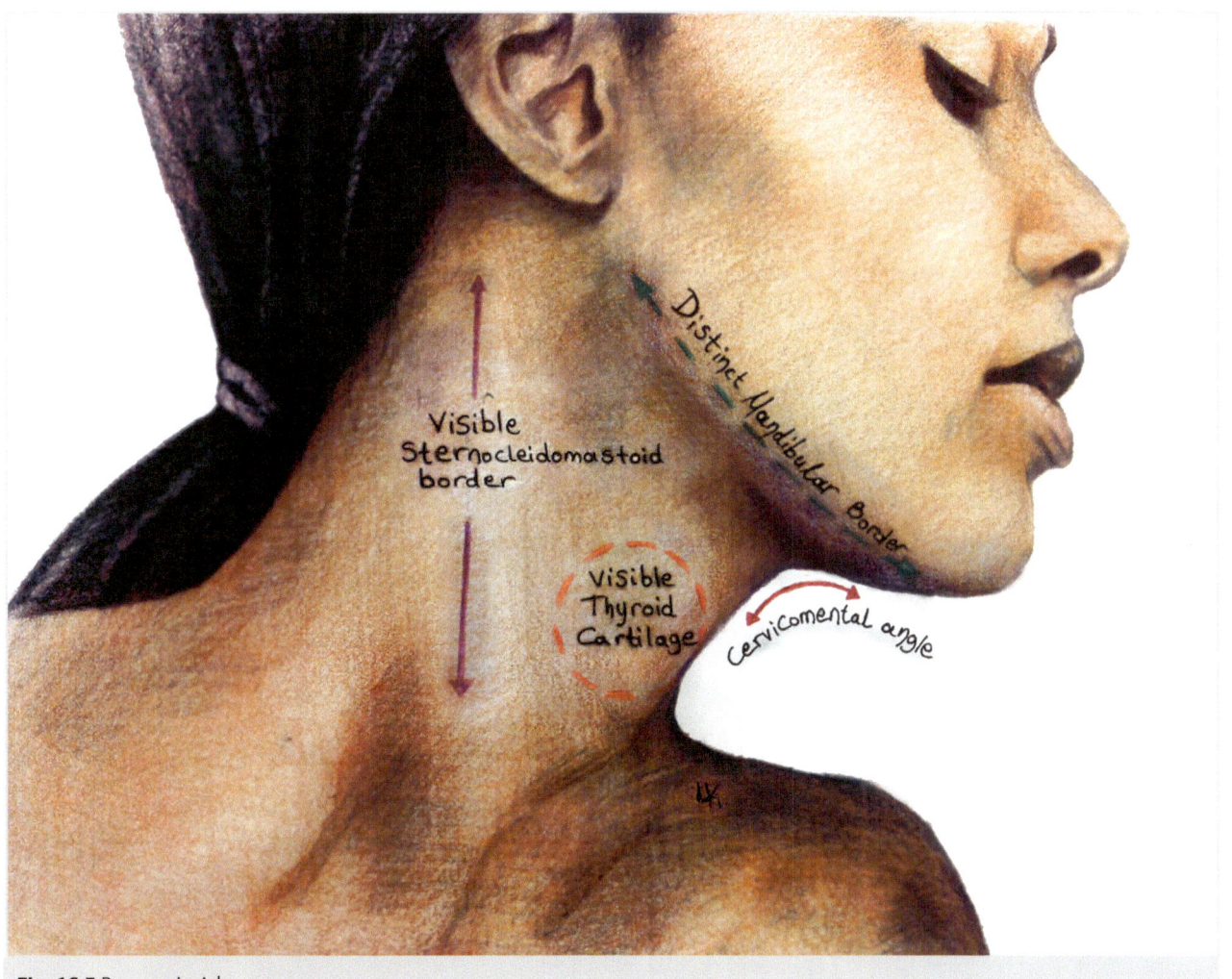

Fig. 16.5 Pescoço jovial.

16.15 Complicações

Não há grandes complicações com esta técnica. Há pequena alteração por lesão térmica que pode ser tratada com cuidados locais do ferimento.

Pode-se observar dureza do tecido subcutâneo do pescoço, a qual se dissolve em 2-3 meses. É rara a paralisia (paresia) transitória do ramo marginal mandibular do nervo facial.

16.16 Estudos de Casos

16.16.1 Caso 1 (▶Figs. 16.6a, c e 16.7a, c)

Mulher de 32 anos com flacidez discreta da pele e do tecido adiposo submentual.
Baker tipo 1:

- Anestesia: local e sedação.
- Aparelho *Necktite*®: energia de 15 W; temperatura de corte de 38°C; energia total distribuída de 5 KJ.
- Tempo cirúrgico: 50 minutos.
- Aspiração de gordura: 105 mL.

Resultados

- Notável melhora do pescoço.
- Paciente extremamente feliz.

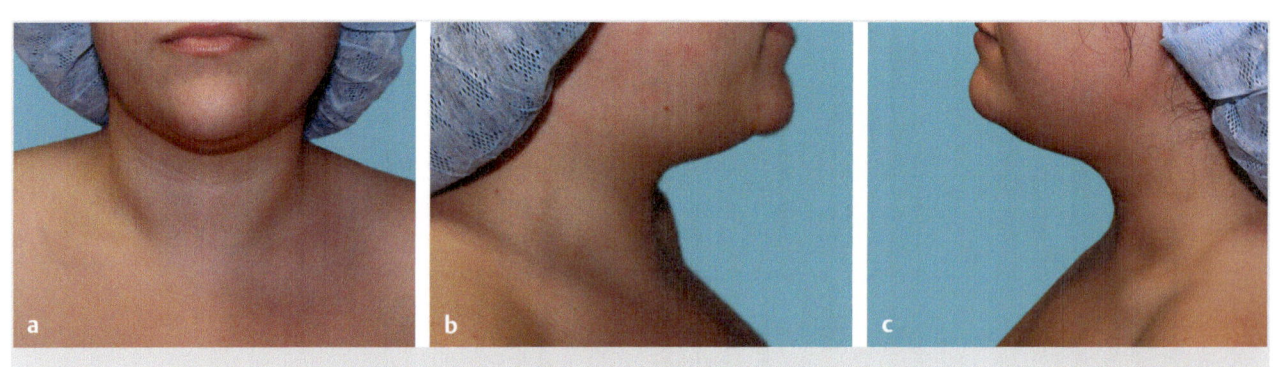

Fig. 16.6 Caso 1. Fotos pré-operatórias: (**a**) vista frontal; (**b**), vista lateral direita; (**c**) vista lateral esquerda.

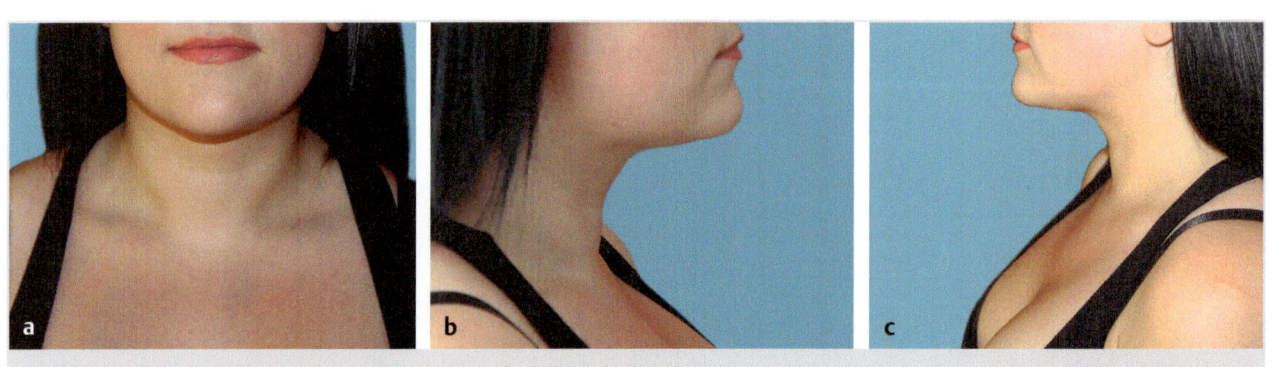

Fig. 16.7 Caso 1. Fotos pós-operatórias: (**a**) vista frontal; (**b**) vista lateral direita; (**c**) vista lateral esquerda.

16.16.2 Caso 2

Senhora de 44 anos com moderada flacidez de pele, papada, ângulo cervicomentual obtuso (Baker II) (▶Fig. 16.8a, b e ▶Fig. 16.9a, b).

- Tratamento do pescoço e parte inferior da face.
- Anestesia: local e sedação.
- Aparelho *Necktite*®: energia de 15 W; temperatura de corte de 38°C; energia total distribuída de 6 KJ.
- Aparelho *Facetite*®: energia de 15 W; temperatura de corte de 38°C; energia total distribuída de 1,5 KJ.
- Energia total: 7,5 KJ.
- Tempo de cirurgia: 1 hora.

Resultados

Melhora muito boa do pescoço e da papada.

16.16.3 Caso 3

Homem de 55 anos com flacidez do pescoço moderada a intensa (Baker tipo II para III) (▶Fig. 16.10a-c e ▶Fig. 16.11a-c). Não é bom candidato para esta técnica; entretanto, o paciente foi informado dos limites da técnica e concordou em prosseguir.

- Tratamento da parte inferior da face também.
- Anestesia: local + sedação.
- Aparelho *Necktite*®: energia de 15 W; temperatura de corte de 38°C; energia total distribuída de 8 KJ.
- Aparelho *Facetite*®: energia de 10 W; temperatura de corte de 38°C; energia total distribuída de 1,5 KJ.

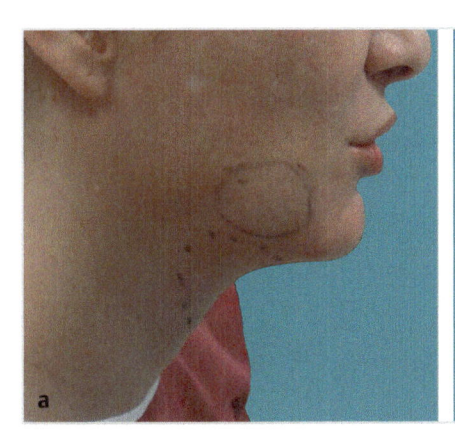

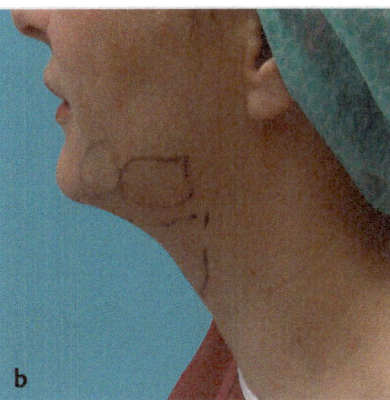

Fig. 16.8 Caso 2. Fotos pré-operatórias: (**a**) vista lateral direita; (**b**) vista lateral esquerda.

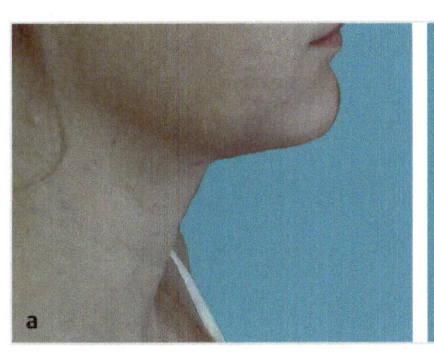

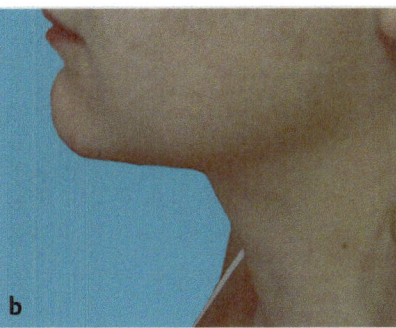

Fig. 16.9 Caso 2. Fotos pós-operatórias: (**a**) vista lateral direita; (**b**) vista lateral esquerda.

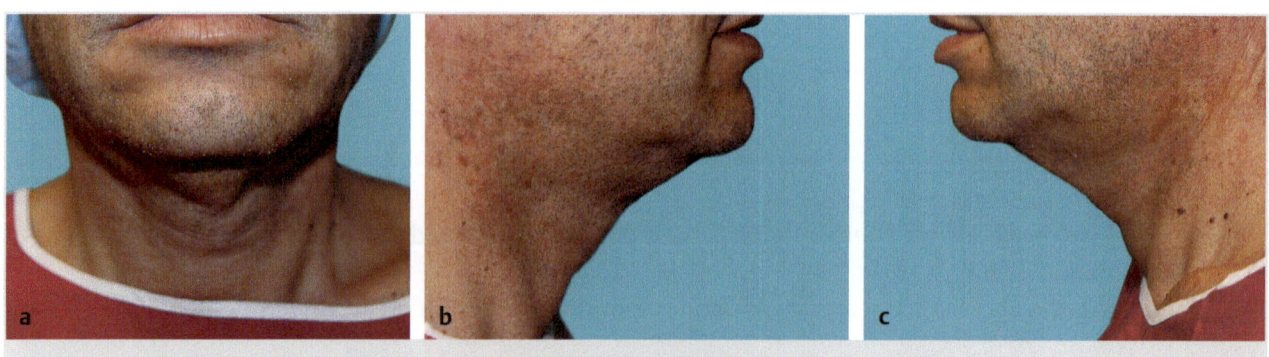

Fig. 16.10 Caso 3. Fotos pré-operatórias: (**a**) vista frontal; (**b**), vista lateral direita; (**c**) vista lateral esquerda.

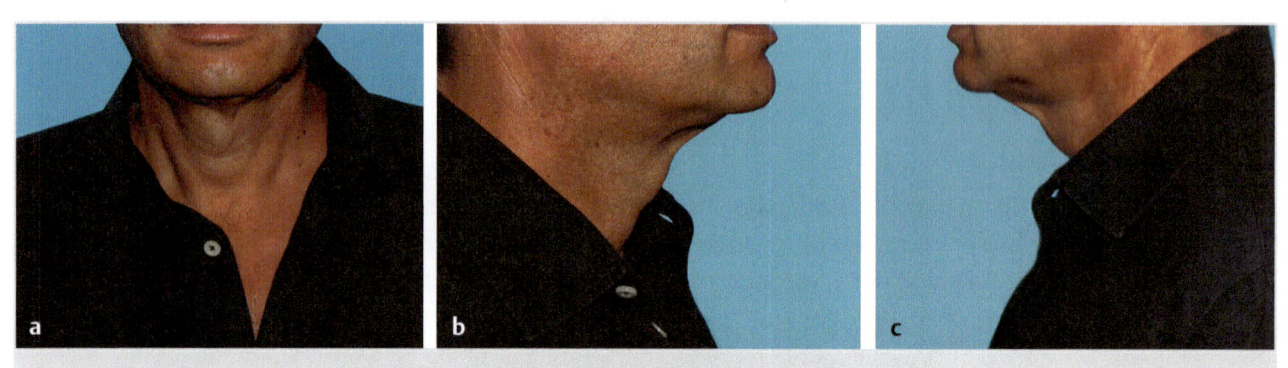

Fig. 16.11 Caso 3. Fotos pós-operatórias: (**a**) vista frontal; (**b**) vista lateral direita; (**c**) vista lateral esquerda.

- Energia total: 9,5 KJ.
- Tempo de cirurgia: 55 minutos.

Aspiração: 10 mL de Gordura como Resultado

Melhora do ângulo cervicomentual, melhor definição da linha da mandíbula. Óbvia firmeza da pele do pescoço, mas ainda restou certa flacidez. O paciente ficou muito satisfeito.

Referências Bibliográficas

[1] Keramidas E, Rodopoulou S. Radiofrequency-assisted liposuction for neck and lower face adipodermal remodeling and contouring. Plast Reconstr Surg Glob Open 2016;4(8):e850
[2] Irvine Duncan D. Nonexcisional tissue tightening: creating skin surface area reduction during abdominal liposuction by adding radiofrequency heating. Aesthet Surg J 2013;33(8):1154–1166
[3] Theodorou SJ, Paresi RJ, Chia CT. Radiofrequency-assisted liposuction device for body contouring: 97 patients under local anesthesia. Aesthetic Plast Surg 2012;36(4):767–779
[4] Hurwitz D, Smith D. Treatment of overweight patients by RFAL for aesthetic reshaping and Skin tightening Aesthetic Plast Surg 2012;36:62–71
[5] Mulholland RS, Kreindel M, FACETITE: subdermal radiofrequency skin tightening and face contouring
[6] Paul M, Mulholland RS. A new approach for adipose tissue treatment and body contouring using radiofrequency-assisted liposuction. Aesthetic Plast Surg 2009;33(5):687–694
[7] Baker DC. Lateral SMASectomy, plication and short scar facelifts: indications and techniques. Clin Plast Surg 2008;35(4):533–550, vi
[8] Paul M, Blugerman G, Kreindel M, Mulholland RS. Three-dimensional radiofrequency tissue tightening: a proposed mechanism and applications for body contouring. Aesthetic Plast Surg 2011;35(1):87–95
[9] Ahn DH, Mulholland RS, Duncan D, et al. Non-excisional face and neck tightening using a novel subdermal radiofrequency thermo-coagulative device. J Cosmet Dermatol Sci Appl 2011;1:8845–8851
[10] Divaris M, Boisnic S, Brachet M, et al. A clinical and histological study of radiofrequencyassistedliposuction (RFAL) mediated skin tightening and cellulite improvement. J Cosmet Dermatol Sci Appl 2011;1:36–42

[11] Waldman A, Comparison of Treatment Uniformity of Laser Assisted Liposuction (LAL) and Radiofrequency-Assisted Liposuction (RFAL): Scientific Report (PhD), Israel
[12] Alexiades-Armenakas M. Combination laser-assisted liposuction and minimally invasive skin tightening with temperature feedback for treatment of the submentum and neck. Dermatol Surg 2012;38(6):871–881
[13] Ellenbogen R, Karlin JV. Visual criteria for success in restoring the youthful neck. Plast Reconstr Surg 1980;66(6):826–837
[14] Giampapa V, Bitzos I, Ramirez O, Granick M. Suture suspension platysmaplasty for neck rejuvenation revisited: technical fine points for improving outcomes. Aesthetic Plast Surg 2005;29(5):341–350, discussion 351–352

17 Lipoaspiração do Pescoço: Técnica Clássica

Steven M. Levine

Resumo

A melhora do contorno do pescoço e da linha da mandíbula pode ser efetuado por vários meios. À medida que envelhecemos, podemos desenvolver um excesso de gordura no pescoço, nossas estruturas do pescoço descem e a pele e os músculos ficam flácidos. A lipoaspiração do pescoço trata apenas o excesso de gordura no pescoço. No entanto, muitos cirurgiões têm notado, ao longo de muitas décadas, que a remoção da gordura subcutânea do pescoço resulta não apenas em melhora da forma pela diminuição da gordura, mas também em firmeza da pele do pescoço. Para surpresa de alguns, isso mostra ser verdade tanto para as pessoas mais velhas como para as mais jovens. Aqui fornecemos detalhes sobre nossos métodos preferidos que se aproveitam da execução precisa das técnicas clássicas de lipoaspiração tumescente para melhora do contorno do pescoço e da linha da mandíbula.

Palavras-chave: lipoaspiração, lipoaspiração do pescoço, lipoaspiração clássica, lipectomia por sucção, pescoço.

> **Pontos Essenciais**
>
> - A lipoaspiração do pescoço é uma técnica poderosa que pode melhorar a linha da mandíbula e restaurar um contorno jovial do pescoço.

17.1 Avaliação do Paciente

Vários atributos do pescoço necessitam de exame para se poder avaliar precisamente seu envelhecimento. Eles incluem observação do excesso de pele, qualidade da elasticidade da pele, gordura subcutânea, gordura subplatismal, presença de bandas platismais, glândulas submandibulares proeminentes e, finalmente, arquitetura da mandíbula, mais notavelmente a posição do pogônio.

Ao considerar procedimentos não excisionais, a qualidade da pele talvez seja o fator mais importante. Não há teste específico que permita ao cirurgião julgar o grau de retração da pele (ou de enrijecimento) que se possa obter com qualquer procedimento não excisional em particular. Advertimos para não dependerem de fotos da indústria ou de porta-vozes pagos para estabelecer expectativas. Em vez disso, o cirurgião precisa realizar esses procedimentos no contexto de descobrir inteiramente que o grau de firmeza da pele é imprevisível e que, se não se vir firmeza suficiente que atenda aos desejos do paciente, poderá ser necessário um procedimento excisional. Os autores têm ficado muito felizes com a satisfação dos pacientes após uma lipoaspiração "original" como procedimento isolado do pescoço e, em mais de 1.000 pacientes tratados, pouquíssimos desejaram um procedimento excisional imediato. No entanto, é comum que esses pacientes retornem anos mais tarde para rejuvenescimento mais extenso do pescoço.

17.2 Planejamento e Preparação Pré-Operatórios

O objetivo primário dos planos pré-operatórios é resolver os objetivos dos pacientes com sua anatomia. A lipoaspiração é capaz de reduzir significativamente a gordura subcutânea e de criar uma variedade de retração da pele desde modesta a impressionante escavando e recobrindo a pele.

Pacientes mais jovens tipicamente têm mais elasticidade na pele; entretanto, temos observado excelentes resultados em pacientes na sexta, sétima e no início da oitava décadas.

A gordura subcutânea pode ser distinguida da gordura subplatismal por palpação das regiões submentual e submandibular e pedindo-se ao paciente para deglutir. A gordura que não "recua" retrai geralmente é subcutânea.

17.3 Técnica Cirúrgica

17.3.1 Preparação da Pele

A pele é limpa com iodopovidona ou clorexidina antes da cirurgia.

17.3.2 Anestesia

A lipoaspiração do pescoço pode ser realizada sob anestesia local. Os autores, em geral, usam cuidados de anestesia monitorados (MAC) para esses casos.

O pescoço de todos os pacientes é infiltrado com lidocaína a 0,5% com epinefrina a 1:400.000. Entre 50 e 200 mL são infiltrados usando-se uma agulha espinal longa 22G para administrar a solução no plano subcutâneo. Geralmente, a lipoaspiração é de aproximadamente 1:1 com infiltração.

17.3.3 Marcações

Todos os pacientes são marcados enquanto sentados. A borda mandibular é sempre marcada para evitar a sucção não intencional da parte inferior da face. A área a ser lipoaspirada varia entre os pacientes, mas a extensão da escavação com a cânula sempre é mais ampla do que o submento, a área com a maior concentração de gordura.

17.3.4 Posicionamento do Paciente

Durante a cirurgia, o paciente assume decúbito dorsal com um rolo abaixo dos ombros para ajudar na extensão do pescoço. A cabeça, de maneira ideal, é posicionada imediatamente acima da parte mais cranial da mesa. O cirurgião fica em pé à cabeceira e usa sua mão não dominante na mandíbula para extensão do pescoço.

17.3.5 Técnica

Sempre se faz uma incisão na prega submentual. Usam-se tesouras com ponta para dissecar no plano subcutâneo antes de usar uma cânula Mercedes para a lipoaspiração. Essa incisão se fecha bem e é melhor fazer a incisão mais larga do que a largura da cânula a fim de evitar uma queimadura por fricção na pele.

Nossas cânulas pés-de-boi são as de 1,8 mm e de 2,4 mm. Uma cânula de 1,8 mm é para refinamento ou para sucção de rolos cervicais individuais por meio de uma incisão lateral separada para que a lipoaspiração seja executada em direção transversal.

Durante o procedimento, quando necessário, usa-se um assistente para ajudar a manter uma contração apropriada. Uma fina camada de gordura é mantida abaixo da derme para evitar a aparência de pele aderida ao músculo e evitar lesar o plexo subdérmico. Para remover de modo homogêneo a gordura, mas manter uma camada abaixo da derme, a cânula precisa ser inserida em um nível alguns milímetros abaixo da derme e então precisa estar constantemente se movendo em uma trajetória em leque (▶ Fig. 17.1). O cirurgião deve reposicionar a cânula em vários locais na incisão de acesso (▶ Fig. 17.2). Usa-se a palpação do retalho, juntamente com sinais audíveis refletindo um "esvaziamento" do compartimento de gordura, para determinar o *endpoint* da lipoaspiração.

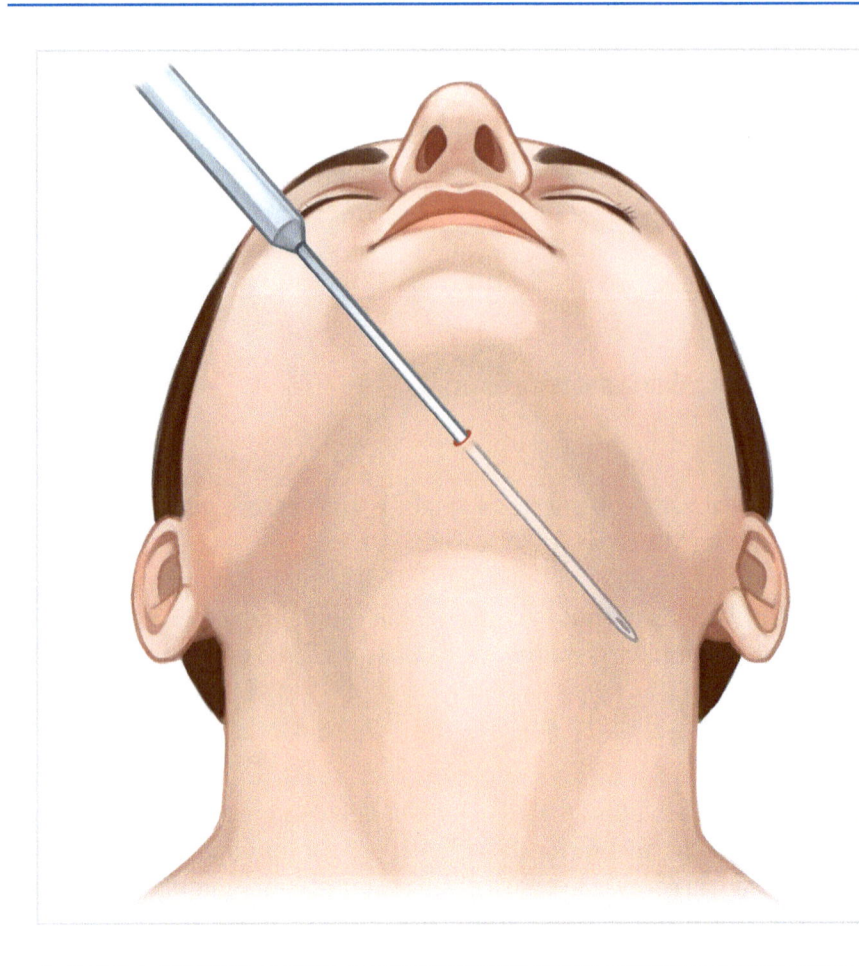

Fig. 17.1 Excursão da cânula com ponto único de acesso submentual.

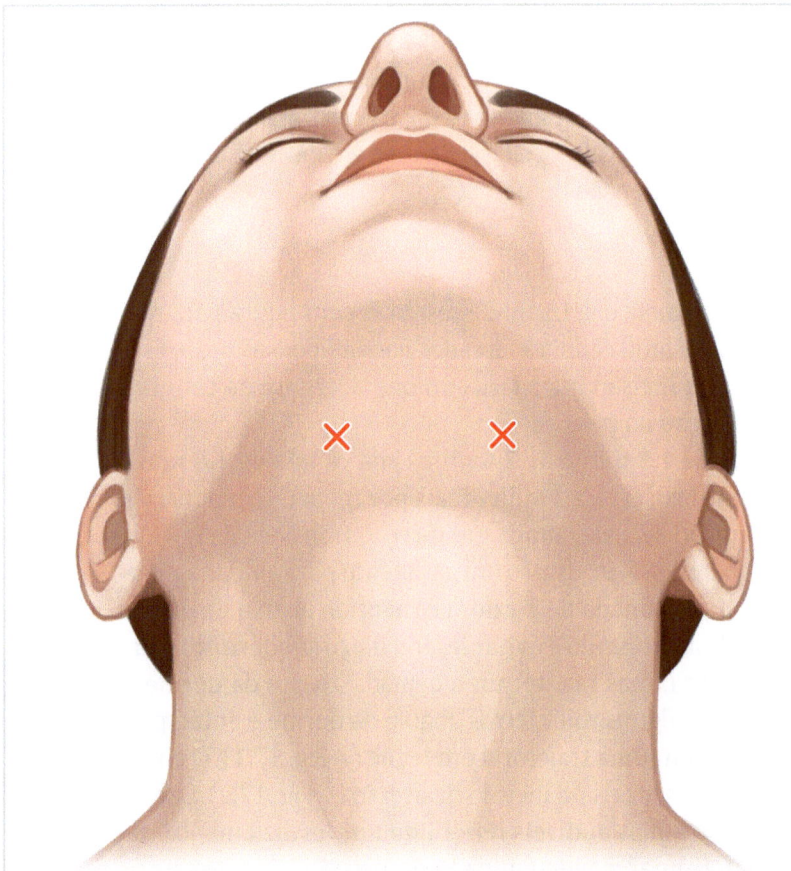

Fig. 17.2 Excursão da cânula com dois pontos de acesso paramedianos.

Quando necessário, podem-se usar incisões de acesso atrás dos lóbulos das orelhas para obter um vetor separado esculpindo o ângulo da mandíbula e acrescentar mais um vetor para esculpir o pescoço.

Ao final da cirurgia, usa-se sutura simples para fechar a incisão submentual. Os pontos de acesso retrolobulares geralmente são deixados abertos para drenagem (▶Fig. 17.3).

17.3.6 Procedimentos Auxiliares

Em favor da remoção direta de gordura do pescoço com tesoura, a lipoaspiração no pescoço frequentemente é realizada ao lado de *lifts* tradicionais na face e no pescoço.

No entanto, provavelmente, não há procedimento cirúrgico que complemente mais a lipoaspiração cervical do que a colocação de um implante no mento. Esse procedimento pode ser realizado por meio da mesma incisão submentual e virtualmente não alonga o tempo de recuperação. A chave para esse procedimento é dissecar uma bolsa subperiosteal que tenha o mesmo tamanho ou que seja discretamente menor do que o implante real para o mento. Quando isso é bem executado, não é necessária fixação do implante.

17.3.7 Cuidados Pós-Operatórios

Imediatamente depois da cirurgia, coloca-se uma gaze Xeroform® no pescoço e, depois disso, se faz um curativo volumoso de gaze desembalada e ABD *pads*. Coloca-se uma rede Surgiflex® acima desse curativo volumoso, sendo mantida por 24-48 horas. Depois de removido esse curativo, os pacientes recebem colares macios para impedi-los de rodar excessivamente a cabeça e para permitir que se faça aderência do retalho de pele sem sofrer forças tangenciais.

17.3.8 Recuperação

Os pacientes geralmente se sentem muito bem no dia seguinte. A mandíbula pode estar dolorosa à palpação, e a pele escavada fica temporariamente com hipoestesia. Esperam-se edema leve a moderado e equimose depois da cirurgia que geralmente diminui o suficiente em 3-5 dias para permitir interação social normal. É raro que um paciente necessite mais do que medicação analgésica de venda livre.

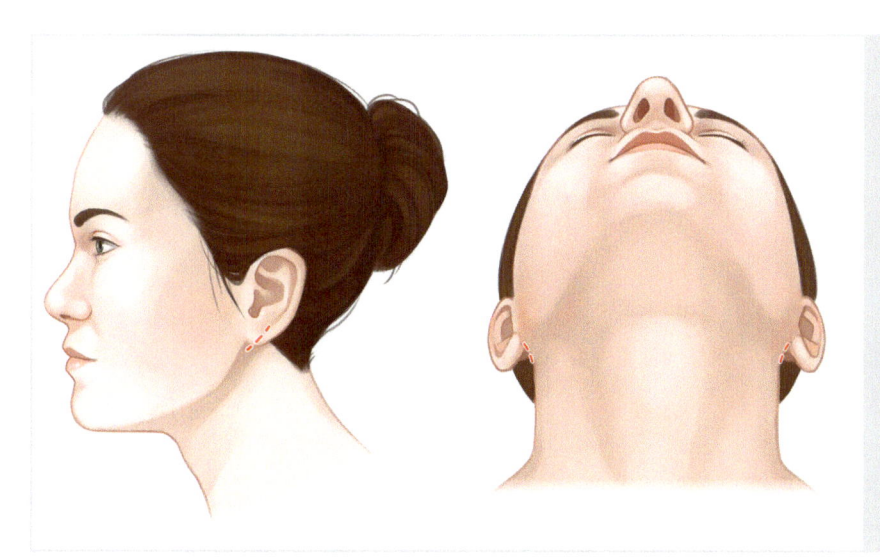

Fig. 17.3 Benefícios dos pontos de acesso retroauriculares.

17.4 Resultados e Consequências

Resultados dramáticos geralmente são observados na ocasião da remoção do curativo; entretanto, a recuperação continua por 1 ano.

17.5 Problemas e Complicações

Complicações que exijam intervenção cirúrgica são extremamente raras. Seromas e hematomas são as complicações mais prováveis; entretanto, o curativo compressivo apropriado deve atenuar esse risco. As principais preocupações com complicações se relacionam com aspiração excessiva. Especificamente se uma cama de gordura não for preservada no retalho de pele, poderá ocorrer lesão dérmica, produzindo duas consequências virtualmente incorrigíveis. Elas incluem cicatriz dérmica, que aparece de modo semelhante às bandas platismais, e esqueletização do pescoço, que tende a fazer com que os pacientes tenham aparência de mais velhos, não mais jovens. No entanto, dado que a lipoaspiração é um procedimento fechado, pode ser difícil avaliar a quantidade de gordura restante no retalho cutâneo. Por essa razão, sempre é melhor deixar excesso de gordura do que remover demais. É muitíssimo melhor ter de retornar para a sala de cirurgia para remover alguns mililitros a mais de gordura do que ser forçado a lidar com a alternativa.

18 Lipoaspiração Assistida por Radiofrequência para Contorno do Braço

Spero J. Theodorou ▪ *Christopher T. Chia* ▪ *Stelios C. Wilson*

Resumo

O contorno do braço tem sido tradicionalmente abordado unicamente com lipoaspiração ou com procedimentos de excisão da pele. Mais especificamente, a lipoaspiração é oferecida a indivíduo com flacidez leve da pele e boa qualidade da pele, enquanto todos os outros são considerados candidatos à braquioplastia. Dada a carga de cicatrizes que acompanham a braquioplastia, pode ser que os indivíduos com flacidez de pele moderada ou intensa adiem a cirurgia, deixando um espaço de tempo relativamente grande até o tratamento. Neste capítulo, oferecemos nosso algoritmo de tratamento para pacientes com base na flacidez e na qualidade da pele. Por meio do acréscimo da lipoaspiração assistida por radiofrequência (RFAL), conseguimos tratar pacientes com excesso de gordura e flacidez de pele moderada a intensa sem necessariamente envolver esses pacientes na carga de cicatrizes da braquioplastia tradicional. Para esse fim, oferecemos nossa técnica, que proporciona resultados seguros e reproduzíveis usando essa tecnologia. A RFAL é uma ferramenta poderosa para a contração térmica dos tecidos moles em casos apropriadamente selecionados.

Palavras-chave: contorno do braço, contorno corporal, braquioplastia, lipoaspiração, radiofrequência, lipoaspiração assistida por radiofrequência, RFAL.

O contorno dos braços sempre trouxe um desafio distinto aos cirurgiões plásticos devido à natureza dependente da pele subjacente e sua não aderência às estruturas subjacentes. Embora a braquioplastia tenha sido um procedimento efetivo para os pacientes com perda de peso massiva e flacidez intensa, exige uma cicatriz longa e desagradável de se ver, que muitas vezes se fecha mal. A razão é porque essas feridas ficam sujeitas a uma combinação de tensão induzida pela gravidade, desenho pesado do retalho e à natureza de não aderência da área. O número de pacientes que pedem solução para essa deformidade sobrepuja em muito o número de pacientes que resolve submeter-se a uma cirurgia de braquioplastia. Embora houvesse classificações de deformidades do braço no passado (jamais houve realmente vias de tratamento claras, que não a braquioplastia, para ptose avançada).[1,2] Assim sendo, define-se o contorno do braço, até certo ponto, por uma lacuna de tratamento no arsenal de soluções existentes oferecidas aos pacientes.

No passado, eram oferecidas soluções baseadas na tecnologia. Há relatos de que as modalidades de tratamento mais antigas, como a lipoaspiração assistida por ultrassom e a lipoaspiração subdérmica superficial, têm certo efeito sobre a retração da pele nessa área.[3] No entanto, a primeira vem com resultados questionáveis, e a segunda apresenta riscos significativos de deformidades de contorno. A lipoaspiração assistida por radiofrequência apresenta uma abordagem nova ao contorno do braço com resultados reproduzíveis.[4] Isso é obtido por meio da energia eletromagnética gerada em um aparelho bipolar desenhado para aquecer os tecidos moles e causar contração e formação de colágeno.

18.1 Pontos de Referência Anatômicos no Braço para RFAL

O paciente é marcado na posição em pé com os braços ao lado do corpo, tocando a parte lateral da coxa. Essa é uma posição perfeita para marcar o coxim adiposo do deltoide (CAD) e sua projeção, bem como a gordura sobrejacente ao tríceps. O braço é então posicionado com o cotovelo flexionado 90 graus a fim de se permitir um exame adequado dos tecidos moles subjacentes que se localizam inferiormente ao sulco bicipital. Este sulco é então marcado (▶Fig. 18.1).

18.2 Terra de Ninguém

A área entre o sulco bicipital e o CGD é descrita como "terra de ninguém" detentora de diversas estruturas nobres. Essa área, como o nome implica, não é tratada. Possui risco significativo para tratamento em razão das estruturas neurovasculares subjacentes (▶Fig. 18.2).

18.3 Zona 1 e Zona 2

A parte dependente do braço ainda é subdividida em duas zonas de tratamento. O terço proximal é a "zona 1", e os dois terços distais, a "zona 2". A zona 1 tipicamente contém mais gordura e contribui para a maior parte da flacidez vista na maioria dos casos que precisam de contorno do braço. Essa zona, por sua vez, será receptora da maior parte da energia de RF (▶Fig. 18.3).

18.4 Coxim Adiposo do Deltoide

Não se costuma dar a atenção devida ao CAD no contorno do braço. Ele não apenas tem ramificações médicas (como nas injeções para inoculação), mas também implicações estéticas. Quanto mais lateral a projeção do CAD, mais desconcertante tende a ser para as pacientes. Apresentam a queixa comum de ser "largo" demais, sendo acompanhado por sentimentos de constrangimento pessoal ao usar camisetas ou vestidos de mangas curtas. Chamamos a isso aparência de "defensor" (com referência ao futebol americano) porque os defensores no futebol americano possuem braços extremamente grandes para poder derrubar ou segurar o adversário. A estética do braço, na modernidade, acena para uma aparência com tono mais esculpido para homens e mulheres. O tratamento do CAD é crítico nesse respeito, pois tipicamente se traduz em satisfação alta do paciente[5] (▶Fig. 18.4).

18.4.1 Marcação do Coxim Adiposo do Deltoide

Traça-se uma linha longitudinal ao longo do comprimento do braço, começando no acrômio da escápula e interseccionando a inserção do músculo deltoide. Uma linha transversal interseccionando a longitudinal marca o ponto de projeção máxima.

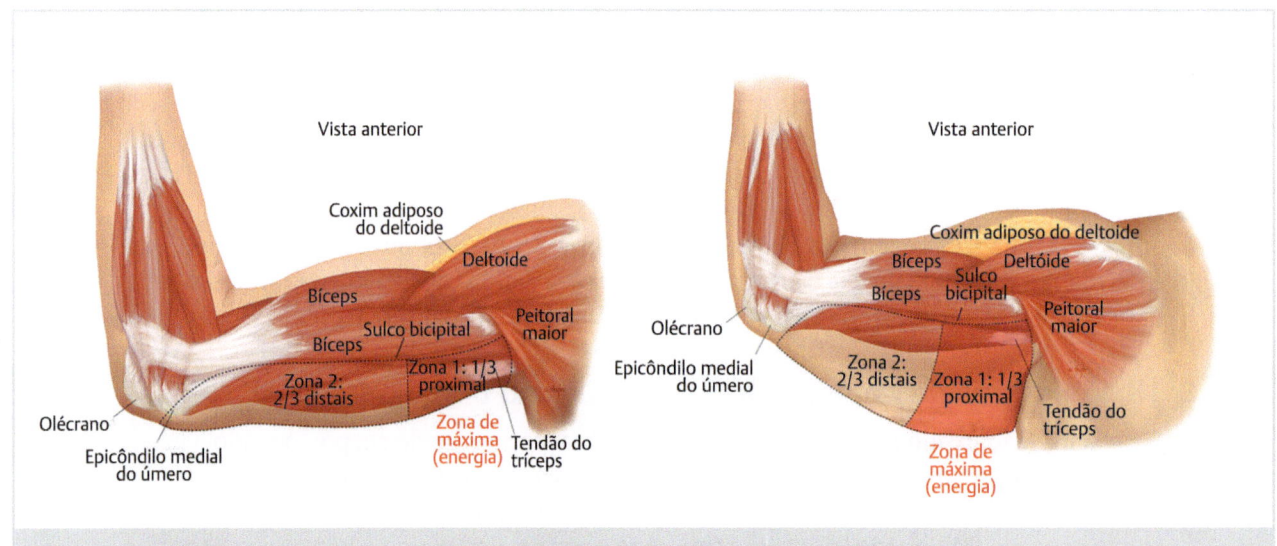

Fig. 18.1 Pontos de referência anatômicos no braço para lipoaspiração assistida por radiofrequência (RFAL).

18.4 Coxim Adiposo do Deltoide

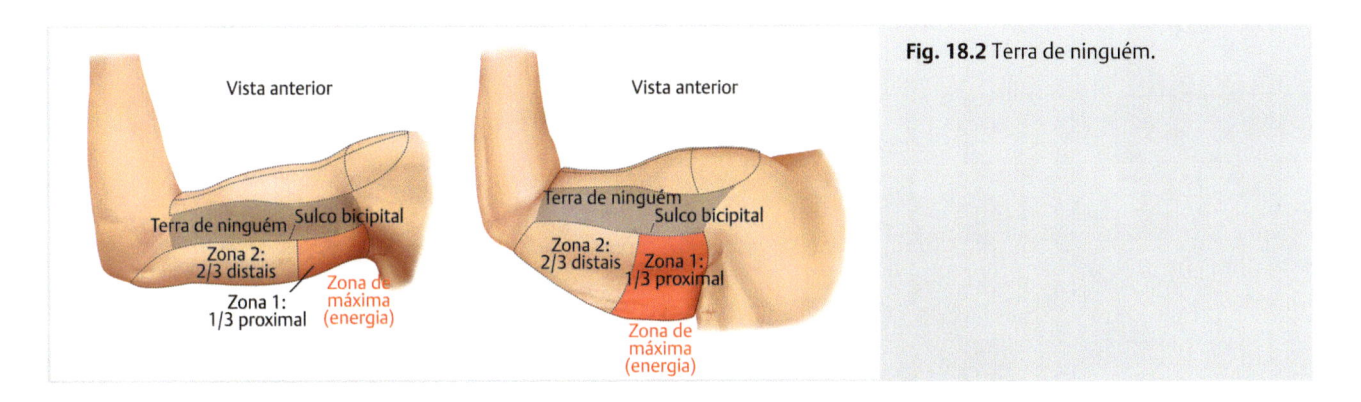

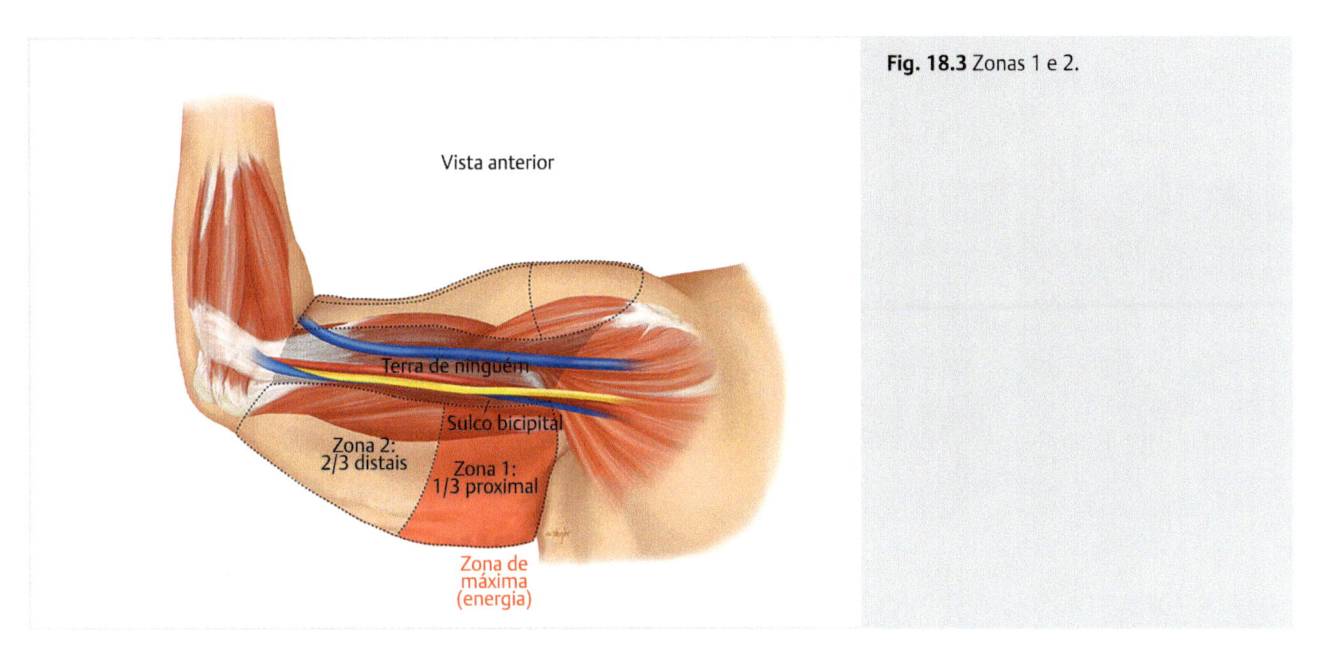

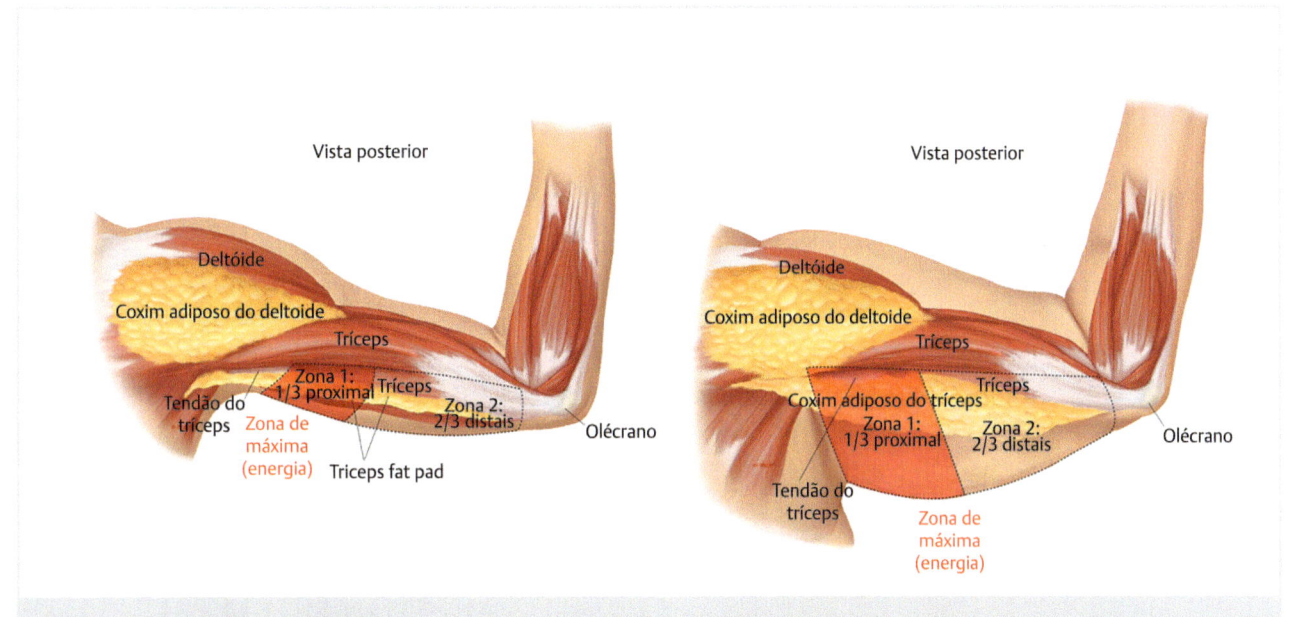

Fig. 18.2 Terra de ninguém.

Fig. 18.3 Zonas 1 e 2.

Fig. 18.4 Coxim adiposo do deltoide.
Espessura do coxim adiposo: mulheres, 11,7 mm; homens, 8,3 mm.
Espessura da prega cutânea: mulheres, 34,6 mm; homens, 17,2 mm.

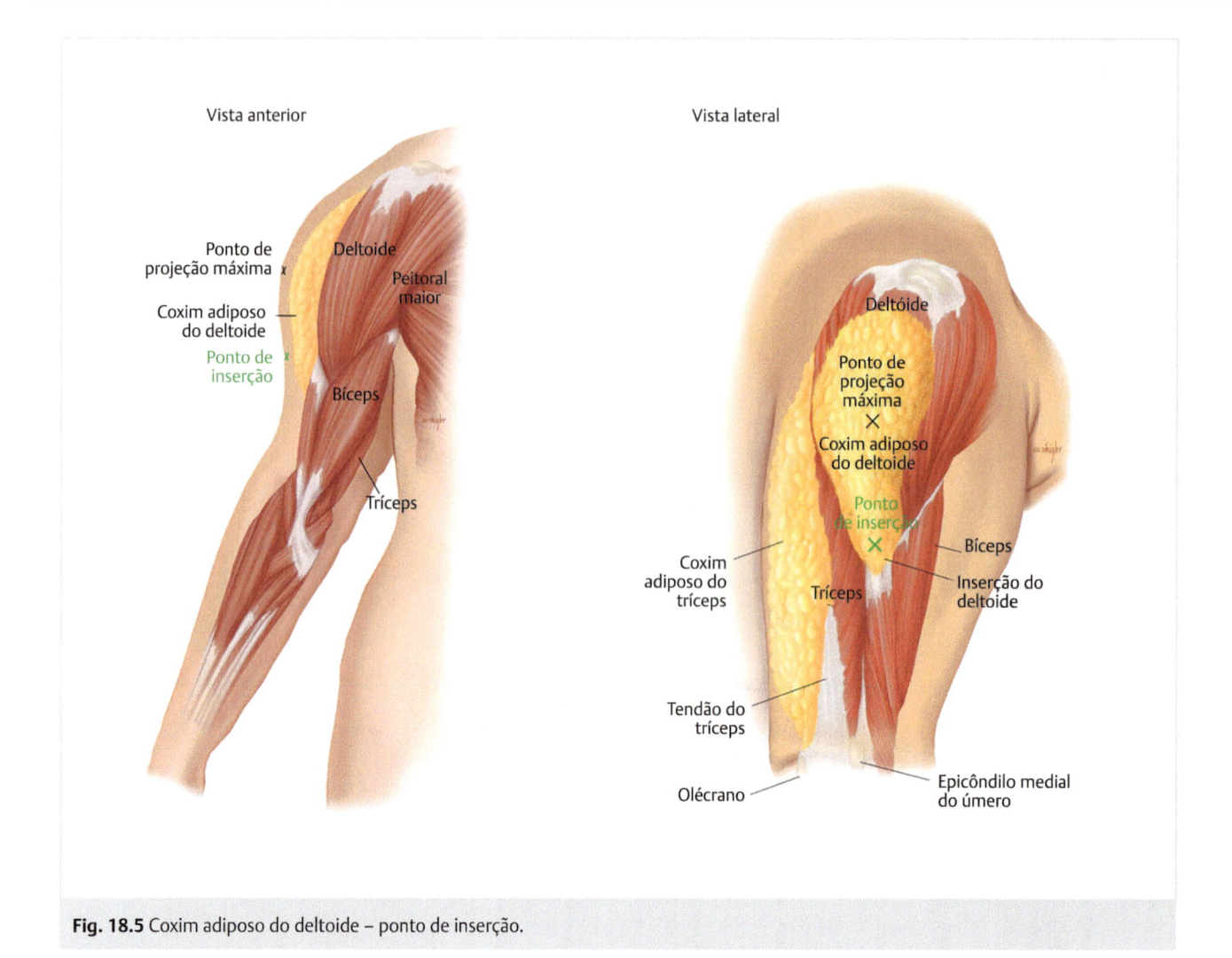

Fig. 18.5 Coxim adiposo do deltoide – ponto de inserção.

O ponto de acesso é marcado aproximadamente 3 cm distalmente a esse ponto, na junção da inserção do músculo deltoide com o bíceps. A sombra natural lançada pela confluência desses dois músculos tende a conter uma cicatriz menos chamativa (▶Fig. 18.5).

18.5 Marcação do Coxim Adiposo do Tríceps e Parâmetros de Tratamento

A linha meridiana da linha média do tríceps (MLMT) é definida por uma linha longitudinal que divide o coxim adiposo do tríceps em zonas de tratamento lateral e medial. Uma grande quantidade de energia de RF é depositada ao longo dessa linha MLMT a fim de facilitar a contração e o recrutamento de tecido para ela. Isso atua como sutura interna. A analogia é com o excesso de tecido reunido e transformado em um terno (▶Fig. 18.6). As incisões da braquioplastia atuam de maneira semelhante ao tratar o excesso de tecido nos braços. A diferença, com a RFAL, é que a "sutura" ou "cicatriz da incisão" é interna nos casos em que os braços são tratados com RFAL e, por isso, não é visível.[6]

A metodologia descrita aborda a distribuição da energia de RF e a firmeza tecidual. No entanto, a fim de completar a operação, o contorno do braço por lipoaspiração assistida por sucção (SAL) precisa vir a seguir. O braço é uma estrutura cilíndrica e precisa ser tratado em 3D para os melhores resultados (▶Fig. 18.7). A fim de obter essa "reunião" e o agrupamento de tecido ao longo da linha MLMT e criar a mencionada costura interna, o

18.5 Marcação do Coxim Adiposo do Tríceps e Parâmetros de Tratamento

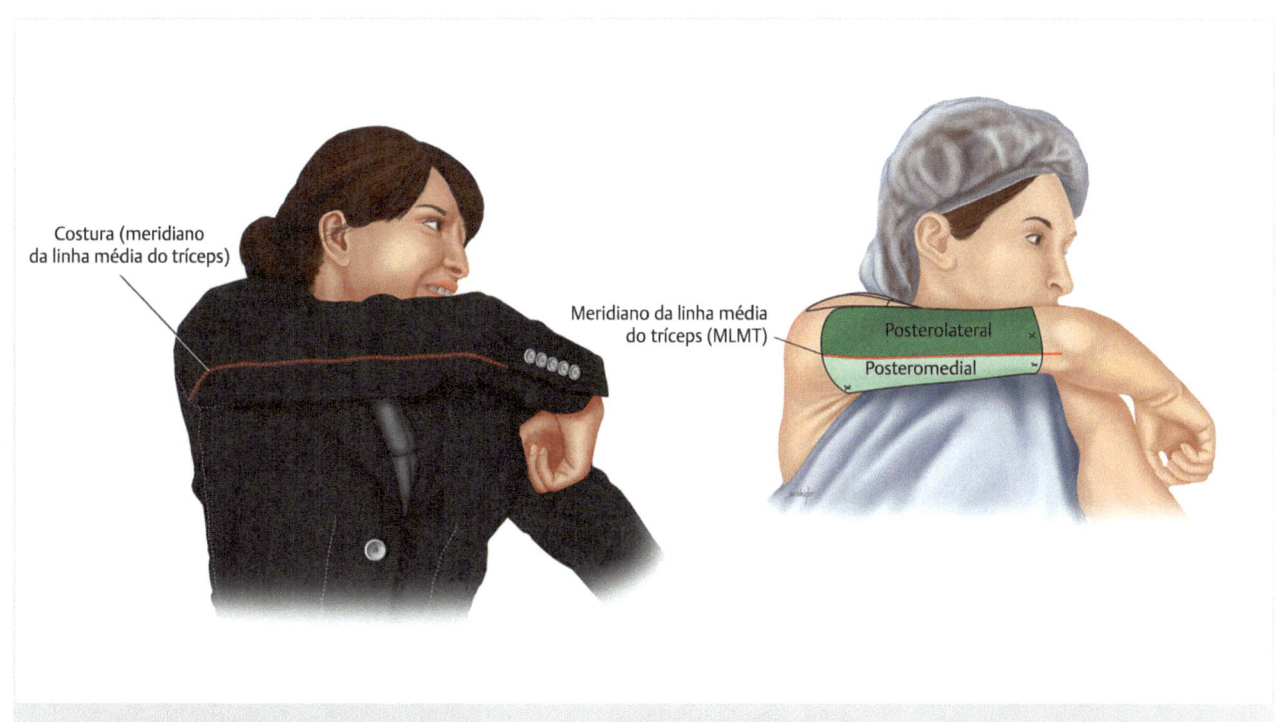

Fig. 18.6 Conceito da costura interna – meridiano da linha média do tríceps (MLMT).

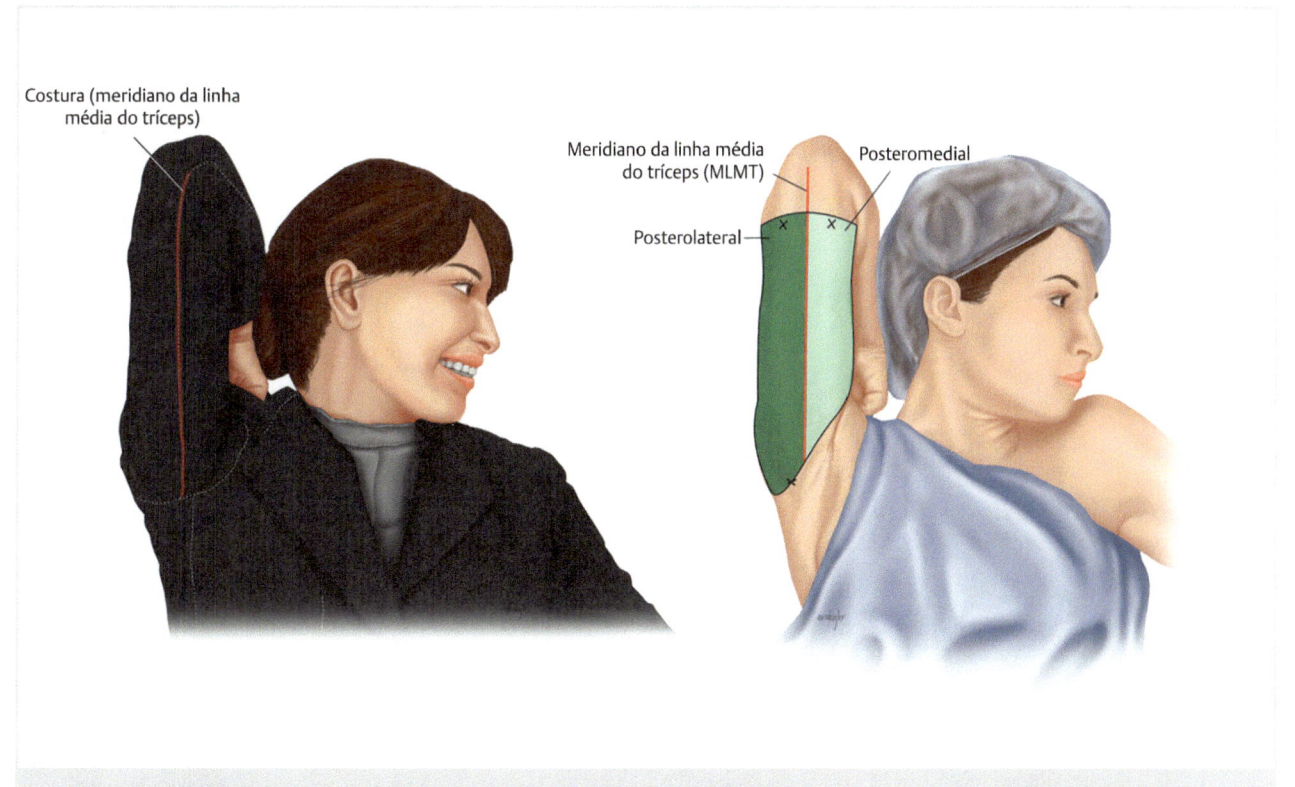

Fig. 18.7 Conceito da costura interna – meridiano da linha média do tríceps (MLMT).

operador tem de realizar lipoaspiração do braço em 270 graus (▶Fig. 18.8). Isso resultará em uma escavação descontínua do envoltório de tecidos moles, assim permitindo liberação adequada e recobrimento da pele. O benefício dessa abordagem será a redução da circunferência do braço com firmeza simultânea da flacidez pré-operatória (▶Fig. 18.9).

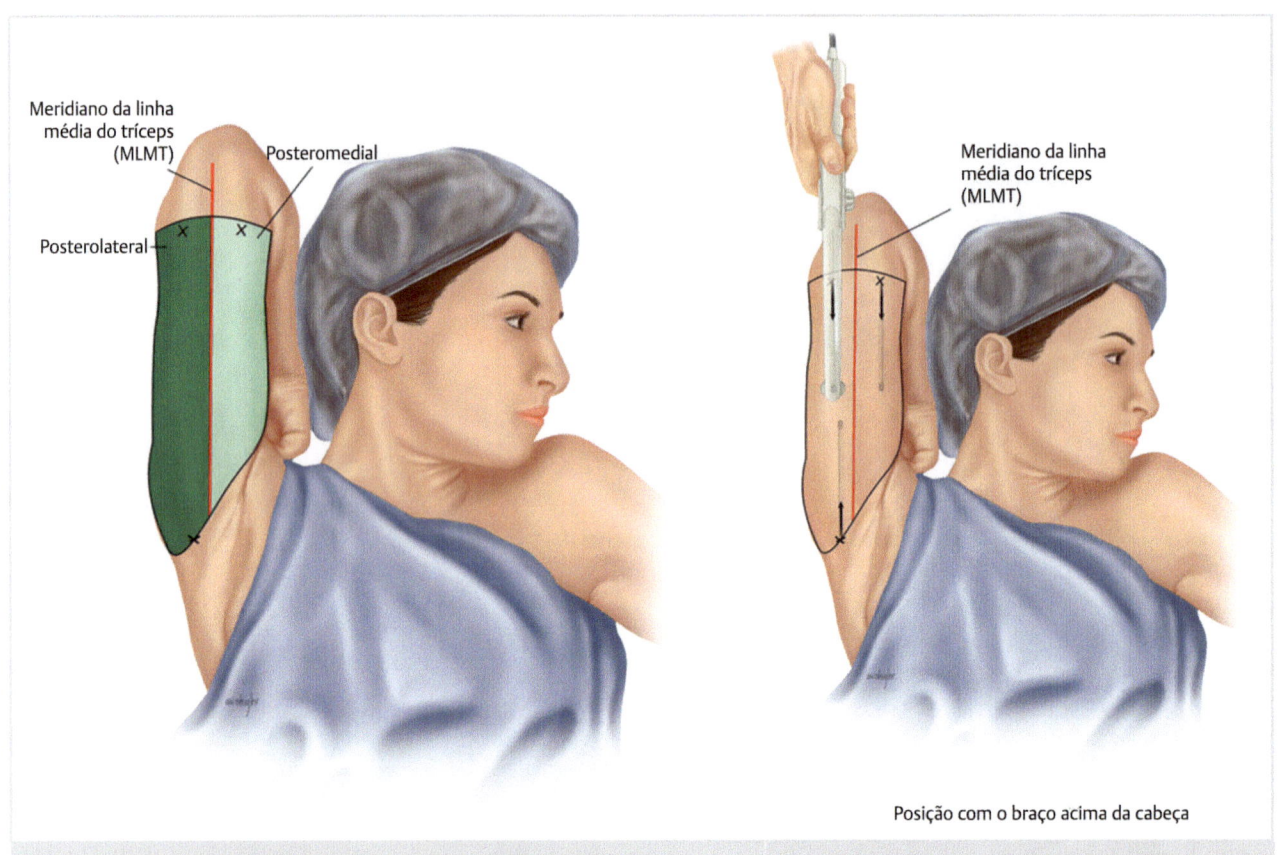

Fig. 18.8 Aplicação de RFAL no MLMT. RFAL, lipoaspiração assistida por radiofrequência; MLMT, meridiano da linha média do tríceps.

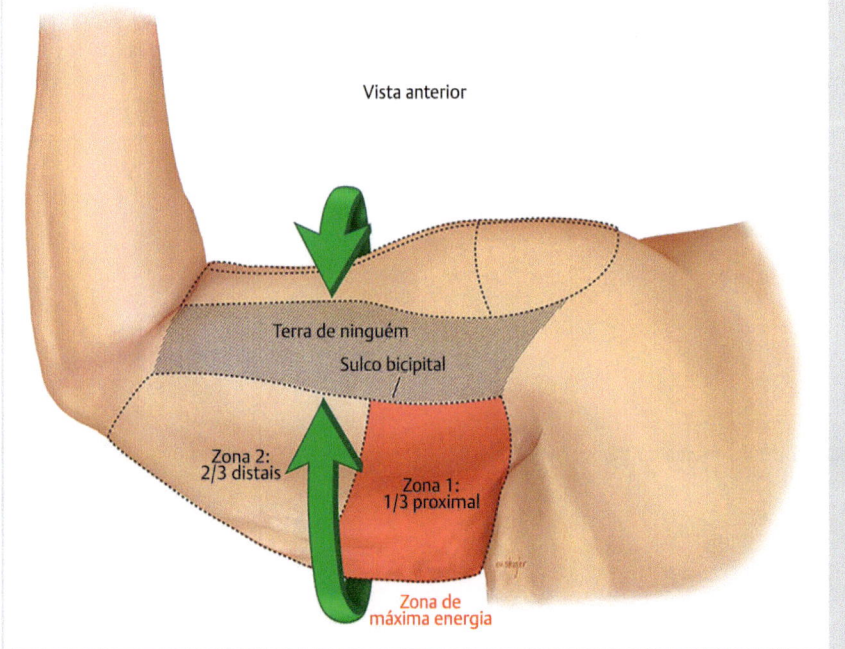

Fig. 18.9 Lipoaspiração circunferencial a 270°.

18.6 Seleção de Candidatos à RFAL no Braço

Elaboramos uma classificação que é a primeira a fornecer soluções de tratamento para o contorno do braço, levando em consideração: grau de flacidez e qualidade da pele.[7] Assim sendo, definimos os seguintes parâmetros:

- **Flacidez da pele do braço (FPB):** A distância medida entre o ponto mais dependente da pele do braço; ponto de máxima dependência (PMD) na posição de asa de morcego a 90 graus e correspondente ponto perpendicular no sulco bicipital. A FPB varia de leve (menos de 5 cm), moderada (5-10 cm) a intensa (mais de 10 cm) (▶Fig. 18.10).
- **Qualidade da pele do braço (QPB):** A qualidade da pele, avaliada por pinçamento e avaliação subjetiva da espessura dérmica, tono, presença ou ausência de estrias e tipo de pele pela classificação de Fitzpatrick. É classificada como boa (bom turgor da pele, ausência de estrias e ausência de rugas finas) ou má (turgor da pele moderado a insatisfatório, presença de estrias e de rugas finas).

Todos os braços são avaliados quanto à presença ou ausência de gordura e de FSN (rede fibrosseptal). Esses dois parâmetros, bem como a espessura da derme, são os três fatores mais importantes a afetar a contração com RFAL.

O ▶Quadro 18.1 é guia para o contorno do braço com base na energia.

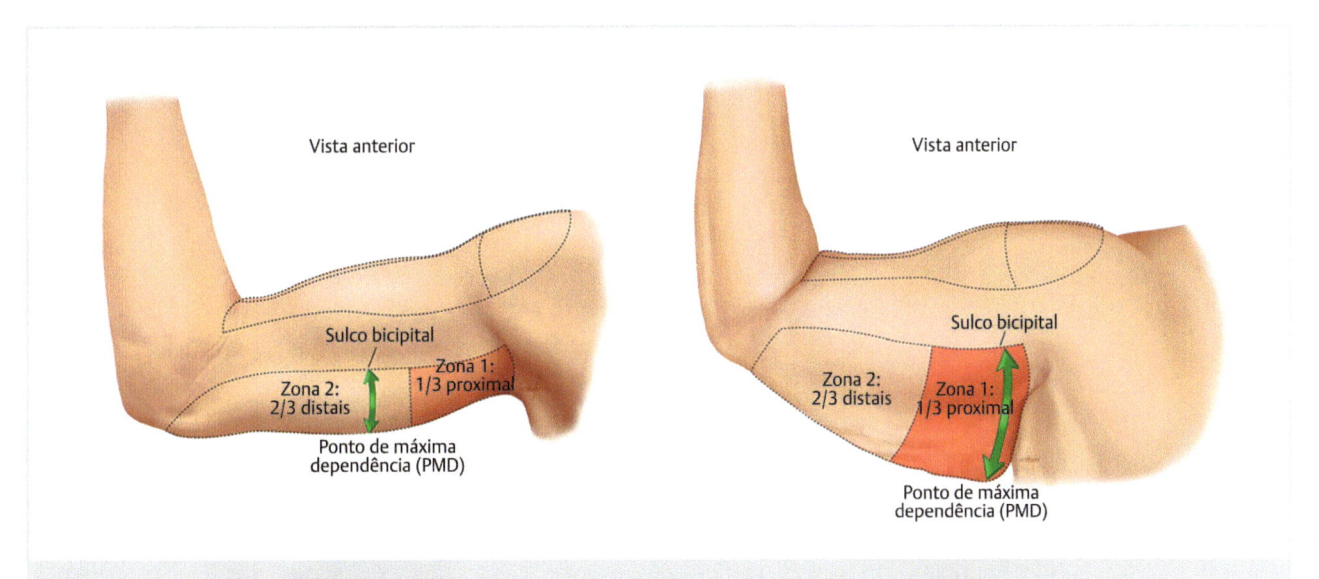

Fig. 18.10 Classificação do braço – flacidez da pele do braço (FPB); ponto de máxima dependência (PMD).

Quadro 18.1 Classificação do braço

	FPB	QPB	Adiposidade	Tratamento
Tipo I	Leve	Boa	–	Não candidato a RFAL
Tipo II	Moderada	Boa	+	SAL/LAL
Tipo III	Moderada	Má	+	RFAL
Tipo IV	Intensa	Boa	+	RFAL
Tipo V	Intensa	Má	+	RFAL + excisão da pele em estágios
Tipo VI	Intensa	Má	–	Braquioplastia

Abreviações: FPB, flacidez da pele do braço; QPB, qualidade da pele do braço; LAL, lipoaspiração assistida por *laser*; RFAL, lipoaspiração assistida por radiofrequência; SAL, lipoaspiração assistida por sucção.

18.7 Aplicação de Radiofrequência

A sonda externa de RFAL é ajustada em 38-40°C. A sonda interna é ajustada em 65°C. O aparelho de RF é pré-ajustado para 20 W, e isso não pode ser modificado por finalidades de segurança. A roda de profundidade é ajustada para 3-4 cm, dependendo da espessura do tecido tratado. As incisões com punção de acesso são feitas com uma agulha calibre 14 no cotovelo, na axila e no deltoide. Usa-se pomada de bacitracina generosamente para minimizar a fricção nos pontos de acesso. A solução tumescente de 400 mg de lidocaína (0,04%) e 1 mL de concentração 1:1.000 por litro de solução salina normal é introduzida na área a ser tratada. Se o procedimento for executado sob anestesia local (preferência dos autores), a quantidade de lidocaína é aumentada para 1.000 mg por 1 L de solução salina normal (▶Fig. 18.11).

Aplica-se gel de ultrassonografia estéril à superfície da pele a fim de diminuir a impedância entre as sondas. A peça manual de RF é então inserida pela porta de acesso no cotovelo. O movimento da peça manual é idêntico ao da lipoaspiração, se bem que muito mais lento. Utilizando as incisões axilar e do cotovelo em movimento alternado, aplica-se a energia até que seja alcançada a temperatura pretendida. Isso se manifesta como um toque de sineta audível originado na máquina. É preciso cuidado para concentrar a energia no MLMT e passar um mínimo de 1-3 minutos para recriar a costura interna. À medida que o aquecimento progride mais superficialmente, fecha-se a distância entre os dois eletrodos-compasso de calibre. Isso, com efeito, resulta em menos tecido tratado ao nos aproximarmos da superfície inferior da derme. O *endpoint* é a temperatura pretendida de 38-42°C.

A parte de contorno da operação é então iniciada depois da remoção da peça manual de RF. Isso é realizado usando-se uma cânula Double Mercedes PAL Microaire (Charlottesville, VA), seguida por uma Double Mercedes de 3,0 mm para contorno superficial mais fino (▶Fig. 18.12). Uma vez que essa etapa esteja completa, as incisões de acesso são fechadas com náilon 5-0 e se aplica uma veste. Para aspirações com volume de gordura acima de 800 mL-1 L, recomenda-se um dreno. Ele é removido, em média, depois de 2-3 dias. Recomenda-se o uso do item de compressão do braço por 4-6 semanas no pós-operatório.

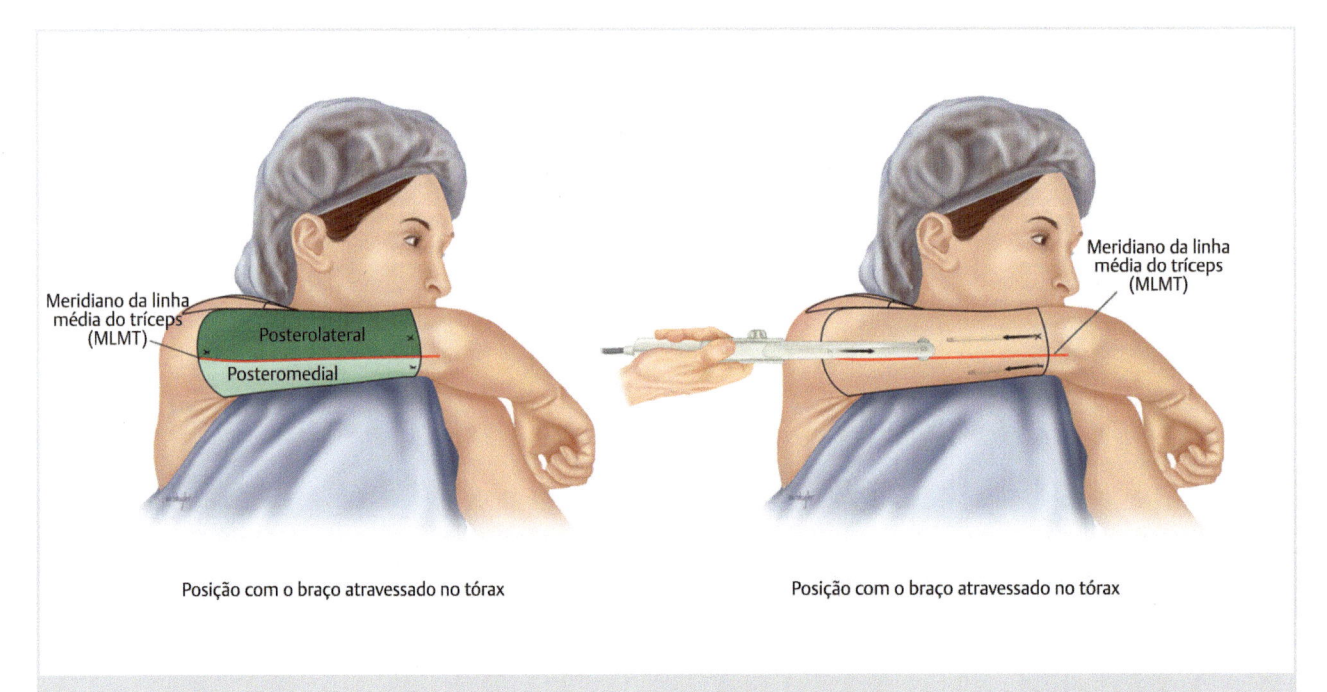

Fig. 18.11 Aplicação de RFAL, TLMT. RFAL, lipoaspiração assistida por radiofrequência; MLMT, meridiano da linha média do tríceps.

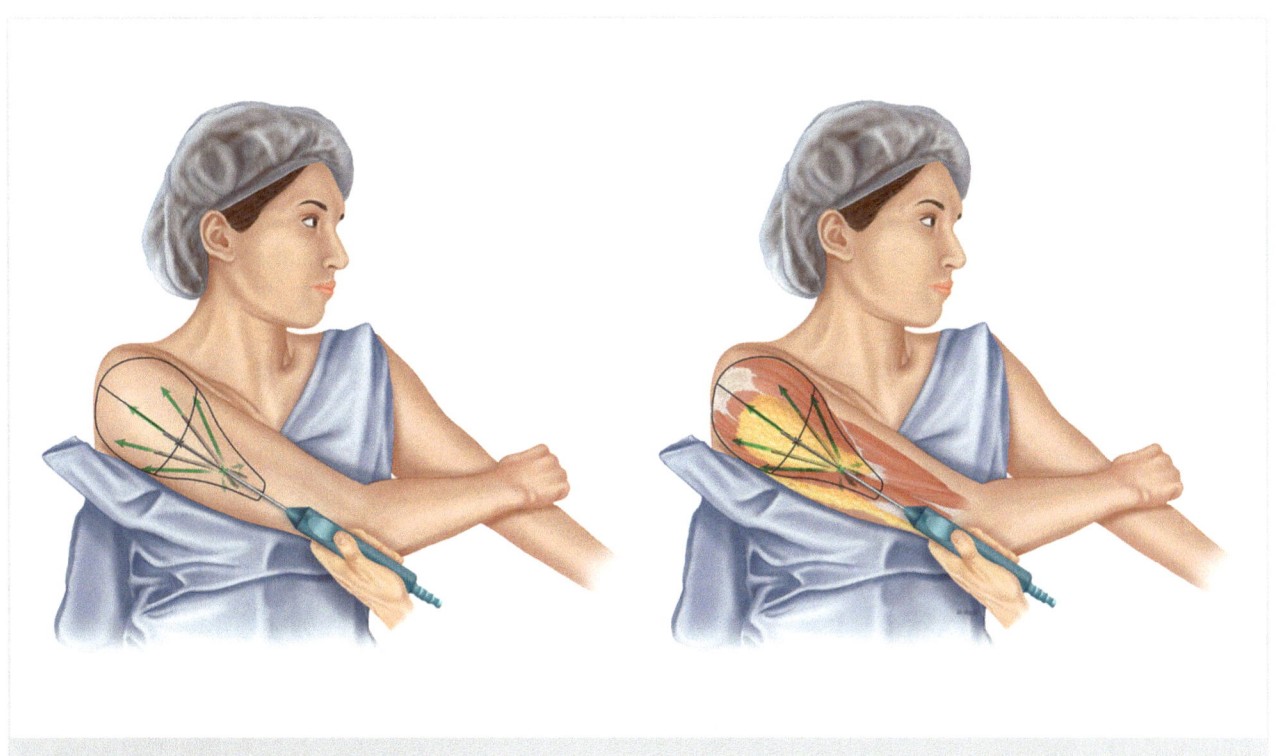

Fig. 18.12 Coxim adiposo do deltoide–SAL, Mercedes 3 mm.

18.8 Conclusão

Pacientes com excesso de gordura e flacidez moderada a intensa já não têm de ser considerados automaticamente candidatos à braquioplastia. Agora têm opções. A contração térmica dos tecidos moles mediada por RFAL, em casos selecionados adequadamente, pode resultar em resultados reproduzíveis com altos níveis de satisfação do paciente.[8] Empenhar-se em produzir resultados do contorno do braço que sejam livres de incisões longas e de cicatrizes desagradáveis à vista deverá ser o objetivo de todos os cirurgiões plásticos no futuro. A RFAL nos permite aproximação desse objetivo.

Referências Bibliográficas

[1] El Khatib HA. Classification of brachial ptosis: strategy for treatment. Plast Reconstr Surg 2007; 119(4):1337–1342
[2] Appelt EA, Janis JE, Rohrich RJ. An algorithmic approach to upper arm contouring. Plast Reconstr Surg 2006; 118(1):237–246
[3] Gasperoni C, Gasperoni P. Subdermal liposuction: long-term experience. Clin Plast Surg 2006; 33(1):63–73, vi
[4] Duncan DI. Improving outcomes in upper arm liposuction: adding radiofrequency-assisted liposuction to induce skin contraction. Aesthet Surg J 2012; 32(1):84–95
[5] Theodorou SJ, Paresi RJ, Chia CT. Radiofrequency-assisted liposuction device for body contouring: 97 patients under local anesthesia. Aesthetic Plastic Surgery
[6] Theodorou S, Chia C. Radiofrequency-assisted liposuction for arm contouring: technique under local anesthesia. Plast Reconstr Surg Glob Open 2013; 1(5):e37
[7] Chia CT, Theodorou SJ, Hoyos AE, Pitman GH. Radiofrequency-assisted liposuction compared with aggressive superficial, subdermal liposuction of the arms: a bilateral quantitative comparison. Plast Reconstr Surg Glob Open 2015; 3(7):e459
[8] Chia CT, Neinstein RM, Theodorou SJ. Evidence-based medicine: liposuction MOC-CME. Plast Reconstr Surg 2017; 139:267e

19 FaceTite: Técnica do Procedimento

P. Paolo Rovatti

Resumo

A firmeza tecidual é uma das demandas mais comuns em cirurgia estética no mundo todo, e a finalidade primária de um aparelho de energia é fornecer melhora da qualidade da pele.

A flacidez da pele, com ou sem gordura, do terço inferior da face é um dos principais sinais de envelhecimento facial.

Procedimentos para firmeza da pele estão entre as mais interessantes inovações no mercado cada vez mais crescente dos aparelhos de energia para uma face jovial. Temos analisado nossa experiência nos últimos 6 anos com um aparelho de energia de radiofrequência (RF) bipolar chamado FaceTite, que nos deu um resultado satisfatório em termos de procedimento não excisional e de efetividade duradoura.

Os objetivos dessa cirurgia são: técnica de anestesia local, redução do tempo do procedimento, tempo de afastamento das atividades mínimo, grande aceitação pelos pacientes e resultados duradouros satisfatórios.

Muitos controles de segurança foram introduzidos a fim de melhorar a confiabilidade desse aparelho e, graças aos recentes refinamentos, a curva de aprendizagem para o instrumento foi abreviada significativamente. Combinando sincronicamente esta técnica com RF bipolar fracional (Morpheus8) para melhorar a estimulação térmica "dentro e fora" na derme, podemos produzir uma mudança maravilhosa da pele.

Concluindo, podemos afirmar que esta tecnologia demonstra diversas vantagens, também graças às recentes melhoras do controle de segurança e, desse modo, pode ser ferramenta potente para cirurgiões e uma escolha confiável para os pacientes.

Palavras-chave: radiofrequência, firmeza da pele, FaceTite, *lifting* não invasivo, ptose da linha da mandíbula, flacidez do pescoço.

A radiofrequência é uma técnica relativamente nova que permite ser aplicada energia aos tecidos de maneira bipolar, no interior como energia coagulativa e externamente como aquecimento cutâneo. Essa abordagem dupla torna possível obter uma contração dos septos fibrosos e, ao mesmo tempo, uma retração cutânea.[1]

A RF tem sido amplamente usada associada à lipoaspiração tradicional graças à sua ação de contração tecidual, que permite executar o procedimento até na presença de flacidez tecidual. Essa característica levou, nos últimos anos, ao reconhecimento da RF como método preferido nos casos de flacidez da região da borda mandibular e do pescoço com ou sem excesso de tecido adiposo.

Pacientes dos gêneros masculino e feminino podem ser tratados de flacidez cutânea da borda mandibular, da região submentual e do pescoço com ou sem acúmulo de gordura. A avaliação pré-operatória é realizada de acordo com as escalas Merz para a linha do pescoço e da mandíbula, e os pacientes com um grau de 1 a 4 para o pescoço e grau da linha da mandíbula a partir de 1 são considerados adequados para o tratamento. O tratamento dos pacientes com graus mais altos de insuficiência tecidual infelizmente leva a resultados parciais e muitas vezes insatisfatórios e, portanto, considera-se que têm contraindicação relacionada com o procedimento.

Também se deve considerar que a presença de insuficiência cutânea significativa e uma perda de volume adiposo (escala Carruthers graus 1-2) com alto grau de fotoenvelhecimento e cronoenvelhecimento (tipos III-IV na escala Glogau) representam também contraindicação ao tratamento.

FaceTite: Técnica do Procedimento

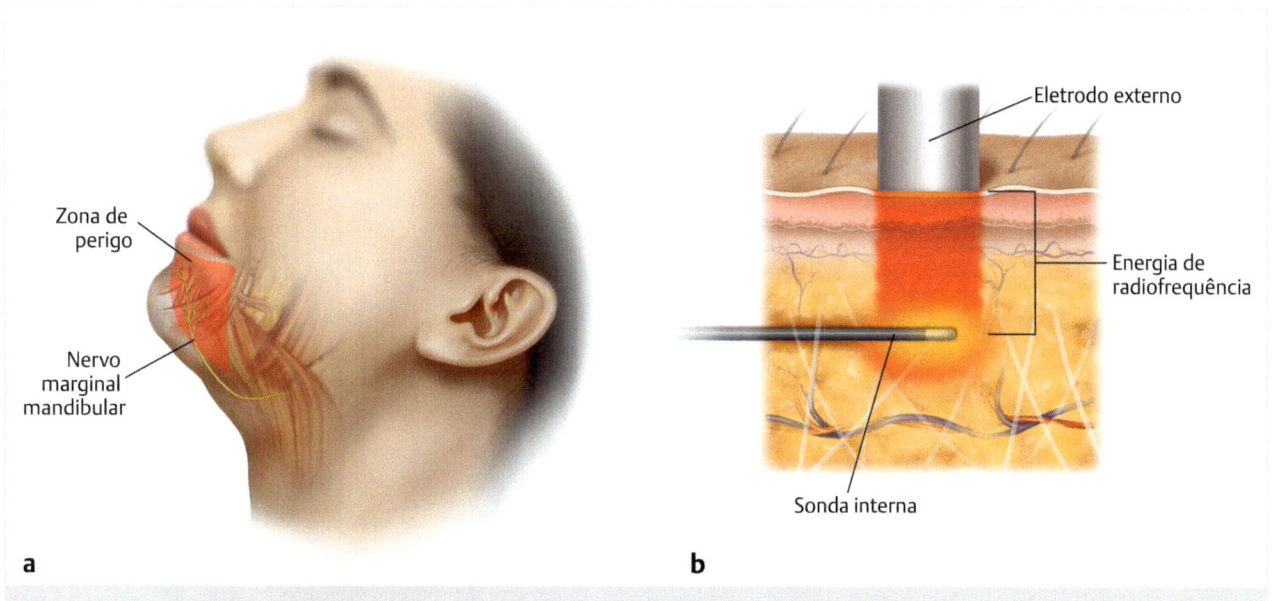

Fig. 19.1 (**a**) Área a ser tratada cuidadosamente. (**b**) Área segura abaixo do eletrodo interno.

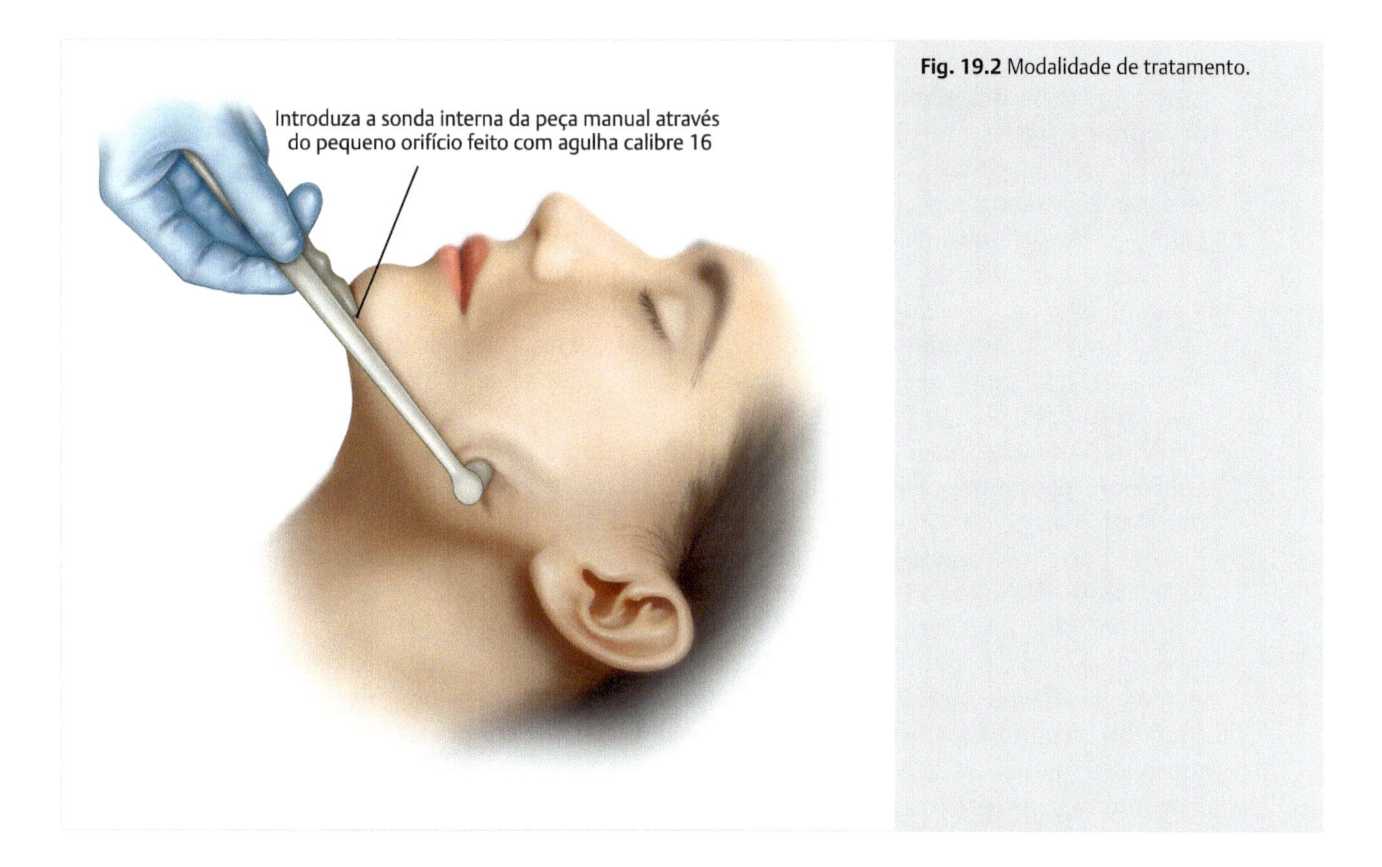

Fig. 19.2 Modalidade de tratamento.

    FaceTite é o aparelho que pertence ao equipamento Body Tite (Invasix Ltd, Israel), usado para o tratamento da face e do pescoço. Essa peça manual transmite um efeito térmico ao tecido adiposo, determinando uma coagulação. O calor então se irradia progressivamente para a pele, atravessando a derme em espessura total, provendo o efeito de firmeza da pele (▶ Fig. 19.1). O procedimento geralmente é realizado com anestesia infiltrativa subcutânea (técnica úmida) usando 20 mL de lidocaína 200 mg/10 mL + 60 mL de solução salina + 0,5 mL de epinefrina 1:1.000.[2]

O tratamento cirúrgico consiste em introduzir a sonda interna da peça manual através de um pequeno orifício feito com uma agulha 16 G, que precisa manter um nível de profundidade entre 5 e 8 mm (▶Fig. 19.2). O alinhamento correto dos eletrodos interno e externo concede aquecimento uniforme do tecido em sua espessura inteira. A energia de radiofrequência é transmitida melhor através da rede fibrosseptal (FSN) vertical, que é uma via de mínima resistência paralela à RF distribuída.[3] A energia da RF[4] é transmitida preferencialmente na FSN vertical *vs.* camadas horizontais, que são perpendiculares à RF[5,6], e isso leva a mais efeitos de firmeza no tecido adiposo.[7] A faixa de temperatura interna precisa permanecer entre 65°C e 70°C e permite a coagulação e a contração dos septos no tecido adiposo de maneira tridimensional; no nível cutâneo, o limite (ponto de corte) precisa permanecer entre 38°C e 40°C, com consequente densidade de calor mais baixa, mas com um bom efeito de firmeza da pele.

A peça manual é equipada com dois sensores (interno e externo) que controlam a temperatura subcutânea e da pele até que o fornecimento de energia seja interrompido quando os parâmetros de ajuste são alcançados. A distribuição da RF é automaticamente suspensa também quando a distância entre os dois eletrodos aumenta ou diminui demais: por exemplo, se a sonda interna estiver superficial demais ou ao tratar áreas com curvaturas. O aparelho também é equipado com um sistema de controle de impedância, o que permite que a radiofrequência seja distribuída somente quando a peça manual externa estiver em pleno contato com a pele. À medida que a temperatura subdérmica aumenta, a impedância é reduzida, mas, se acontecer de maneira rápida demais, o FaceTite para automaticamente, assim prevenindo queimaduras da pele.[8] Esse sistema de controle automático permite o tratamento da gordura da superfície sem risco excessivo de lesão térmica. A radiofrequência oferece energia apenas entre a cânula e o eletrodo externo, impedindo a energia de ser distribuída abaixo da própria cânula e entre nas camadas subfasciais. Desse modo, evita os efeitos nocivos sobre vasos e nervos.

A peça manual é introduzida por três orifícios: um na região submentual e dois submandibulares na margem inferolateral do abaixador do ângulo da boca (AAB) (entrada LMF1). Esses últimos pontos de acesso são usados para tratar a área acima da borda mandibular, direcionando a peça manual para a orelha e depois para a área abaixo da borda mandibular na região cervical lateral.

A partir do acesso submentual, prosseguimos então para executar o tratamento da região interplastismática, movendo a peça manual na direção caudocranial com uma técnica em leque.

A radiofrequência precisa ser distribuída com um movimento retrógrado na região a ser tratada. Na área da borda mandibular, o tratamento precisa ser realizado acima e abaixo da borda. A primeira passagem é executada lentamente, parando por aproximadamente 1 segundo, e não mais, a cada 1-2 cm para determinar a diminuição da espessura tecidual graças à contração vertical dos septos conjuntivos. Durante essa fase, será fácil ouvir um crepitar (som de estalido), que é sinal de necrose coagulativa do tecido adiposo superficial imediatamente subdérmico. A passagem seguinte, por outro lado, ocorre com movimento lento, mas contínuo, no tecido em que foi feito previamente o túnel até que se alcance o ponto de corte.

O pescoço é convencionalmente dividido em três partes: a região interplastismática é alcançada por meio do acesso submentual, enquanto as duas áreas laterais, pelos acessos submandibulares (▶Fig. 19.3). O tratamento do pescoço exige o uso da peça manual FaceTite com técnica retrógrada contínua até que se alcance o ponto de corte. A energia oferecida na região da borda mandibular é de 1,5-2,5 KJ por lado, enquanto, no pescoço, é de aproximadamente 3-6 KJ de energia total.

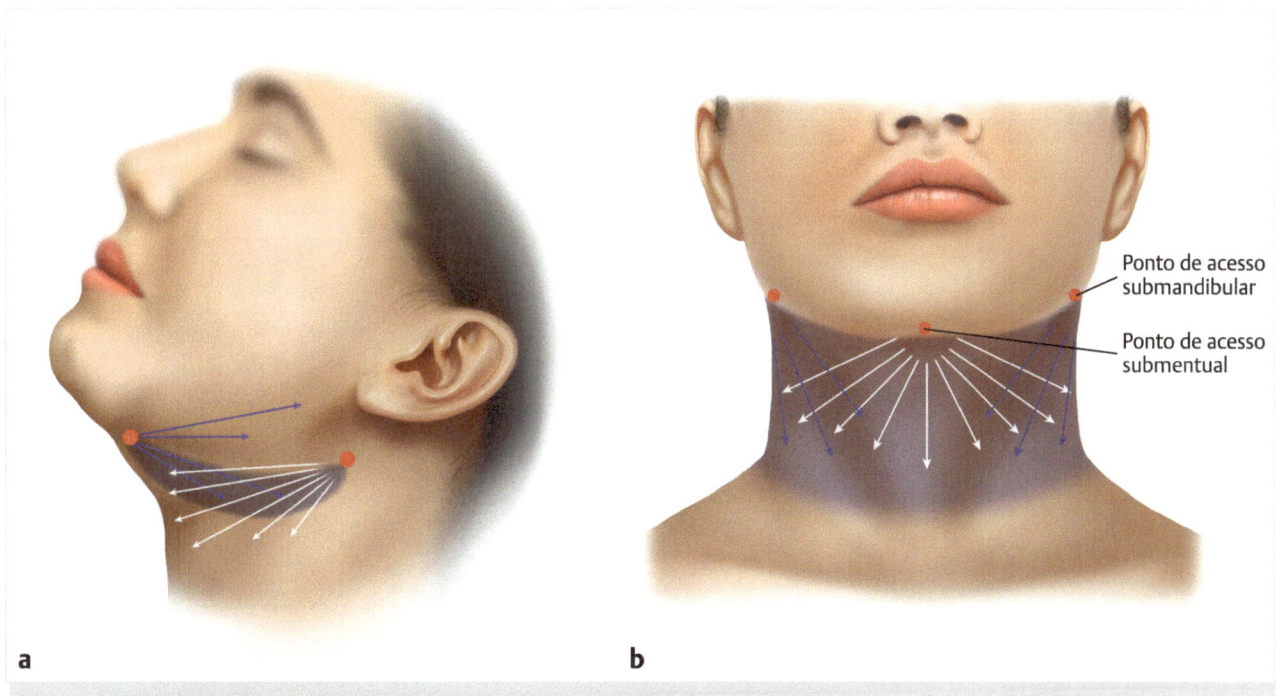

Fig. 19.3 (**a**) Linhas de tratamento a partir do ponto de entrada. (**b**) Tratamento do pescoço.

Jamais se realiza lipoaspiração antes da radiofrequência; se o excesso de gordura na região submentual for particularmente evidente (pinçamento da gordura maior do que 1,5 cm), ao final do procedimento, pode-se realizar uma aspiração da gordura liquefeita com microcânula, não mais do que 2 mL.

A seleção dos pacientes deve incluir ptose moderada a médio-alta tanto da linha da mandíbula como do pescoço. Grande perda de peso recente pode causar resultados insatisfatórios e, portanto, é realmente importante esperar que o paciente retorne em equilíbrio metabólico aceitável.

São contraindicações absolutas os pacientes com marca-passo, preenchedores de silicone ou permanentes nas áreas a ser tratadas, enquanto não se consideram contraindicações tratamentos prévios nas áreas envolvidas (*threadlift*, *facelift* prévio, preenchedores com ácido hialurônico [AH] e hidroxiapatita de cálcio [CaHA]). Verificamos contraindicações relativas para tratar no caso de procedimentos de *laserlipo* prévios.

Para maximizar os resultados, este procedimento pode ser combinado com a radiofrequência fracional transdérmica (Morpheus8), que, na mesma sessão, pode melhorar a firmeza da pele.

Usando a anestesia local previamente feita, aplica-se o dispositivo transdérmico com 24 agulhas na pele sobrejacente a 30%/40% em todas as áreas do pescoço, chegando a um resultado depois de dois/três tratamentos (cada um com intervalos de 45 dias entre si), tendo melhora de 74% na escala GAIS avaliada pelo paciente (▶Fig. 19.4).[5,6,7,9,10,11,12,13,14,15,16]

O procedimento agora é mais seguro graças ao novo controle do ponto de corte do dispositivo. O ponto de corte do sensor interno impossibilita a gordura de liquefazer-se e de criar possível necrose, assim reduzindo as possíveis complicações relacionadas. Não foram observadas lesões térmicas permanentes entre nossos pacientes. Somente algumas neuropraxias do nervo mental (quatro casos) foram destacadas, cada uma farmacologicamente resolvida depois de poucos meses.

As queimaduras da pele por tratamento excessivamente superficial se resolveram espontaneamente sem deixar cicatrizes. Encontrou-se edema persistente (mais de 2 meses) apenas em alguns casos, resolvendo-se com sucesso pela drenagem linfática manual. Concluindo, podemos afirmar que, neste procedimento, a relação entre efeitos colaterais mínimos e bons resultados parece favorável.

19.1 Casos de Pacientes

Veja ▶Figuras 19.5, 19.6, 19.7 e 19.8.

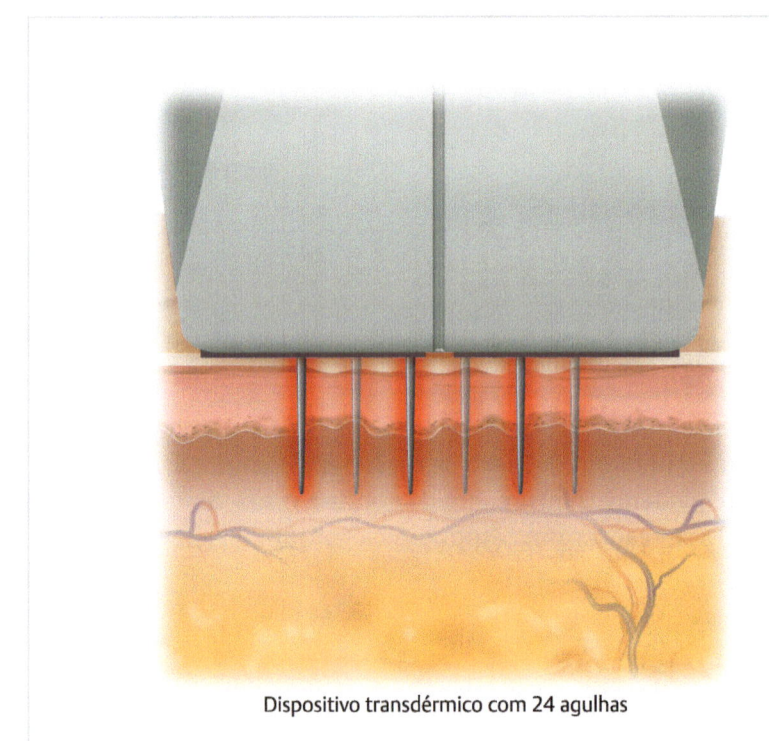

Fig. 19.4 Aquecimento transdérmico fracional.

Dispositivo transdérmico com 24 agulhas

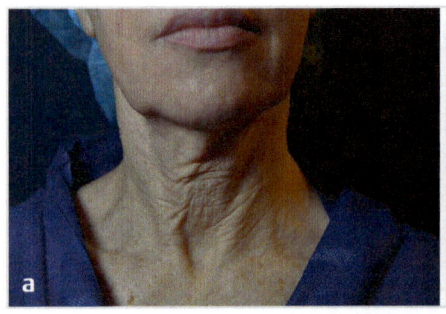

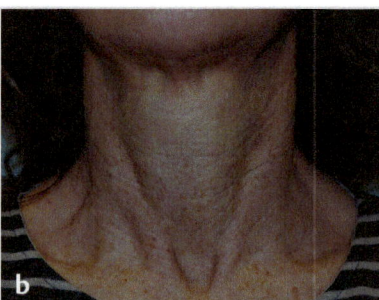

Fig. 19.5 (a) Pré-operatório. Mulher de 65 anos Baker tipo 4. **(b)** 1 ano de pós-operatório: 1 cirurgia com FaceTite 8 KJ total + 3 tratamentos fracionais no pescoço 45 W.

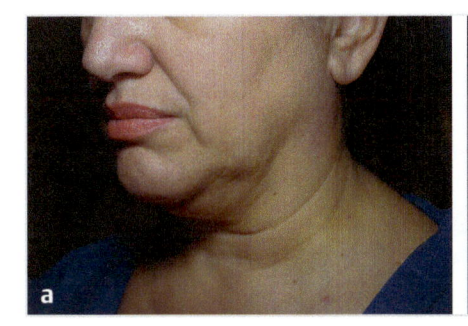

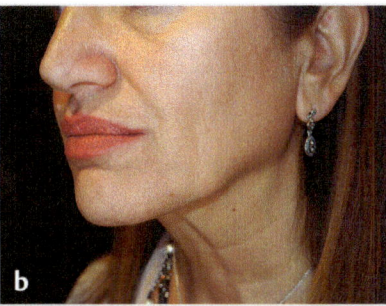

Fig. 19.6 (**a**) Pré-operatório. Vista lateral, 56 anos Baker tipo 3. (**b**) Pós-operatório, 56 anos. Dois anos pós-operatório de um tratamento com FaceTite 10 KJ total depois de 22 kg de perda de peso com resultado estável.

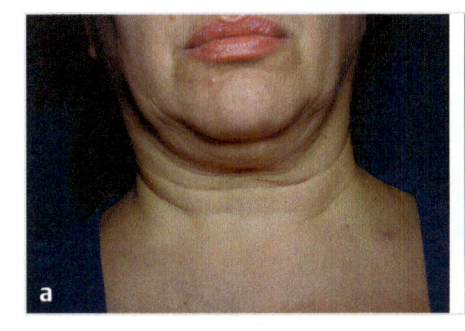

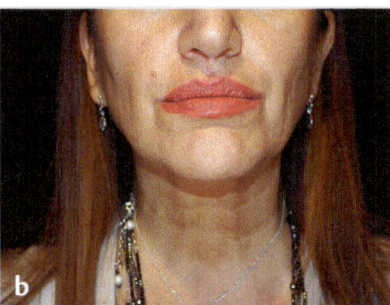

Fig. 19.7 (**a**) Pré-operatório. Vista frontal, 56 anos Baker tipo 3. (**b**) Pós-operatório. Depois de 24 meses, 22 kg de perda de peso, um tratamento com FaceTite 10 KJ no total.

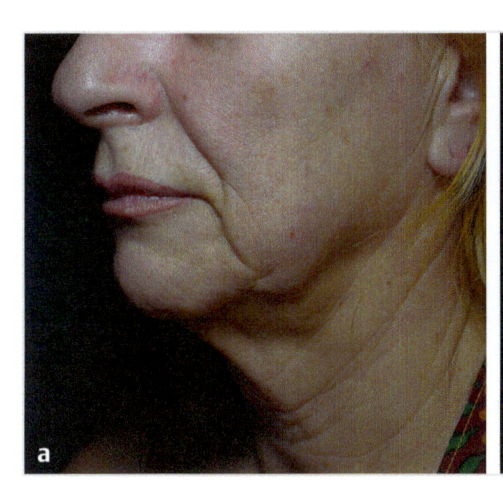

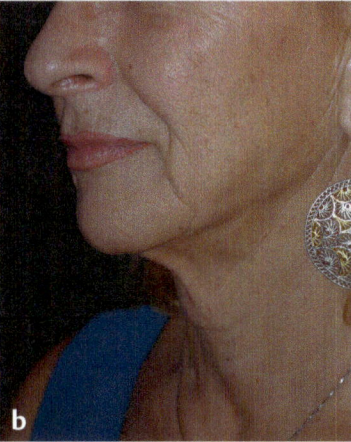

Fig. 19.8 (**a**) Pré-operatório, 58 anos, Baker tipo 4, candidata a *facelift*, flacidez do pescoço. (**b**) 4 meses de pós-operatório, um FaceTite 8,5 KJ, dois tratamentos fracionais 35 W.

Referências Bibliográficas

[1] Jimenez Lozano JN, Vacas-Jacques P, Anderson RR, Franco W. Effect of fibrous septa in radiofrequency heating of cutaneous and subcutaneous tissues: computational study. Lasers Surg Med 2013;45(5):326–338
[2] Theodorou S, Chia C. Radiofrequency-assisted liposuction for arm contouring: technique under local anesthesia. Plast Reconstr Surg Glob Open 2013;1(5):e37
[3] Duncan DI. Nonexcisional tissue tightening: creating skin surface area reduction during abdominal liposuction by adding radiofrequency heating. Aesthet Surg J 2014;33:1154–1166
[4] DiBernardo BE. Randomized, blinded split abdomen study evaluating skin shrinkage and skin tightening in laser-assisted liposuction versus liposuction control. Aesthet Surg J 2010;30(4):593–602
[5] Paul M, Blugerman G, Kreindel M, Mulholland RS. Three-dimensional radiofrequency tissue tightening: a proposed mechanism and applications for body contouring. Aesthetic Plast Surg 2011;35(1):87–95
[6] Paul M, Mulholland RS. A new approach for adipose tissue treatment and body contouring using radiofrequency-assisted liposuction. Aesthetic Plast Surg 2009;33(5):687–694

[7] Treatment of Décolletage Photoaging with Fractional Microneedling Radiofrequency. Lyons A, Roy J, Herrmann J, Chipps L. J Drugs Dermatol 2018;17(1):74-76
[8] Alexiades-Armenakas M. Combination laser-assisted liposuction and minimally invasive skin tightening with temperature feedback for treatment of the submentum and neck. Dermatol Surg 2012;38(6):871-881
[9] Thanasarnaksorn W, Siramangkhalanon V, Duncan DI, Belenky I. Fractional ablative and nonablative radiofrequency for skin resurfacing and rejuvenation of Thai patients. J Cosmet Dermatol 2018;17(2):184-192
[10] Theodorou SJ, Paresi RJ, Chia CT. Radiofrequency-assisted liposuction device for body contouring: 97 patients under local anesthesia. Aesthetic Plast Surg 2012;36(4):767-779
[11] Mulholland RS. Nonexcisional, minimally invasive rejuvenation of the neck. Clin Plast Surg 2014;41(1):11-31
[12] Ahn DH, Mulholland RS, Duncan D, Paul M. Non-excisional face and neck tightening using a novel subdermal radiofrequency thermo-coagulative device. J Cosmet Dermatol Sci Appl 2011;1:8845-8851
[13] Waldman A. Comparison of treatment uniformity of laser assisted liposuction (LAL) and radiofrequency-assisted liposuction (RFAL): scientific report (PhD). Israel
[14] Blugerman G, Schavelzon D, Paul MD. A safety and feasibility study of a novel radiofrequency-assisted liposuction technique. Plast Reconstr Surg 2010;125(3):998-1006
[15] Friedman DJ, Gilead LT. The use of hybrid radiofrequency device for the treatment of rhytides and lax skin. Dermatol Surg 2007;33(5):543-551
[16] Mulholland RS. An in depth examination of radiofrequency-assisted liposuction (RFAL). J Cosmetic Surg Medicine 2009;4(3):14-19

20 Tratamento de Ginecomastia Masculina

Alfredo Hoyos ▪ *David E. Guarin*

Resumo

A ginecomastia é condição masculina muito comum e embaraçosa, caracterizando-se por aumento de volume da gordura e do tecido glandular. Para compreender a ruptura estética e fazer um diagnóstico correto, é importante conhecer as características da forma ideal da parede anterior do tórax.

Os três componentes principais da ginecomastia (pele, gordura e glândula) têm de ser abordados a fim de se obter um resultado adequado.

O enxerto de gordura é crucial para se obter uma aparência musculosa. O VASER auxilia em facilitar a extração, reduzir o sangramento e induzir retração da pele. O denso tecido glandular exige ressecção aberta.

Palavras-chave: ginecomastia, definição do peitoral, VASER, lipoaspiração masculina, alta definição.

O crescimento anormal de tecido mamário em homens ou ginecomastia é condição benigna em que os tecidos glandular e adiposo estão mal colocados. Essa condição pode ser física e psicologicamente desconfortável, tendo impacto negativo sobre a autoconfiança e a imagem corporal. Pode afetar um ou ambos os lados, especialmente nos extremos da vida. Nos jovens, essa condição pode aparecer em até 60% da população, porém, na maior parte do tempo, é temporária.

20.1 O Bonito Normal: Anatomia Peitoral Masculina e Padrões de Beleza

A anatomia masculina na área peitoral é simples, apenas a transparência superficial do músculo peitoral e estruturas musculoesqueléticas em torno. O músculo peitoral se estende da metade medial da clavícula, cabeça esternocostal e esterno até as seis cartilagens costais superiores e a aponeurose do oblíquo externo e a bainha do reto.

A forma ideal do peitoral masculino tem resistido ao tempo e a diferenças culturais. A representação artística do tronco masculino entre culturas descreve-a como tendo peitoral maior bem desenvolvido e fina camada de pele que delicadamente expõe a anatomia abaixo do músculo.

O músculo peitoral, para análise estética essencial, pode ser dividido em polos superior e inferior. No entanto, em um senso mais purista, em um polo superior/interno e um inferior/externo. A divisão entre as duas partes é traçada por uma linha entre o sulco axilar anterior e o ponto na linha média que cruza a borda inferior do peitoral (▶Fig. 20.1).

O polo superior/interno do músculo é aquele que precisa ter realce de volume para obter visibilidade e a impressão de um músculo potente.

O polo inferior/externo é o que que se beneficia de uma ressecção e/ou redução de volume. Quando a área peitoral é realçada, é importante restaurar a borda lateral e inferior do músculo peitoral para eliminar a aparência "gorda" ou "feminina" da área. Portanto, as linhas retas da inserção do peitoral maior devem ser acentuadas para evitar a sinuosidade do tecido mamário.

A anatomia da pele superficial precisa corresponder às estruturas profundas de um modo que a borda inferior da aréola se alinhe à borda inferior do músculo peitoral. A aréola deve ser colocada sobre uma linha vertical entre a parte média da clavícula e estender-se ao terço lateral. Esse ponto de referência é importante porque, quando for necessária uma plástica do peitoral, o movimento lateral da aréola pode cair em um ponto não anatômico.

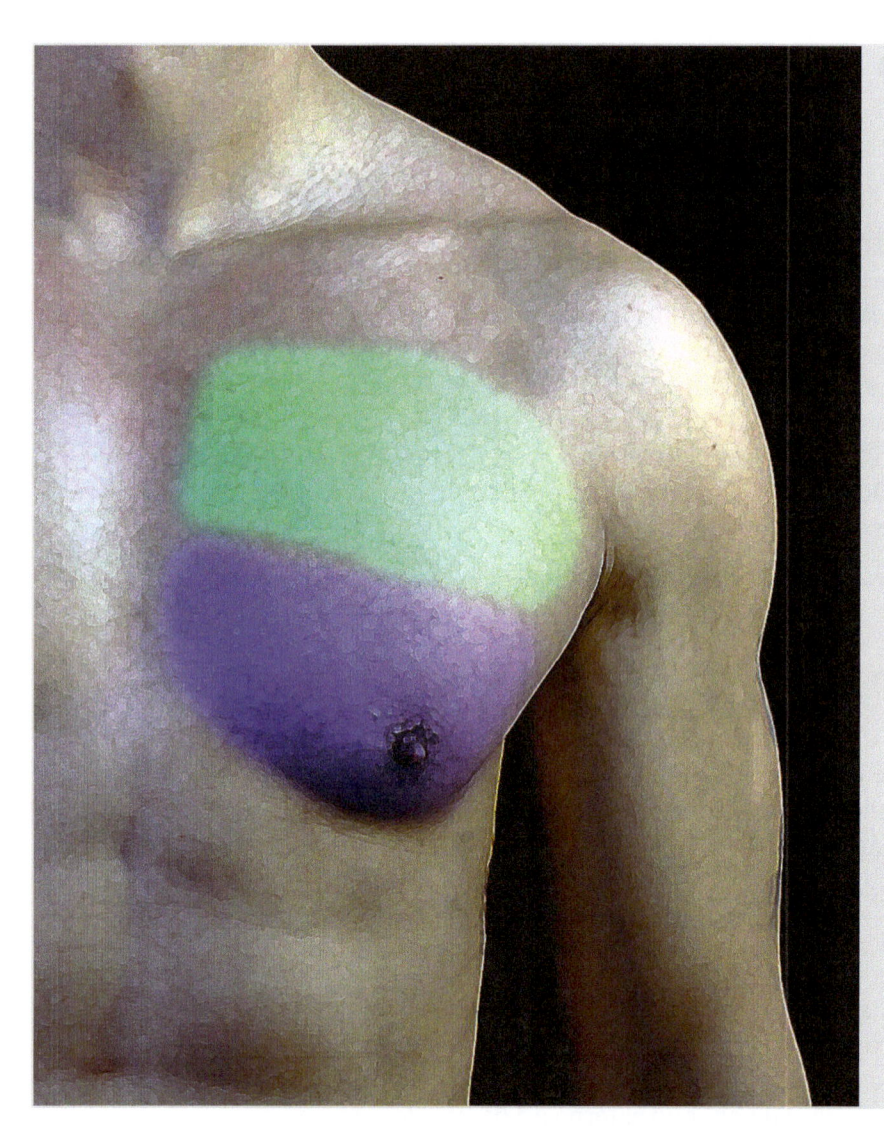

Fig. 20.1 Divisão estética do peitoral maior.

20.2 Análise das Deformidades do Tórax Masculino: Pele *versus* Glândula *versus* Gordura

Ao abordar a deformidade específica do paciente, todos os componentes do tórax precisam ser considerados em separado para se escolher a técnica mais acurada, predizendo quanto da pele vai se retrair depois de abordagem mista. Podem-se encontrar na literatura muitas escalas de classificação diferentes; entretanto, as propostas por Rohrich em 2003 e por Cordova e Moschella em 2008 são ambas razoavelmente simples e fáceis de usar.

A análise do paciente individual precisa dar a ideia da quantidade de glândula, de gordura e de pele. Essa informação pode ser traduzida para uma classificação de intensidade e leva a um guia para escolher o método ideal. O componente de gordura pode ser extraído por meio de lipoaspiração, o glandular pode precisar de uma ressecção aberta, e o terceiro componente, a pele, pode ser manejado por meio de uma ressecção ou uma técnica de firmeza da pele.

20.3 Algoritmo para as Opções Cirúrgicas na Ginecomastia Masculina; Específico Masculino

Derivado de uma análise acurada dos componentes dos defeitos. Propomos uma classificação de acordo com as escolhas cirúrgicas:

- Grau 1: Apenas lipoaspiração.
- Grau 2: Lipoaspiração e excisão glandular usando padrão ômega.
- Grau 3: Lipoaspiração e excisão glandular usando um padrão ômega: tecnologia para firmeza da pele, como a radiofrequência.
- Grau 4: Lipoaspiração e excisão glandular usando incisão periareolar para redução.
- Grau 5: Lipoaspiração e excisão glandular, plástica do peitoral usando incisão axilar com ou sem mobilização areolar.

20.4 Papel do Enxerto de Gordura para Melhorar a Aparência Muscular e Reduzir a Cicatriz nas Opções Cirúrgicas

Depois do tratamento inicial, o resultado é uma área peitoral vazia que soluciona a aparência feminina, mas está longe de ser um peitoral ideal. O paciente atlético alcança uma forma ideal depois de passar longas horas se exercitando, levantando pesos e com nutrição adequada.

Essa forma também pode ser obtida com enxerto seletivo no polo superior do músculo peitoral e, com esse aumento de volume, também se reduz a quantidade de pele **frouxa** e a necessidade de sua remoção.

20.5 Ginecomastia VASER: Abordagem Mista VASER para Induzir Retração da Pele e Reduzir o Sangramento

O uso de ultrassom de terceira geração pode diminuir a quantidade de sangramento, ao mesmo tempo realizando redução da gordura peitoral. Isso é realizado usando-se primeiramente infiltração 2:1 na área e no entorno primeiramente na camada superficial e, mais tarde, na camada profunda de gordura. O ultrassom é iniciado na camada superficial, geralmente 70% em modo pulsado. Mais tarde, prosseguimos para a camada profunda em 70% a 90% no modo contínuo. Isso nos permite emulsificar a gordura e esqueletonizar o tecido mamário restante. A lipoaspiração é realizada também primeiramente na camada profunda para remover a gordura extra que está escondendo os músculos. A ênfase fica sobre a parte inferior da área do peitoral. A divisão entre essas duas partes é traçada por uma linha entre o sulco axilar anterior e o ponto na linha média que cruza a borda do peitoral inferior. Realiza-se a remoção extensa do tecido mamário restante por lipoaspiração com uma cânula Baker (cesto). Se, depois do procedimento, houver esse tecido mamário remanescente resistente à lipoaspiração, mudamos para uma abordagem aberta.

20.6 Acesso Aberto para Tecido de Ginecomastia: Incisão Ômega Invertida

A incisão é uma extensão do acesso para lipoaspiração na borda inferior do mamilo: um ômega invertido, seguindo um semicírculo na borda inferior do mamilo e dois ramos de maneira horizontal até encontrar a borda areolar. Isso pode dar uma exposição de 3 a 4 cm de largura, o suficiente para realizar qualquer ressecção glandular por meio de um acesso aberto. A excisão aberta com tesoura é feita, iniciando-se imediatamente abaixo do mamilo, e estendendo-se a toda a volta para remover toda a glândula restante.

20.7 Complicações, Prevenção e Tratamento

A complicação mais esperada é o hematoma, geralmente relatado na excisão aberta da glândula restante, e a prevenção começa com uma cauterização consciente dos vasos que sangram.

Outra complicação possível está relacionada com enxerto de gordura e pode ser dividida em duas: uma pela presença de cistos de gordura e a segunda por uma infecção da área. Isso pode ser prevenido pelo uso de uma técnica adequada e pouca manipulação da gordura antes da inserção do enxerto de gordura. O uso de antibióticos como aditivo à mistura da gordura pode ajudar também a prevenir infecções.

Leituras Sugeridas

Barros AC, Sampaio M de CM. Gynecomastia: physiopathology, evaluation and treatment. Sao Paulo Med J 2012;130(3):187–197

Cordova A, Moschella F. Algorithm for clinical evaluation and surgical treatment of gynaecomastia. J Plast Reconstr Aesthet Surg 2008;61(1):41–49

Hoyos A, Perez M. Dynamic-definition male pectoral reshaping and enhancement in slim, athletic, obese, and gynecomastic patients through selective fat removal and grafting. Aesthetic Plast Surg 2012;36(5):1066–1077

Narula HS, Carlson HE. Gynaecomastia—pathophysiology, diagnosis and treatment. Nat Rev Endocrinol 2014;10(11):684–698

Pilanci O, Basaran K, Aydin HU, Cortuk O, Kuvat SV. Autologous fat injection into the pectoralis major as an adjunct to surgical correction of gynecomastia. Aesthet Surg J 2015;35(3):NP54–NP61

Sanchez ER, Sanchez R, Moliver C. Anatomic relationship of the pectoralis major and minor muscles: a cadaveric study. Aesthet Surg J 2014;34(2):258–263

Wong KY, Malata CM. Conventional versus ultrasound-assisted liposuction in gynaecomastia surgery: a 13-year review. J Plast Reconstr Aesthet Surg 2014;67(7):921–926

21 Contorno Corporal de Alta Definição do Abdome

Alfredo Hoyos ▪ *David E. Guarin*

Resumo

A melhoria abdominal é uma das preocupações mais comuns na prática diária do cirurgião estético. Há diferenças na forma abdominal ideal feminina e masculina e é muito importante compreendê-las para fazer um diagnóstico correto. O tipo de procedimento de definição abdominal é determinado pelo biotipo corporal individual. Para o procedimento, é necessário identificar adequadamente a anatomia em particular, prestando especial atenção ao músculo reto abdominal. A ajuda da lipoaspiração baseada em energia é muito bem-vinda, mas exige infiltração e *timing* adequados para evitar complicações.

Palavras-chave: definição abdominal, biotipos corporais, definição muscular, alta definição, VASER.

A necessidade de melhoria da parede abdominal em consequência da idade e de alterações do peso são dos interesses mais comuns na prática diária do cirurgião estético. Conseguir um corpo musculoso, tonificado e com aparência atlética é sinônimo de saúde, juventude e beleza. Agora também está se tornando o objetivo do contorno corporal.

21.1 Anatomia Feminina *versus* Masculina: Pontos de Referência, Planos e Anatomia Superficial

A identidade do contorno abdominal é dada principalmente pela aparência do músculo "reto abdominal". É um par de músculos em faixa com orientação vertical que se localiza ao longo da parte central da parede anterior do abdome, originando-se na sínfise púbica, crista e linha pectínea do púbis, subindo e se inserindo no processo xifoide e nas cartilagens costais da quinta à sétima costela. Inferiormente, é coberto somente em sua superfície anterior pela bainha do reto e, acima, a linha arqueada é coberta em ambos os lados pela bainha do reto.

A anatomia de superfície pode ser facilmente palpada em pacientes magros. As intersecções musculares dividem o músculo em segmentos que criam ventres musculares individuais, referidos comumente também como "tanquinho".

O arco torácico forma um ângulo de cerca de 90 graus nos homens e de 60 graus nas mulheres, sendo mais arredondado nos homens em razão da intersecção mais alta dos tendões do reto abdominal medialmente.

A cicatriz umbilical situa-se em um defeito da linha alba no nível da quarta vértebra lombar. Em homens atléticos, geralmente está presente uma orla nítida na borda superior do umbigo, enquanto a borda inferior é menos bem definida. Nas mulheres, um coxim adiposo periumbilical aprofunda o umbigo e obscurece suas bordas.

Há clara divisão estrutural e funcional das camadas adiposas: uma delas é superficial, densa e tem estrutura vertical e organizada metabolicamente estável e menos pronta a alterações com as variações do peso. Uma camada adiposa profunda é separada pela fáscia de Scarpa, contendo tecido adiposo menos organizado em que se deposita a maior parte da gordura.

21.2 Padrões de Beleza Constantes *versus* Flutuantes

O biotipo feminino ideal não é um conceito estático; muda constantemente, influenciado pela moda, tendências culturais, idade, etnia e outras tendências. Nos últimos 50 anos, teve mudanças dramáticas.

Depois da II Grande Guerra, com o retorno a um estilo de vida mais saudável, era ideal a forma curvilínea em ampulheta, na qual se dava mais importância ao tamanho das mamas e pouca atenção à cintura.

Durante a década de 1960, tudo mudou, pois, com o empoderamento dos movimentos de liberação feminina, as mulheres passaram a tomar parte na vida social e política, a minissaia era a tendência oficial e a mulher curvilínea já não era a ideal, a popular modelo Twiggy leva a uma imagem corporal mais magra com pernas longas, corpos e trajes chiques.

A década de 1970 foi uma reação contra os padrões estabelecidos sociais e políticos e, naturalmente, a estética não poderia escapar disso. As tendências *hippies* passaram a ocupar o espaço; a regra era uma aparência informal.

A década de 1980 foi o berço da era das supermodelos: a mulher *sexy*, curvilínea e bonita podia ser rica, famosa e bem-sucedida apenas pela aparência que tinha. Mulheres em todas as partes encontraram nesse o ideal e passaram a buscar imitá-las.

A mulher da década de 1990 foi conhecida como "viciada" chique. A nova ideia era "quanto mais magra, melhor" até um ponto em que a saúde começou a ser uma preocupação séria, e a epidemia de anorexia começou a crescer.

A grande pergunta a fazer hoje é o que a mulher quer. A resposta pode ser abordada apenas com base em aspectos distintivos: a localização geográfica, idade, tendências da moda e etnia. Mulheres mais jovens tendem a buscar um tipo de corpo atlético, enquanto aquela, depois de dar à luz, tende a procurar uma aparência mais sutil. As mulheres asiáticas preferem ter uma face redonda (de lua cheia), enquanto as ocidentais gostam de uma face definida, óssea e mais quadrada.

Para os homens, o biotipo corporal ideal tem sido quase o mesmo o tempo todo. Obras de arte de diferentes culturas e épocas compartilham o mesmo conceito sobre o corpo masculino ideal, desde os gregos e romanos antigos, os mestres da Renascença e até os movimentos contemporâneos. O ideal atlético precisa ter uma figura musculosa bem definida que implique juventude, vitalidade e saúde.

21.3 Biotipos e os Resultados de sua Influência

Sheldon, na década de 1940. Definiu três somatotipos corporais para classificar o corpo e a tendência adiposa.

21.3.1 Ectomorfos

Estes indivíduos têm escassa gordura corporal e músculo, geralmente são altos, têm o tórax plano, não possuem curvas e não têm facilidade de ganhar peso. Os psicólogos também lhes dão tendências de personalidade para a ansiedade.

21.3.2 Endomorfos

Facilmente armazenam quantidades mais altas de tecido adiposo, músculo e ganham peso facilmente.

21.3.3 Mesomorfos

São atléticos, fortes, têm uma quantidade adequada de gordura e facilmente ganham ou perdem peso sem muito esforço.

Conhecer o somatotipo ou biotipo corporal é o principal fator para escolher o tipo de alta definição abdominal, mas sempre ter como objetivo final o tipo de corpo mesomorfo atlético. No paciente com sobrepeso, o foco principal da cirurgia é remover tanta gordura quanto possível. Se o paciente já for magro ou atlético, a remoção de gordura será discreta, e a finalidade será remodelar, não "retirar volume". Para esses pacientes, também transferimos gordura para os músculos a fim de aumentar sua definição.

21.4 Alta Definição Masculina na Área Abdominal: Procedimento e Variações de acordo com os Biotipos

21.4.1 Marcações

A correta marcação abdominal é parte essencial da técnica. As marcações são feitas em três camadas. Todas as marcações devem ser feitas com o paciente em pé. É aconselhável o uso de marcadores com cores diferentes.

As marcas para lipoaspiração da camada profunda são feitas nas áreas onde gordura extra comumente se localize, especialmente na zona infraumbilical.

Para o enquadramento, procure a margem costal, a área supraumbilical, a linha alba, as bordas laterais dos músculos retos abdominais e, se possível, as inscrições transversas deles, o que não deve ser problema em pacientes magros e atléticos.

No paciente obeso, são necessárias marcações customizadas e diferentes posicionamentos para que elas fiquem precisas. Nesses pacientes, há dois cenários principais: (1) Predominância de conteúdo adiposo intra-abdominal e (2) predominância do conteúdo adiposo extra-abdominal.

A principal extração de gordura, nos pacientes obesos masculinos, variará também de acordo com a presença de gordura intra *versus* extra-abdominal. Nos pacientes com gordura extra-abdominal, a ressecção se concentra no abdome inferior, e a retração é altamente incentivada, realizando-se muita ressecção de gordura superficial.

Nos pacientes com gordura intra-abdominal, realiza-se a ressecção da gordura extra-abdominal, mas procurando remover a área central para diminuir a curvatura do abdome anterior. Como a gordura intra-abdominal não pode ser alcançada por lipoaspiração, deve ser seguida uma rígida dieta com baixos carboidratos depois da cirurgia para reduzir essa gordura.

21.5 Espaços Negativos

Os espaços negativos são áreas que formam as sombras da anatomia superficial. Como já marcamos as áreas de lipoaspiração superficial e profunda, ligar essas duas camadas tornaria essa uma camada intermediária de marcações. Há áreas específicas de espaços negativos:

- A área abaixo dos músculos oblíquos e transversos.
- A área após a marcação supraumbilical na linha média.
- As áreas entre as inscrições transversas do músculo reto.
- As áreas entre a borda superolateral do músculo reto abdominal e a borda inferior do músculo peitoral.
- A área entre a borda lateral do músculo peitoral e o músculo latíssimo do dorso.

21.5.1 Incisões

A posição das incisões é crítica para chegar fácil e seguramente à área inteira, mas, ao mesmo tempo, ficar ocultas e não fornecer ao paciente estigmas da cirurgia sempre que o paciente mostrar o corpo. Recomendamos as seguintes portas de acesso:

- Abaixo da linha de pelos púbicos, duas incisões na mesma linha das linhas semilunares verticais para oferecer acesso à maior parte da área abdominal, incluindo a área do flanco e da cintura, bem como a lâminas do reto abdominal.
- Incisão umbilical para oferecer acesso à área abdominal inferior, linha média vertical acima do umbigo e a área central e supraumbilical.
- Incisão inferior ao mamilo nos homens oferece bom acesso à área peitoral, abdome superior e área superior do flanco e axila.
- Incisão na prega inframamária seguindo a borda lateral do músculo reto abdominal acima da marca do sulco. Esta incisão fornece acesso para o abdome superior e flanco. Nas mulheres, se a mama não for grande o suficiente para criar o sulco, devemos evitar essa incisão tanto quanto possível porque a cicatriz pode ficar visível demais; em vez disso, uma cicatriz areolar poderia ser uma boa opção.
- Incisões adicionais são obrigatoriamente necessárias quando o tecido adiposo for excessivo e elas poderiam ser realizadas no sulco axilar anterior e na linha média do púbis. As incisões na área abdominal devem ser evitadas, mas, se necessárias, podem ser feitas nas marcas horizontais do músculo reto abdominal.

21.5.2 Infiltração

A infiltração é feita usando uma solução de 1.000 mL de Ringer lactato e uma solução de epinefrina 1:100.000 e lidocaína 20 mL a 1% seguindo uma proporção de 2:1 primeiramente na camada profunda e, mais tarde, na superficial.

21.5.3 Emulsificação

Começando na camada superficial, a sonda VASER precisa ser aplicada com movimento suave, sintonizada com o modo pulsado para prevenir geração de calor. Seria necessário tempo adicional de VASER para as áreas de enquadramento. Prossegue-se depois para a camada profunda. Comece com as áreas mais profundas para ter certeza da emulsificação completa, friccionando a sonda contra a camada muscular. Isso garantirá a extração de toda a gordura nessa camada. Vá progredindo e se dirigindo para cima, a fim de chegar novamente à camada superficial.

21.5.4 Extração

É preciso começar na área abdominal profunda, concentrando-se na zona infraumbilical e tentando esvaziar o abdome anterior inteiro até que seja deixado um retalho de 1 cm de espessura. Continue então com a área profunda dos flancos até chegar a um retalho de 0,5 cm de espessura.

21.6 Músculo Reto Abdominal

Inicie com as inscrições horizontais. A menos que solicitado para obter uma aparência de boa forma física, evite isso na paciente feminina. Trabalhe nas inscrições horizontais: (1) Direta ou paralelamente ao ponto de incisão, o que significa que haverá incisão para cada seção do "tanquinho", pelo menos três; (2) diretamente, usando cânulas curvas e, com os instrumentos corretos, isso seria eficiente o bastante para poupar algumas incisões e (3) indiretamente, realizando inscrição perpendicular ao ponto de incisão. Usando pequenas cânulas (3 mm), essa manobra pode ser usada para criar a linha ou como adjuntiva para as outras duas manobras.

Inicie com uma cânula pequena (3 mm), seja ela reta ou curva. Geralmente, a incisão umbilical é aquela com que se começa. Inicie muito superficialmente e, mais tarde, vá em direção profunda até que se forme o sulco. Prossiga em direção cranial, o que pode ser feito por meio de incisões no mamilo e, se não for assim, a incisão pode ser sobre a linha da segunda inscrição horizontal inferior. Sempre faça a mesma inscrição a partir de vários pontos de acesso; o ideal é entrecruzar as inscrições a partir de três pontos.

Deixe a linha média por último, tendo o cuidado de não exagerar nela ao fazer as inscrições horizontais. Certifique-se de ter terminado o trabalho sobre as inscrições antes de se dirigir à linha média. Use uma cânula de 3 mm e mude mais tarde para uma de 3,7 mm para aprofundar a linha média.

21.7 Lipoaspiração da Camada Intermediária

Esta fase da cirurgia é crítica para se obter uma lipoplastia de alta definição ideal. O talento artístico de transformar uma gordura esculpida em uma forma que parece natural e dá a sensação de natural tem sua origem em como a luz vai afetar as formas. Transformando linhas em curvas e fazendo sombras ao longo das curvas naturais na anatomia, os resultados serão melhores do que o esperado.

Comece fazendo o espaço negativo no espaço subcostal, tendo em mente que essa área sempre se movimenta da posição em pé para o decúbito; portanto, mantenha-se com aquela que foi marcada na posição em pé. Prossiga então para o espaço abaixo do peitoral, sempre a partir de diferentes pontos de acesso: a incisão no mamilo contralateral e a incisão axilar. Por fim, faça o triângulo entre o peitoral e a borda anterior do latíssimo do dorso.

21.8 Enxerto de Gordura Adjuntivo no Tronco: Onde e Quando Usá-lo

O uso de enxerto de gordura se reserva ao que chamamos músculos alfa. São o grupo de músculos que dão a aparência de potência, significando que precisam ser maiores para melhorar a aparência atlética. Na parte superior do tronco, o principal músculo considerado alfa é o músculo peitoral. O músculo reto abdominal é mais importante no sentido de definição, e não de volume. Portanto, com referência ao músculo reto abdominal, fazer o enxerto de gordura apenas fará que ele pareça estranho. Há pouquíssimas indicações para enxerto de gordura nessa área. A primeira é quando, em um secundário, vemos uma ressecção excessiva — devida a uma lipoaspiração prévia — na parte central do abdome; a segunda é quando realizamos uma lipoabdominoplastia completa e alta definição em um paciente masculino — precisamos então recriar o "tanquinho" sem comprometer a vascularização do retalho.

21.9 Complicações, Prevenção e Tratamento

Seroma é a complicação mais frequentemente relatada. Melhora com cuidados pós-cirúrgicos adequados e o uso de drenos na área inguinal nos pacientes masculinos e na área sacral nas mulheres. Quase todos os seromas podem ser manejados com drenagem percutânea sequencial sem a necessidade de tratamento cirúrgico.

Infecções no local cirúrgico nas portas de entrada ocorrem raramente e, em geral, têm excelente resposta a antibióticos orais e aos cuidados locais da ferida.

A incidência de irregularidades de contorno e de queimaduras na pele decorrente de VASER associam-se à curva de aprendizagem do cirurgião; muitas irregularidades exigem um procedimento secundário para ser corrigidas. As queimaduras podem ser evitadas com a infiltração adequada no local da porta, proteção da pele com portais e compressas cirúrgicas, bem como um tempo de VASER adequado.

A fibrose da pele pode ser evitada pelo uso adequado da sonda VASER utilizando o modo pulso com potência baixa (60%).

Leituras Sugeridas

Hoyos AE, Prendergast PM. High definition body sculpting. Springer; 2014
Hoyos AE, Millard JA. VASER-assisted high-definition liposculpture. Aesthet Surg J 2007;27(6):594–604
Sheldon, William H. The varieties of human pshysique: an introduction to constitutional psychology. Harper & Brothers; 1940

22 Flancos e Quadris

Spero J. Theodorou

Resumo

Os flancos e quadris são as áreas mais comumente tratadas com lipoaspiração. Isso se deve provavelmente à natureza complacente dessa subunidade anatômica e ao alto nível de satisfação dos pacientes. Para essa finalidade, essas áreas são comumente tratadas isoladamente ou em conjunto com outros procedimentos de contorno corporal, como a abdominoplastia. Para conseguir resultados estéticos ótimos, o cirurgião precisa compreender as diferenças anatômicas entre homens e mulheres nessa região do corpo. O cirurgião também precisa estar ciente de potenciais assimetrias que um paciente pode apresentar no pré-operatório. Neste capítulo, oferecemos nossa técnica para tratar com sucesso e eficiência os flancos e quadris em homens e mulheres. Além disso, revemos nosso protocolo de pós-operatório e estratégias para manejar as complicações pós-operatórias.

Palavras-chave: contorno corporal, lipoaspiração, quadris, flancos, "pneus", VASER, radiofrequência, RF, lipoaspiração assistida por radiofrequência, RFAL.

22.1 Introdução

Os flancos e os quadris são as áreas mais comumente tratadas por lipoaspiração em homens e mulheres. Também têm a distinção de ser uma das áreas com mais alto nível de satisfação quando tratadas com lipoaspiração. Os tratamentos dessas áreas foram popularizados no final da década de 1970 por Teimourian e Fisher, tendo sido cunhado o termo "curetagem do flanco".[1] Na década de 1990, Pitman publicou que 45% dos seus pacientes faziam tratamento dessas áreas virtualmente com todas as abdominoplastias como terapia adjuntiva padrão.[2] O termo coloquial usado atualmente é "pneus".

22.2 Anatomia

A gordura dessas áreas é dividida em superficial e profunda. O sistema fascial superficial (SFS) é responsável por encerrar a gordura superficial.[3] Consiste em uma rede fibrosseptal (FSN) entrelaçada contendo elementos fasciais que fornecem sustentação estrutural à gordura, bem como à derme sobrejacente. A gordura superficial tende a ter natureza mais estruturada em razão dessa rede fascial, enquanto a gordura mais profunda contém menos elementos fasciais.

O papel da FSN como pilar de sustentação para a derme sobrejacente entra em ação nos casos que exigem firmar a derme utilizando lipoaspiração assistida por radiofrequência.[4] Elementos do Sistema Fascial Superficial (SFS) condensam-se até o nível da fáscia muscular e formam zonas de Lockwood de aderência. Esse compartimento de gordura profunda é definido, nos homens, como cranial à crista ilíaca e tem implicações no tratamento dos flancos. Nas mulheres, tende a recobrir a crista ilíaca e, por isso, situa-se mais inferiormente (▶Fig. 22.1).

Por fim, a implicação anatômica para o tratamento que precisa ser considerada é a estrutura esquelética subjacente. Condições clínicas como escoliose e o grau de inclinação pélvica podem ter impacto sobre a aparência da distribuição de gordura nos flancos. Os pacientes muitas vezes mencionarão seu "lado maior" *vs.* o "lado menor". Portanto, é de fundamental importância que essas assimetrias sejam destacadas ao paciente nas fotografias pré-operatórias antes da cirurgia. O que pacientes e médicos muitas vezes su-

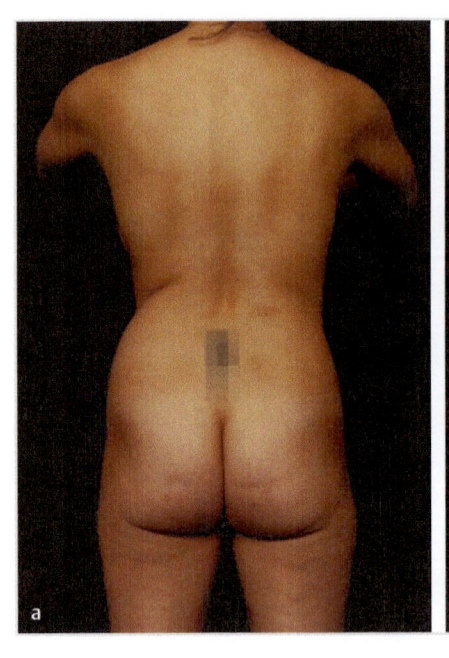

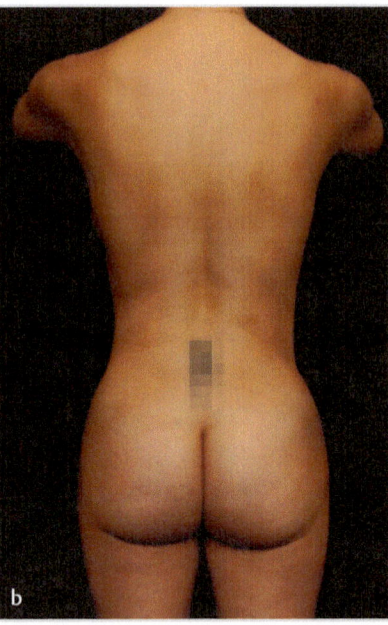

Fig. 22.1 (a, b) Mulher de 38 anos submetida a lipoaspiração bilateral no flanco utilizando VASER em potência de 60% no modo VASER com enxerto de 350 mL de gordura autóloga em cada glúteo. O procedimento foi realizado sob anestesia local. *Lift* de glúteos do tipo brasileiro sob anestesia local (BBULA, do Inglês Brazilian Butt-lift Under Local Anesthesia).

põem como lado maior *vs.* lado menor pode ser simplesmente manifestação da estrutura esquelética subjacente, e não um julgamento quantitativo sobre a quantidade de gordura. É importante explicar ao paciente, na consulta pré-operatória, que, conquanto venha a ser feita a tentativa de correção de tal assimetria, isso tipicamente não pode ser garantido (▶Fig. 22.1).

22.3 Marcações

O paciente é examinado na posição ereta, e os braços são mantidos em plena extensão (▶Fig. 22.2a, b). A crista ilíaca é palpada, identificada e marcada. Um ponto de acesso único é marcado cranialmente a esse ponto e deve ficar bem escondido em um traje de banho ou roupa íntima. A borda superior é então marcada na 8ª-10ª costela. O paciente é rodado em sentido horário e se identifica a borda posterior da ressecção a aproximadamente 5-10 cm da linha média. Traça-se uma linha vertical, descendo desse ponto até 5-10 cm acima da prega glútea. Esse ponto é conectado à incisão de acesso única lateral e a intersecciona, formando a borda inferior da ressecção. A marcação continua anteriormente e se afila no nível da linha axilar anterior. A borda superior da ressecção termina na linha axilar anterior. Isso determina a extensão da ressecção do flanco (▶Fig. 22.4a, b).

22.4 Posicionamento

Já que o flanco se estende posteriormente a partir do dorso, indo até a linha axilar anterior, a posição ideal para tratamento é o decúbito lateral (▶Fig. 22.2). Isso permite visualização plena do flanco, opostamente à posição em decúbito dorsal ou ventral. Uma das vantagens da anestesia local é que o paciente pode auxiliar no posicionamento. Se o paciente for submetido a uma anestesia geral, usa-se um apoio à base de gel para manter o paciente na posição. É necessário apenas um assistente circulante em ambos os casos.

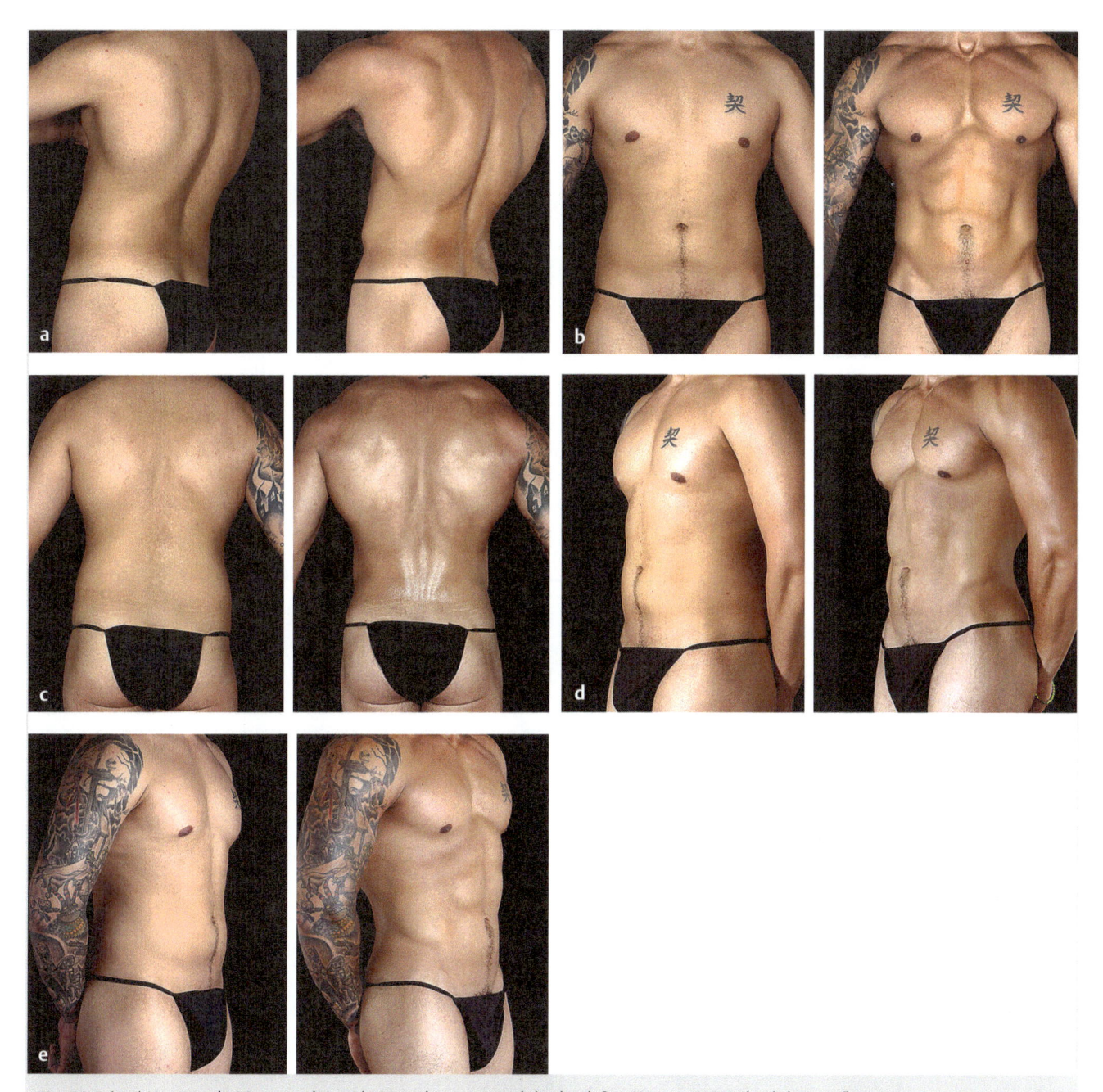

Fig. 22.2 (a-e) Homem de 30 anos submetido à escultura corporal de alta definição com VASER do abdome e flancos.

22.5 Tratamento

Todo o tratamento é realizado através de incisão de acesso única. É preciso cuidado em não ressecar excessivamente a área de entrada. Nos homens, usa-se a lipoaspiração assistida por ultrassom, VASER, pois a gordura é mais fibrosa e tende sangrar mais. A associação de 1,5 mg de epinefrina nos aspectos tumescente e de emulsificação da energia do ultrassom tipicamente amenizam os problemas mencionados. Insere-se sonda VASER de anel único através de incisão de acesso única depois de o portal de proteção ser preso no lugar. Os portais de proteção são críticos, pois protegem a pele do calor gerado pela sonda e, se assim não fosse, o resultado seria uma queimadura da pele. A energia é ajustada para o modo VASER entre potências de 70% e 100%, dependendo do tamanho da área a ser tratada e da espessura do retalho. O tempo de tratamento típico varia de 5 a 7 minutos. Os pacientes masculinos tendem a responder muito bem a esses ajustes de tratamento, pois não somente permitem abordagem mais agressiva com referência à ressecção de gordura, mas têm o benefício acrescentado de menos equimoses e edema no pós-operatório (▶ Fig. 22.3).

Para mulheres, tendemos a usar um conjunto de sondas mais delicado com três anéis em modo VASER 70%, já que a gordura tende a ser mais areolar, e não fibrosa. O *endpoint* é sentido com perda de resistência da sonda de ultrassom, que desliza através dos tecidos. Uma vez alcançado esse ponto, é seguro presumir que a emulsificação esteja completa. A maioria dos cirurgiões tipicamente permite uma linha do tempo de 7-13 minutos (ou até mais longa) para a epinefrina na solução tumescente ter efeito. Esse bloqueio de tempo pode ser usado para aplicação da energia do ultrassom. O argumento apresentado por alguns de que o tratamento com energia de ultrassom eleva o tempo operatório, portanto, cai por terra. A lipoaspiração assistida por radiofrequência (BodyTite) é usada nessa área somente caso o operador deseje obter mais firmeza. Como essa é uma área de aderência, a pele tende a contrair muito bem com métodos tradicionais de lipoaspiração. O mais importante é que verificamos que a combinação de energia VASER, 1,5 mg de epinefrina **na** solução tumescente e infiltração deliberadamente lenta realizada sob anestesia local pode contribuir para tempos de recuperação mais rápidos e com menos equimoses e edema (▶ Fig. 22.4).

O *endpoint* para uso de VASER é a perda de resistência, o que é calibrado como um deslizamento sem esforço da sonda através dos tecidos. Uma vez alcançado o *endpoint*, usa-se uma cânula Mercedes dupla de 4 mm de lipoaspiração assistida a energia (PAL) para desbastar o compartimento de gordura profunda, o que é seguido por uma cânula Mercedes dupla de 3 mm de lipoaspiração assistida a energia para a ressecção da gordura superficial. O estágio final é tipicamente realizado com uma cânula manual Mercedes dupla Wells Johnson de 3 mm para lipoaspiração subdérmica superficial. Isso frequentemente fica reservado para homens e tipos de pele Fitzpatrick III-V, pois a gordura tende a ser mais aderente à derme nesses pacientes. O tratamento dessa área unicamente com PAL pode resultar em um resultado decepcionante abaixo do padrão. O *endpoint* para o contorno é um retalho de espessura homogênea sem irregularidades. O ponto de acesso é fechado com náilon 5-0 e removido em 10 dias após a cirurgia.

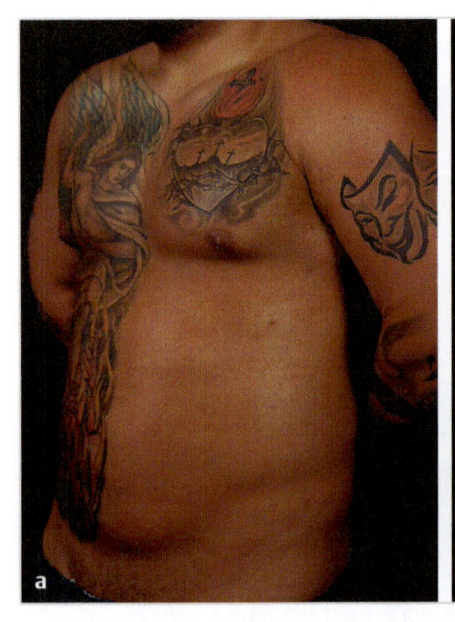

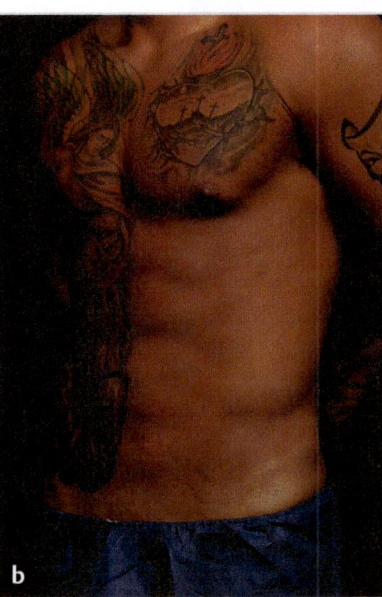

Fig. 22.3 (a, b) Homem de 28 anos submetido a escultura corporal de alta definição no abdome e nos flancos. A área do flanco é vista misturando-se ao abdome lateral, tornando a posição em decúbito lateral durante a cirurgia muito importante para a avaliação e o tratamento apropriados.

22.5 Tratamento

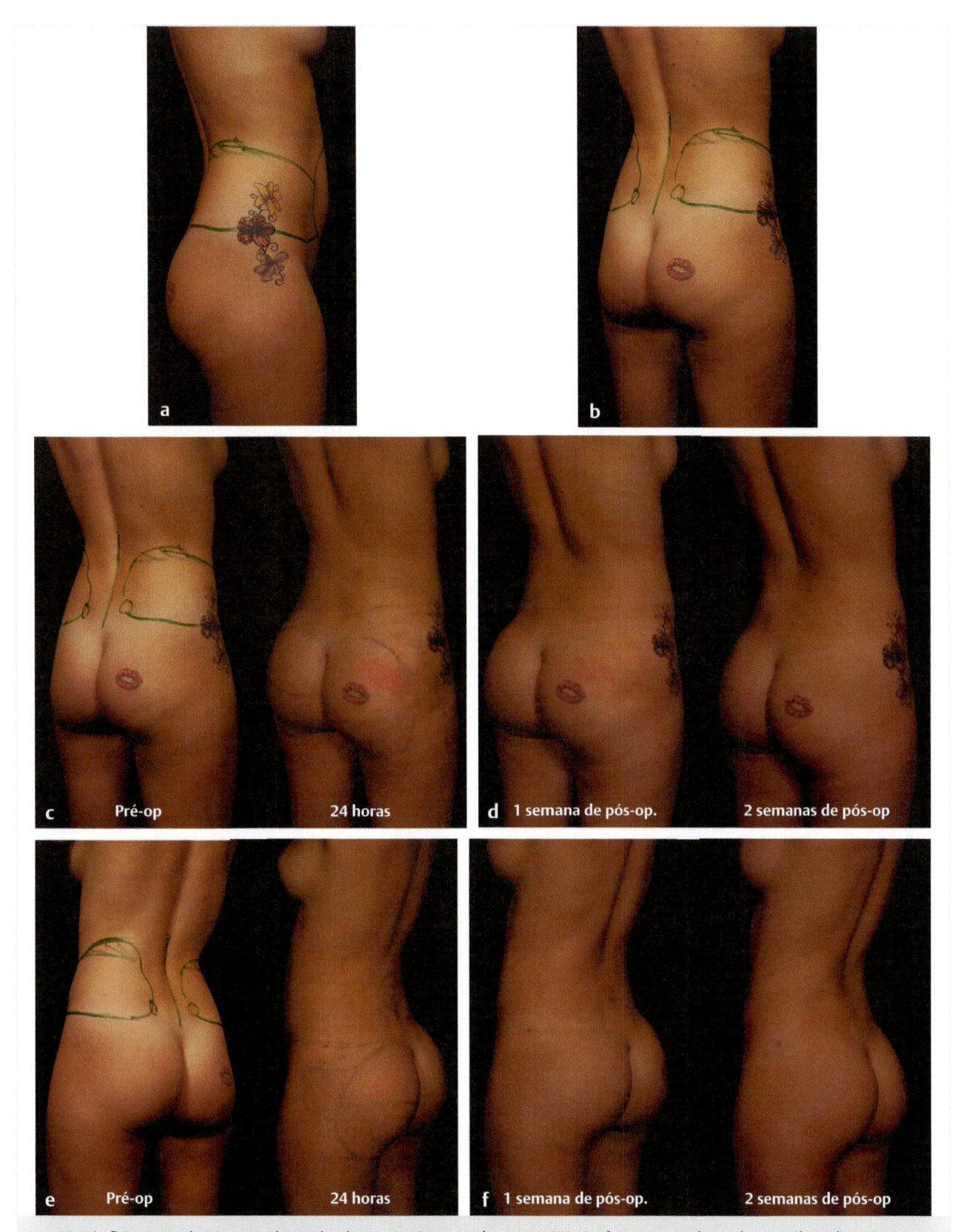

Fig. 22.4 (a-f) Paciente de 28 anos submetida a lipoaspiração assistida com VASER. Foi feito enxerto de gordura autóloga de 500 mL em cada glúteo sob anestesia local. A cronologia da evolução pós-operatória é observada, bem como evidências de equimoses e edema mínimos.

22.6 Cuidados Pós-Operatórios

Usa-se malha de compressão por 2 semanas, seguido por Spanx (SPANX Inc., Atlanta, Georgia) por mais 4 semanas caso o paciente deseje resolução mais rápida do edema pós-operatório. Hipoestesia é sequela frequentemente esperada nessa área e pode durar até 6 meses. O paciente deve ser informado dessa possibilidade antes do procedimento.

22.7 Complicações

Os flancos, como regra geral, são uma área complacente. A remoção de gordura unicamente do compartimento profundo garantirá um resultado esteticamente agradável. Os pacientes com pele do tipo Fitzpatrick III ou mais alto que exibirem derme mais espessa justificam uma abordagem mais agressiva com remoção criteriosa de gordura do compartimento superficial. É preciso cuidado em evitar deformidades de contorno ao realizar esse tipo de lipoaspiração subdérmica. A deformidade de contorno mais comum depois da aspiração do flanco tende a ser a gordura restante deixada para trás sobre a 8ª à 10ª costela. Os pacientes se queixarão de que, em vez de uma transição suave do dorso para a cintura, há um abaulamento sobre o gradeado costal. A fim de amenizar esse problema, é preciso ter cuidado, durante o procedimento, avançando em direção superior e ultrapassando o nível dessas costelas para remover a gordura criando um degradê.

As complicações relacionadas com energia da VASER, como queimaduras em torno das portas, devem ser tratadas de modo conservador com cuidados locais à ferida. No evento de queimaduras de segundo grau com lipoaspiração assistida por radiofrequência, recomendam-se excisão e fechamento para um resultado ótimo na resolução, pois elas tendem a ter natureza de espessura total.

Referências Bibliográficas

[1] Teimourian B, Fisher JB. Suction curettage to remove excess fat for body contouring. Plast Reconstr Surg 1981;68(1):50–58
[2] Pitman G. Liposuction and aesthetic surgery. St. Louis: QMP; Copyright 1993
[3] Lockwood TE. Superficial fascial system (SFS) of the trunk and extremities: a new concept. Plast Reconstr Surg 1991;87(6):1009–1018
[4] Theodorou SJ, Paresi R, Chia CT. Radiofrequency-assisted liposuction device for body contouring:97 patients under local anesthesia. Aesthetic Plastic Surgery

23 Gluteoplastia com Implantes

Douglas Senderoff

Resumo

Este capítulo discute o uso de implantes de silicone sólido na gluteoplastia, incluindo a avaliação do paciente, planejamento pré-operatório, técnica cirúrgica, manejo das complicações comuns e cirurgia revisional de implante glúteo. Discute-se a colocação de implantes intramusculares e subfasciais, juntamente com vantagens e desvantagens de ambas as técnicas. Apresentam-se recomendações para obter resultados bem-sucedidos, juntamente com citações relevantes da literatura científica. Incluem-se exemplos de casos com fotografias ilustrando os resultados da gluteoplastia com implantes.

Palavras-chave: implantes nas nádegas, implantes glúteos, aumento das nádegas, gluteoplastia, melhoria dos glúteos, revisão de gluteoplastia, complicação de implantes glúteos.

Pontos Essenciais

- Planejamento biodimensional é essencial para obter bons resultados.
- Selecione um implante que produza o ponto máximo de projeção no nível correto.
- Evite implantes com mais de 350 mL na cirurgia de implante primária.
- Escolha o plano de inserção mais bem adequado à paciente.
- Certifique-se de que o fechamento da ferida seja livre de tensão.
- Reconheça e atue sobre as complicações assim que possível.
- Esteja preparado(a) para remover implantes precocemente em caso de infecção.
- A colaboração da paciente com a atividade limitada no período pós-operatório é essencial.
- A substituição do implante depois de infecção pode ser realizada depois de 6 meses.

23.1 Avaliação da Paciente

Os resultados da avaliação de uma candidata em potencial para gluteoplastia começa com uma avaliação das muitas variáveis anatômicas que determinam a adequação para cirurgia e afetam os resultados em potencial. A forma subjacente da pelve e da coluna, embora não façam parte do procedimento de aumento, deve ser considerada. A pelve pode apresentar limitações ao tamanho do implante, já que uma pelve estreita exigirá um implante com menos diâmetro na base do que se faria para uma pelve larga. A coluna deve ser examinada à procura de assimetrias preexistentes que possam afetar os resultados. A forma e o volume dos glúteos são determinados principalmente pela musculatura glútea, juntamente com a quantidade e a distribuição da gordura subcutânea. Compreender a contribuição do músculo e da gordura específica para cada paciente é parte importante da avaliação de candidatas em potencial à gluteoplastia.[1] A pele da região glútea deve ser avaliada em termos de espessura, elasticidade e posição relativamente ao sulco infraglúteo. As pacientes com flacidez cutânea e ptose do sulco infraglúteo podem precisar de um *lift* glúteo ou de excisão direta do sulco a fim de obter um resultado aceitável. É essencial um conhecimento da anatomia da região glútea na avaliação e no planejamento da cirurgia (▶Fig. 23.1).[2,3,4]

A abordagem prática da avaliação de uma paciente que se apresente para gluteoplastia com implante envolve escolher o tipo de implante e o plano de inserção. A escolha do implante entre redondo e oval e o plano de inserção subfascial ou intramuscular depende de três variáveis anatômicas. A primeira variável anatômica que exige atenção é o comprimento do glúteo. Uma paciente com glúteo longo seria mais adequada para um implante anatômico oval. Um implante redondo colocado em um glúteo longo provavelmente

Gluteoplastia com Implantes

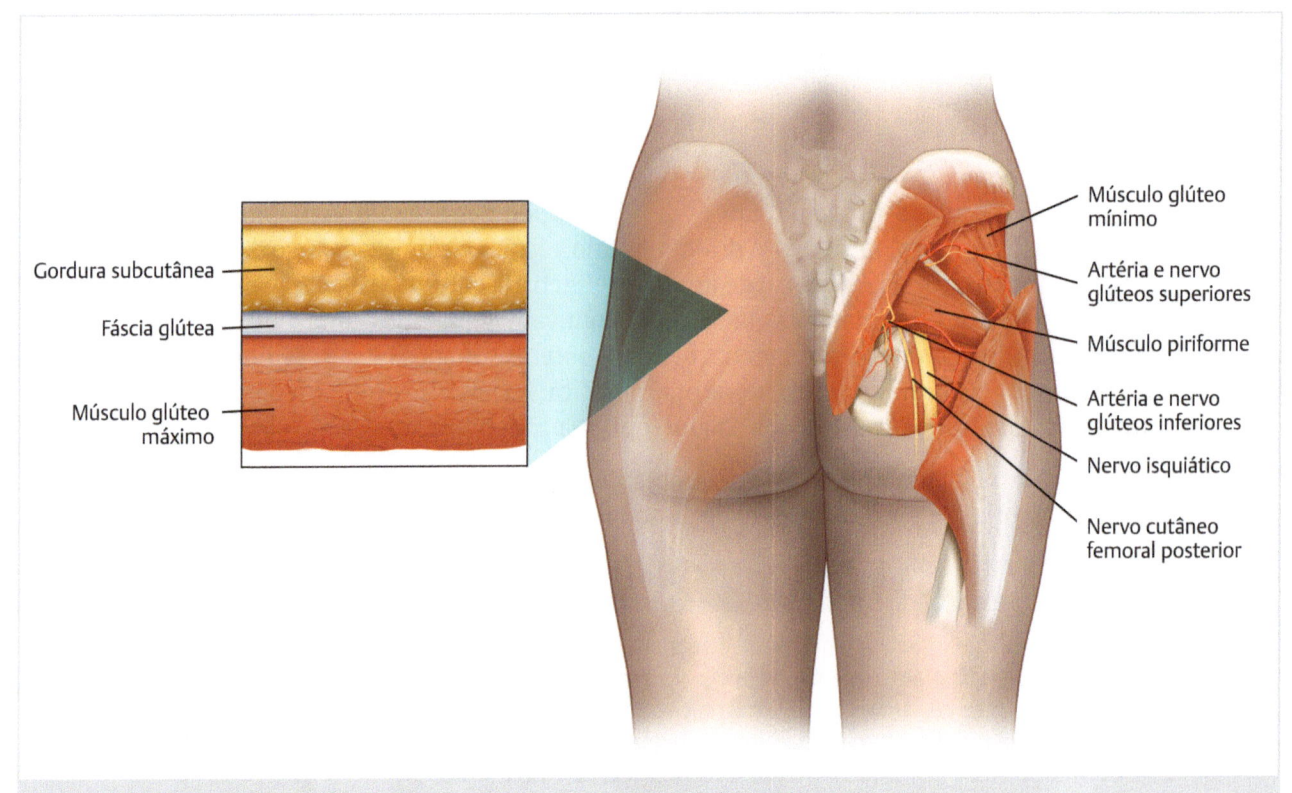

Fig. 23.1 Anatomia do músculo glúteo máximo e estrutura mais profunda.

deixaria o terço inferior do glúteo vazio. Um glúteo curto seria mais adequado para um implante redondo, já que um implante com um diâmetro de base com tamanho apropriado preencheria todas as áreas glúteas. A posição do implante pode ser determinada por meio da avaliação da segunda variável anatômica, que é a quantidade e a qualidade da gordura subcutânea. Uma paciente com gordura subcutânea espessa provavelmente teria tecidos moles suficientes para ocultar um implante glúteo subfascial. Paciente com gordura subcutânea glútea mínima se beneficiariam da colocação de implante intramuscular para evitar complicações, como palpabilidade e visibilidade. Nos pacientes com tecidos moles inadequados, a colocação de implante glúteo é desaconselhável. A terceira variável anatômica de flacidez cutânea deve ser avaliada para se determinar a necessidade de excisão cutânea. Uma flacidez cutânea moderada na região glútea provavelmente requeira excisão do sulco infraglúteo depois de cirurgia com implante glúteo, enquanto a flacidez cutânea intensa no glúteo deve ser manejada com um levantamento glúteo antes da colocação do implante.

É importante que os cirurgiões que realizam gluteoplastia estejam familiarizados tanto com a técnica de colocação de implante intramuscular como subfascial.[5,6] A história da gluteoplastia com implantes data de 1969, com a inserção de um implante de mama redondo através de uma incisão no sulco infraglúteo para corrigir atrofia do músculo glúteo esquerdo.[7] A gluteoplastia cosmética foi descrita, pela primeira vez, em 1973, tendo sido colocados implantes no plano subcutâneo.[8] A escolha de incisão incluindo supraglútea bilateral, no sulco infraglúteo e na fenda interglútea foi descrita em 1977.[9,10] O implante intramuscular é mais difícil de inserir, pois o plano de dissecção é indistinto e costuma haver sangramento. Além disso, a colocação intramuscular pode resultar em falta de preenchimento inferior se o polo inferior não estiver dissecado o suficiente. Demonstra-se que a colocação do implante intramuscular resulta em até 6,4% de atrofia do músculo glúteo máximo, com subsequente retorno da força.[11] A vantagem da colocação intramuscular é a menor palpabilidade, menor visibilidade e menor distensão do sulco infraglúteo. Verificou-se que as taxas de complicações, depois da colocação intramuscular, são mais baixas do que outras localizações das bolsas.[12] A técnica subfascial baseia-se na capacidade da aponeurose glútea de manter os implantes na posição.[13] A técnica subfascial tem a vantagem de um plano de dissecção mais fácil, distinto, com menos perda de sangue, juntamente com uma melhoria global das nádegas e maior projeção.[14] A desvantagem da colocação subfascial, nas pacientes magras, é a palpabilidade e visibilidade do implante em suas bordas e possível deslocamento do sulco infraglúteo.

Depois de examinar uma paciente que vem à consulta buscando implantes glúteos, o cirurgião precisa decidir se a paciente é boa candidata à cirurgia. A candidata ideal para implantes glúteos tem peso normal, boa saúde e suficientes tecidos moles glúteos para dar suporte e ocultar um implante. As indicações para gluteoplastia com implante incluem: falta de volume, pouca projeção, assimetria, deformidade de contorno e limitada disponibilidade de gordura para transferência (▶Fig. 23.2). As contraindicações à cirurgia de implante glúteo incluem: tecidos moles inadequados, infecção geral ou local, expectativas fora da realidade, instabilidade psicológica e diabéticas em uso de insulina. As precauções, na cirurgia de implante glúteo, incluem: doença autoimune, problemas na cicatrização de feridas, IMC acima de 30, injeções glúteas prévias e uma história de radiação nos glúteos.[15]

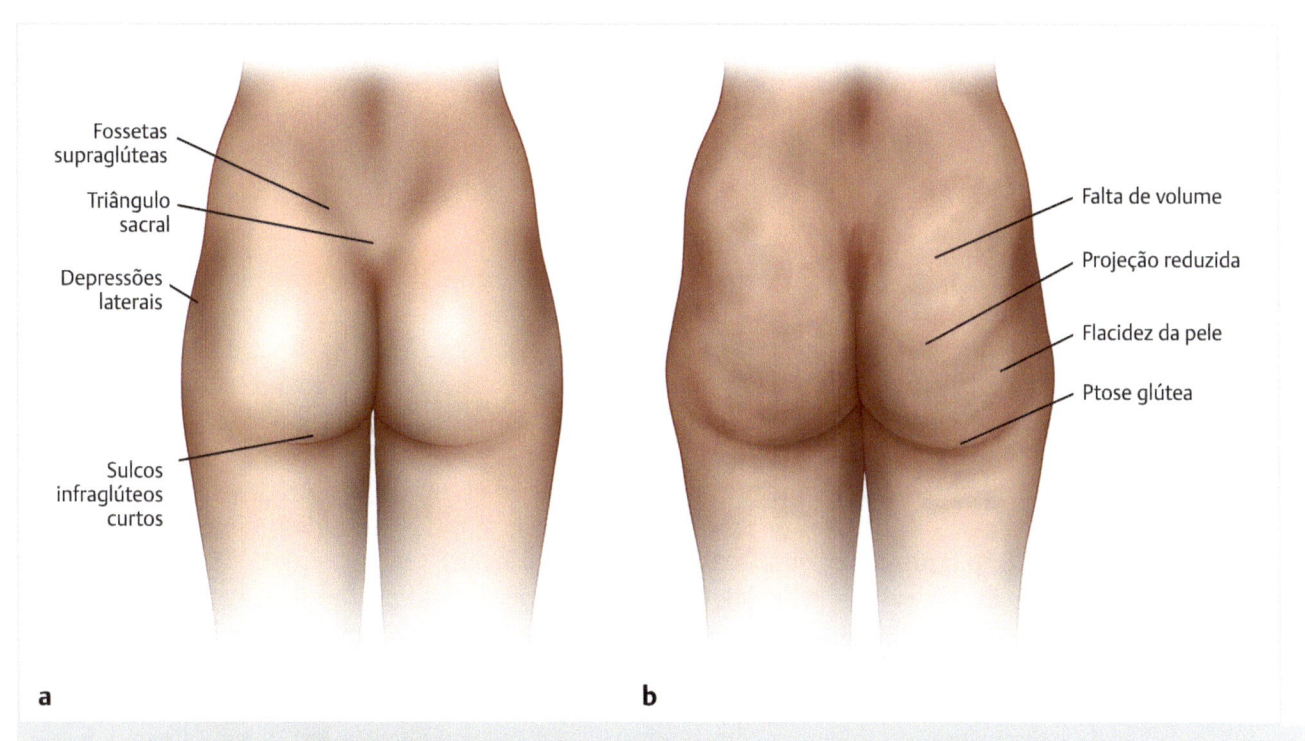

Fig. 23.2 (a) Anatomia de superfície ideal. (b) Candidata à gluteoplastia.

23.2 Planejamento e Preparação Pré-Operatórios

Ao planejar uma cirurgia de implante glúteo, é importante primeiramente definir as expectativas da paciente a fim de determinar se elas podem ser cumpridas. Depois de uma avaliação das variáveis anatômicas dos glúteos e determinação da forma e colocação do implante, bem como da necessidade em potencial de levantamento da pele, a escolha em potencial dos implantes pode ser apresentada à paciente. É essencial ter amostras de implantes de formas e tamanhos variáveis para um planejamento pré-operatório preciso. Análise biodimensional, considerando o diâmetro de base das nádegas e o comprimento e a capacidade para expansão de volume, deve ser feita ao escolher o implante de glúteos apropriado. As limitações do tamanho do implante devem ser comunicadas à paciente durante o estágio de planejamento da cirurgia. É importante usar apenas um implante com tamanho apropriado para as dimensões da paciente. Tentar inserir um implante demasiadamente grande a fim de satisfazer os desejos da paciente é contraproducente e pode resultar em complicações. Implantes com mais de 350 mL não devem ser inseridos pelos cirurgiões inexperientes em implantes glúteos. Durante o exame pré-operatório, o medidor do implante é colocado sobre a nádega no ponto de projeção máxima desejado para determinar a adequação. Colocando o medidor na paciente, pode-se determinar a possibilidade de usar um implante oval ou redondo pela quantidade de nádega mais baixa coberta pelo medidor de implantes. Se o polo inferior não for adequadamente abordado com um implante redondo, deve-se considerar um implante anatômico oval. Para pacientes que desejam grandes aumentos de volume, o risco de complicações na cicatrização das feridas deve ser enfatizado. Essas pacientes se beneficiariam da inserção de um implante com tamanho apropriado, sendo-lhes oferecida uma troca de implante para um tamanho maior depois de um mínimo de 6 meses, quando a cápsula vai estar formada e estável.

A paciente pode se preparar para a cirurgia higienizando o local cirúrgico usando clorexidina na noite anterior e na manhã da cirurgia. Recomenda-se uma dieta leve com baixos resíduos antes da cirurgia. Não é necessária preparação intestinal. São pedidos exames laboratoriais e liberação médica no pré-operatório para aqueles pacientes que tragam preocupações médicas.

23.3 Técnica Cirúrgica

A paciente é marcada na posição em pé, colocando-se o medidor do implante apropriado no ponto de projeção máximo desejado da nádega, o qual geralmente corresponde ao nível do púbis. O medidor é então delineado com um marcador cirúrgico. As áreas de lipoaspiração ou de enxerto de gordura são marcadas se necessário. A paciente é colocada em uma maca e passa por anestesia endotraqueal geral, epidural ou raquidiana. São colocados apoios sob os quadris e o tórax, e a paciente é posicionada em decúbito ventral na mesa de cirurgia. Introduz-se uma sonda urinária se a duração esperada da cirurgia exceder 3 horas. Colocam-se dispositivos de compressão sequencial nas extremidades inferiores. Faz-se escovação cirúrgica das nádegas, seguida por uma preparação cirúrgica com iodopolividona ou clorexidina e álcool. Coloca-se uma esponja de laparotomia enrolada sobre o ânus, e ela é coberta com campos. Recomenda-se o uso de um campo de barreira como Ioban (3M, St. Paul, MN) para reduzir o potencial de contaminação intraoperatória da ferida. Uma dose de cefazolina é administrada pela via intravenosa antes da incisão da pele. As marcações são infiltradas com lidocaína a 1% com epinefrina. Faz-se uma única incisão interglútea de 6,5 cm na linha média até a fáscia sacral, terminando inferiormente no nível do cóccix. Levantamentos de cirurgiões americanos e internacionais revelaram uma preferência pela incisão única na linha média.[16,17] Outra incisão aceitável é a incisão parassacral bilateral, que deixa intacta uma área da pele interglútea na linha média para fechamento. Depois de feita a incisão interglútea, realiza-se a dissecção lateralmente, expondo a fáscia do glúteo máximo. Faz-se então a incisão na fáscia paralelamente à incisão na pele interglútea, expondo o glúteo máximo (▶Fig. 23.3). Realiza-se então a dissecção subfascial com o auxílio de um afastador de fibra óptica iluminado e de um eletrocautério com ponta longa. O uso de um afastador glúteo projetado especialmente pode auxiliar na dissecção, colocando pressão caudal sobre a musculatura glútea, assim criando uma cavidade óptica melhor (▶Fig. 23.4). A dissecção é continuada até se chegar aos limites das marcações externas da pele. Os vasos sanguíneos perfurantes podem ser coagulados com o uso de uma pinça protegida. A dissecção subfascial deve ser precisa e, acima de tudo, sem sangue. É importante não haver excesso de dissecção lateral ou inferiormente para evitar potencial migração e mau posicionamento do implante. Depois de se completar a dissecção, a ferida é enxaguada com uma solução antimicrobiana de iodopolividona e solução salina ou antibióticos. Obtém-se a hemostasia, e a ferida é preparada novamente. O implante é enxaguado em solução de antibiótico e depois colocado no espaço subfascial através da ferida interglútea. É importante posicionar os implantes com um afastamento suficiente da linha média para que se realize um fechamento sem tensão. Geralmente, não são necessários drenos de aspiração fechada. O fechamento da ferida é então começado fixando-se cada lado da incisão à fáscia sacral da linha média e ao periósteo. Continua-se então o fechamento da ferida em camadas com suturas em fio absorvível e pontos intracuticulares contínuos.

A técnica intramuscular começa com dissecção subfascial, expondo o glúteo máximo por 7 cm em ambos os lados da incisão da linha média. O glúteo máximo é então seccionado paralelamente à direção de suas fibras musculares até uma profundidade de 2-3 cm. Estabelece-se então um plano de dissecção principalmente por meio de um dissector não cortante e um afastador de fibra óptica. Usa-se uma pinça protegida longa com a ponta lisa para coagular vasos sanguíneos intramusculares perfurantes. A parte inferior da parte su-

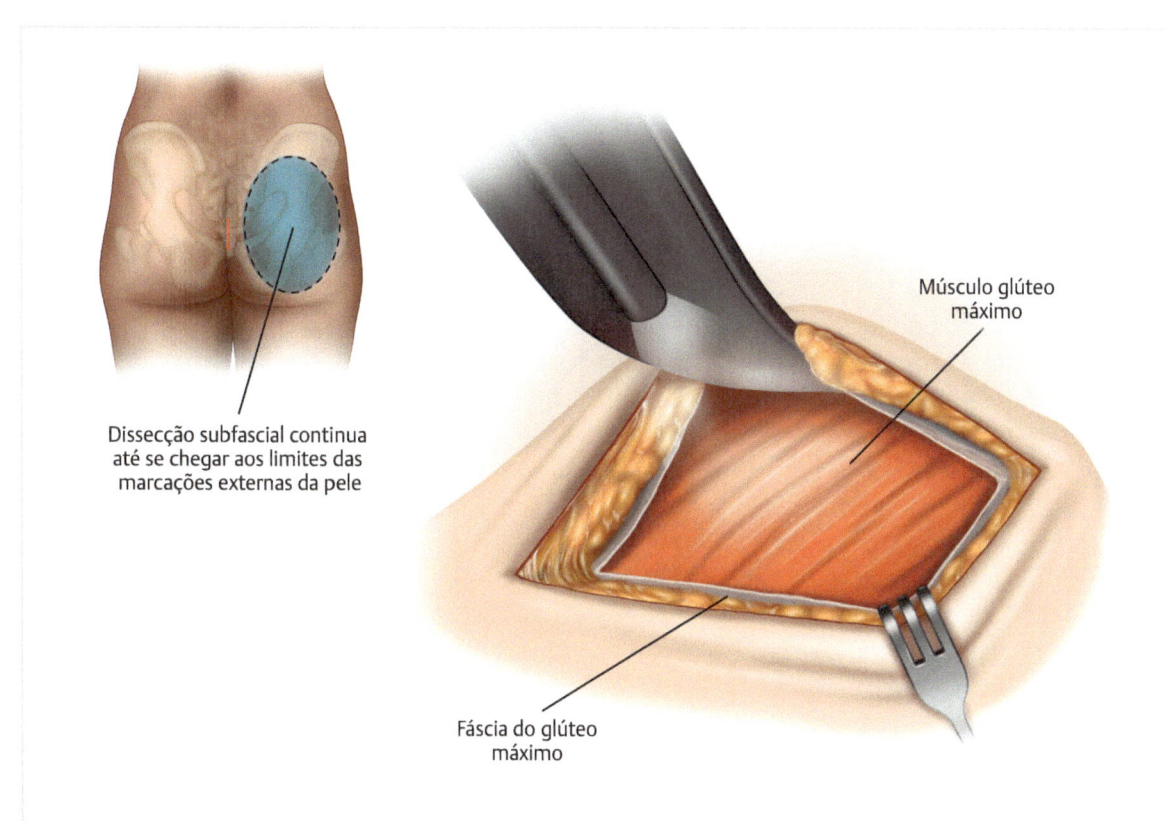

Fig. 23.3 Dissecção inicial para colocação subfascial ou intramuscular.

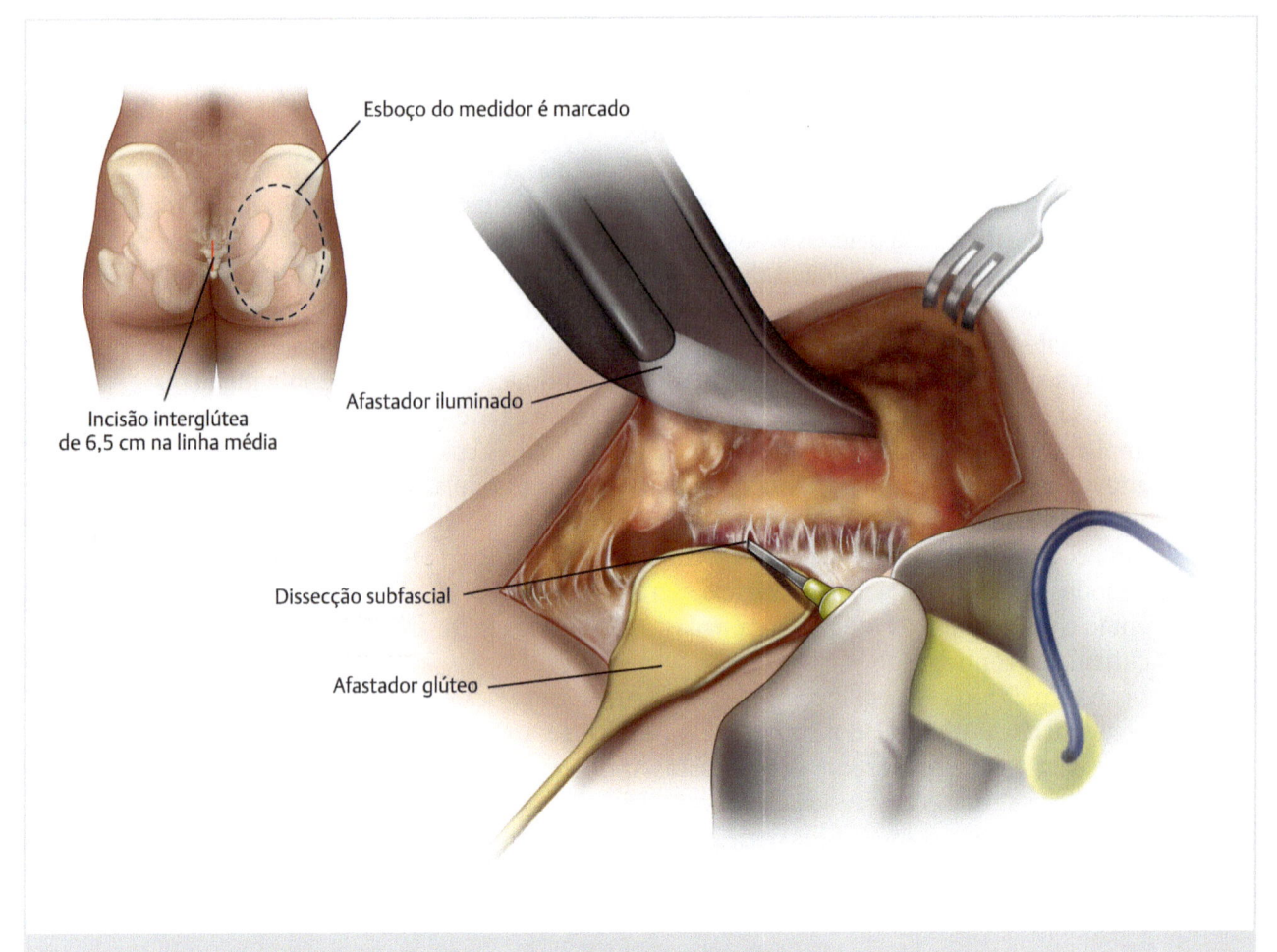

Fig. 23.4 Dissecção glútea subfascial.

perior da bolsa intramuscular deve ficar na mesma profundidade e resultar na criação de um espaço intramuscular contínuo com espessura de 2-3 cm com tamanho suficiente para acomodar o implante desejado.[18,19] É importante não dissecar com excesso lateralmente para evitar o deslocamento do implante. É preciso cuidado em evitar perfurar o músculo glúteo máximo ao dissecar lateralmente, pois o músculo se curva para baixo em direção ao quadril.[20] Depois de se completar a dissecção, compressas para laparotomia são colocadas no espaço intramuscular recém-criado para se verificar a adequação da dissecção e para verificar a hemostasia. As compressas de laparotomia são então removidas e se fazem ajustes para a dissecção. A ferida é então enxaguada com solução de antibiótico. Ela é preparada novamente, e os implantes são colocados no espaço intramuscular e posicionados apropriadamente. É habitual usar drenos, pois a dissecção do músculo sem cortar resulta em sangramento. O glúteo máximo é então fechado com segurança sobre o implante com uma sutura em fio absorvível ou permanente em pontos contínuos. A incisão na linha média é então fechada em camadas, como descrito anteriormente (▶Fig. 23.5).

Depois de se completar a cirurgia, a paciente é colocada em maca e acordada da anestesia. São aplicados *shorts* de compressão. A paciente é então levada à área de recuperação e colocada em decúbito ventral até a alta.

As pacientes são aconselhadas a se recuperarem em casa na posição em decúbito ventral tanto quanto possível na primeira semana. Deve evitar sentar-se por 2-3 semanas se possível. Os *shorts* de compressão são recomendados por 3 semanas. Recomenda-se a deambulação precoce para evitar trombose venosa profunda, mas não se incentiva a

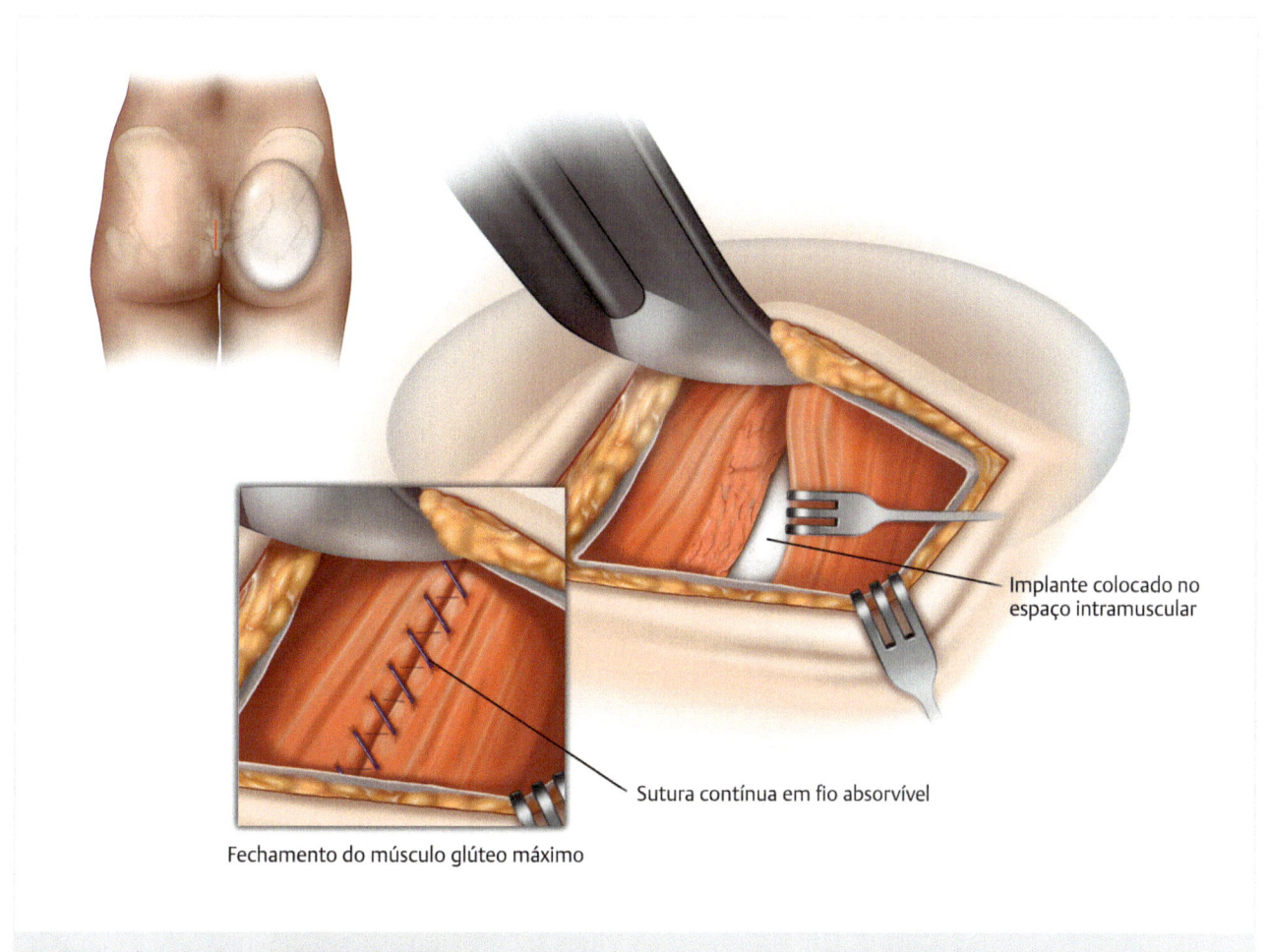

Fig. 23.5 Colocação de implante intramuscular.

atividade pesada. Os exercícios podem ser retomados em 6-8 semanas. Relaxantes musculares podem provar ser benéficos nas pacientes submetidas à colocação de implante intramuscular. Usam-se antibióticos orais de acordo com a preferência do cirurgião. Os drenos são removidos quando se obtiverem menos de 25 mL de líquido em um período de 24 horas. Se a drenagem não cessar ou se houver acúmulo de líquido depois da remoção dos drenos, deve-se enviar para cultura uma amostra do líquido em torno da prótese. Se houver suspeita de infecção, pode-se iniciar a antibioticoterapia, sendo ajustada depois de recebidos os resultados da cultura.

Procedimentos cirúrgicos complementares que podem melhorar os resultados da gluteoplastia incluem lipoaspiração, enxerto de gordura, levantamento da região glútea e excisão do sulco infraglúteo. A lipoaspiração da região inferior da coluna pode melhorar a relação cintura-quadril (RCQ), produzindo uma proporção mais desejável.[21,22,23] Uma RCQ de 0,7, em mulheres, é amplamente aceita como padrão de beleza.[24] Em homens, a lipoaspiração da parte inferior da coluna e dos flancos pode criar um resultado mais atraente. O enxerto de gordura pode acrescentar volume adicional às nádegas e criar uma transição suave entre o implante glúteo e a parte lateral de coxas e quadris. A lipoaspiração com enxerto de gordura pode ser realizada seguramente na ocasião do implante glúteo ou mais tarde para acrescentar volume ou corrigir irregularidades de contorno.[25] Em pacientes com flacidez intensa das nádegas, pode-se realizar excisão do sulco infraglúteo ou fazer o levantamento glúteo antes da implantação. Em pacientes com leve flacidez da pele das nádegas, é aconselhável uma reavaliação da pele das nádegas 3 meses depois da implantação. Se isso for realizado, pode-se fazer seguramente a correção precisa do sulco infraglúteo. As marcações para a excisão do sulco infraglúteo são realizadas na posição ereta, tendo-se o cuidado de colocar a cicatriz no novo sulco infraglúteo. Depois da excisão da pele em espessura completa, a ferida é fechada em múltiplas camadas sem ampla dissecção das bordas da ferida. É importante fixar as margens da ferida à fáscia para garantir a posição da nova prega infraglútea. O objetivo da excisão da pele é criar uma nádega que seja mais redonda, mais firme e com aparência mais jovem. Não são necessários drenos. Aplicam-se *shorts* de compressão e se instruem as pacientes a se recuperarem em decúbito ventral. Deve-se evitar a posição sentada por 2-3 semanas.

23.4 Complicações

É importante que os cirurgiões que realizem gluteoplastia com implantes sejam capazes de reconhecer e manejar as complicações comuns dessa cirurgia. A maioria das complicações da gluteoplastia ocorre no pós-operatório inicial e devem ser diagnosticadas e manejadas prontamente a fim de se evitarem problemas adicionais.

Pode ocorrer infecção que exija a remoção do implante na primeira semana de cirurgia, o que é evidenciado por eritema, edema, dor e flutuação da nádega. A antibioticoterapia deve ser iniciada se houver suspeita de infecção. É essencial a aspiração com agulha da nádega para coleta de líquido para cultura e confirmação do diagnóstico de infecção do implante. Conquanto a celulite em início possa ser manejada com antibioticoterapia, é improvável que um implante possa ser salvo uma vez que a cultura do líquido do espaço em torno à prótese mostre evidências de crescimento bacteriano. Nessa circunstância, o implante deve ser removido e a ferida irrigada com solução de antibiótico, sendo inserido um dreno. Se a infecção ficar confinada ao espaço em torno da prótese, a ferida interglútea poderá ser fechada depois da remoção do implante. Não é necessária remoção bilateral dos implantes se a infecção for unilateral. *Staphylococcus aureus* foi o patógeno mais comumente isolado na série do autor de infecções de implante glúteo. Os trabalhos publicados sobre taxas de infecção de implantes variam de 1% a 7%.[17,26,27]

A deiscência na ferida, que tem sido relatada entre 6% e 30%, é complicação amplamente evitável na gluteoplastia com implantes.[26,28,29] A seleção do implante é uma causa de deiscência na ferida. Não se recomenda usar um implante com mais de 350 mL em uma cirurgia de implante primária por cirurgiões sem experiência, a fim de minimizar essa complicação. Não houve casos de deiscência de feridas em uma série publicada usando implantes entre 250 e 350 mL.[30] O fechamento da ferida sem tensão, por meio do uso de implantes com tamanho apropriado e com fixação segura a cada lado da ferida interglútea à fáscia sacral, é essencial para garantir um fechamento bem-sucedido da ferida.

Pode ocorrer hematoma precocemente no período pós-operatório e pode ser manejado de vários modos. Uma nádega firme, flutuante, dolorosa e com alteração da cor exige exploração operatória. O implante deve ser removido e colocado na solução de antibiótico, sendo a ferida evacuada de todo o sangue e então irrigada. As fontes de sangramento devem ser controladas, embora talvez não se identifique uma fonte óbvia de sangramento. O implante pode ser recolocado e utilizado um dreno. Um pequeno hematoma, evidenciado por discreta flutuação e leve desconforto, pode ser manejado com aspiração sequencial até que se resolva. A natureza semissólida do implante permite aspiração com agulha sem risco de dano ao implante. Grandes hematomas devem ser abordados prontamente para evitar futuras complicações, como deiscência na ferida, infecção e assimetria.

A formação de seromas ocorre mais frequentemente no período inicial do pós-operatório e pode se apresentar como nádega quente, flutuante e assimétrica, levemente dolorosa. O manejo de uma suspeita de seroma é aspiração sequencial, que pode exigir várias semanas para sua resolução. É provável que a maioria dos seromas seja pequena o suficiente para que sejam indetectáveis e se resolvam por si mesmas. Grandes seromas persistentes com mais de 100 mL podem apresentar um problema se não abordados. Seromas não tratados podem se infectar ou levar a complicações de mau posicionamento ou à extrusão, pois o líquido disseca os planos teciduais. A ultrassonografia pode auxiliar no diagnóstico de seroma. Os seromas que deixam de melhorar com aspiração sequencial devem receber um pedido de cultura para pesquisa de infecção. A drenagem aberta com lavagem e inserção de dreno pode ser indicada nesses casos.

A contratura capsular é uma complicação incomum de gluteoplastia com implantes. A nádega pode apresentar-se firme com um implante que seja imóvel. A forma da nádega pode não mudar, pois o implante semissólido pode resistir à pressão de deformação exercida pela cápsula. A paciente pode queixar-se de aperto e desconforto constantes nas nádegas. A exploração aberta com capsulotomia pode estar indicada. A remoção do implante, em casos graves, pode resultar em alterações na forma das nádegas quando o espaço em torno à prótese colapsa.

As complicações estéticas da cirurgia de implante glúteo podem decorrer de má escolha do implante, da técnica cirúrgica ou da conduta pós-operatória. Um resultado estético insatisfatório devido à seleção do implante poderia decorrer da inserção de um grande implante oval em uma nádega curta, resultando em rotação e assimetria, ou por inserção de um implante redondo pequeno em uma nádega longa, produzindo um polo inferior vazio. A dissecção cirúrgica agressiva da face lateral ou inferior da nádega pode levar à palpabilidade e visibilidade do implante, especialmente no espaço subfascial. Sob dissecção da face inferior da nádega no espaço subfascial ou intramuscular, podem ser criados implantes com posicionamento alto, com falta de uma projeção glútea central e polo inferior deficiente. A inserção de implante subfascial em paciente magra pode produzir resultados inaceitáveis, pois os tecidos moles podem não acomodar o peso de um implante com o passar do tempo. Infecções não tratadas, seromas ou hematomas podem levar à migração do implante e seu deslocamento, com espessamento da cápsula e assimetria, tendo alta probabilidade de ser necessária a remoção do implante.

A cirurgia revisional em implantes glúteos por preocupações estéticas deve ser realizada pelo menos 6 meses depois da cirurgia, quando o espaço em torno da prótese tiver formado uma cápsula estável. Por essa época, os tecidos relaxaram e o implante pode ser trocado por um tamanho maior que não havia podido ser inserido originalmente.[31] Os implantes também podem ser trocados por um oval ou redondo para criar um resultado estético mais agradável. A mudança do local deve ser considerada para implantes subfasciais que exibam palpabilidade ou visibilidade excessivas. A conversão para o plano intramuscular, com uma camada adicional de cobertura, pode eliminar tais preocupações. Implantes intramusculares deslocados podem ser reinseridos em um novo espaço intramuscular ou estabilizados com sutura da cápsula interna.[32,33] A cirurgia secundária para implante glúteo a fim de substituir implantes removidos por infecção pode ter sucesso uma vez que a nádega esteja livre de infecção ou biopelícula, o que geralmente requer uma espera de 6 meses. Se a reinserção do implante glúteo não for desejada ou possível, o enxerto de gordura ao glúteo vazio pode restaurar o volume e a simetria.

23.5 Exemplos de Casos

23.5.1 Caso 1

Mulher de 20 anos com estatura de aproximadamente 1,63 m e pesando aproximadamente 63 kg solicita aumento de volume da região glútea. Observe a falta de projeção da parte média das nádegas. Vista pré-operatória (▶Fig. 23.6a-e) e resultados pós-operatórios (▶Fig. 23.6a-e).

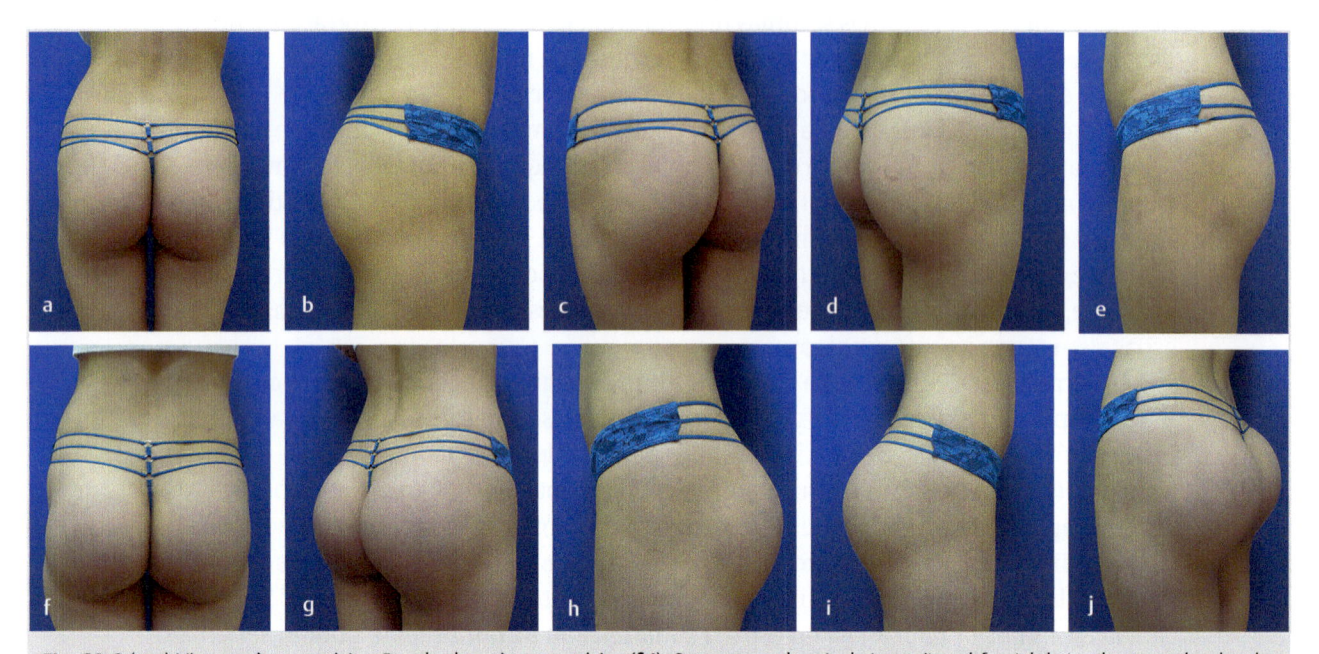

Fig. 23.6 (**a-e**) Vistas pré-operatórias. Resultados pós-operatórios (**f-j**). Sete meses depois da inserção subfascial de implantes redondos de silicone sólido de 276 mL via incisão interglútea.
Nota: Ponto de projeção máxima no nível do púbis nas vistas laterais (**h, i**).

23.5.2 Caso 2

Mulher de 22 anos com 1,60 m de estatura e pesando 55 kg solicita aumento de volume da região glútea. Vista pré-operatória (▶Fig. 23.7a-e) e resultados pós-operatórios (▶Fig. 23.7a-e).

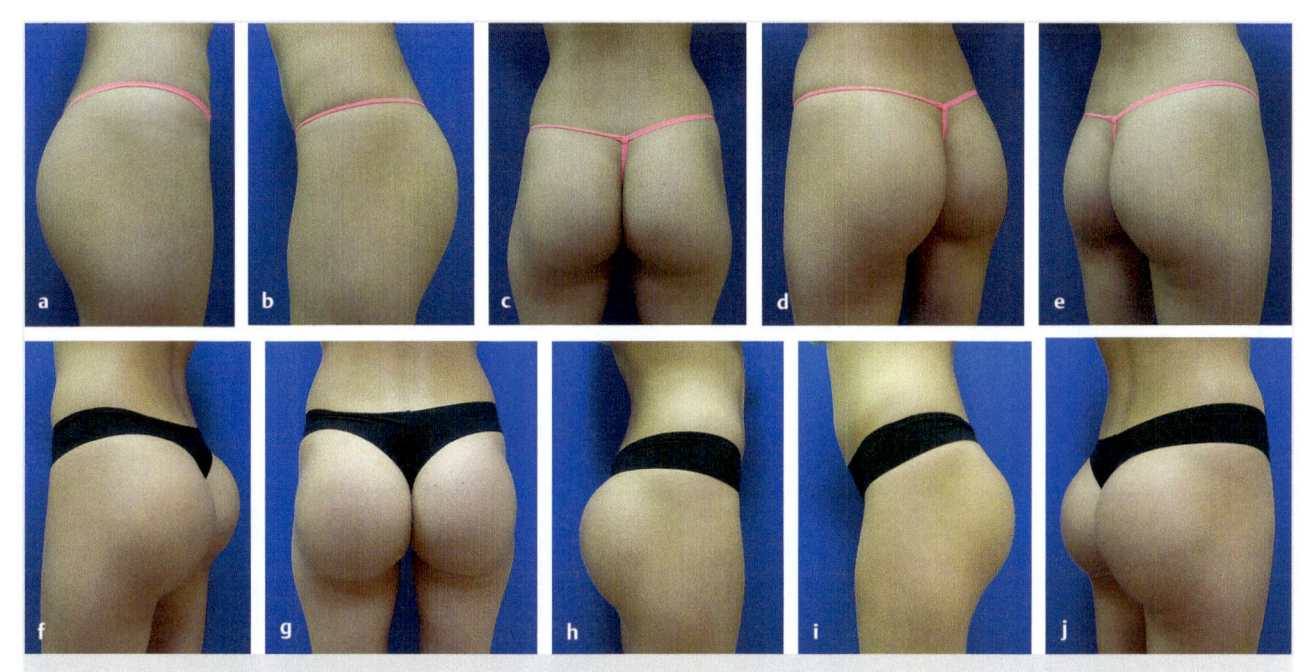

Fig. 23.7 Vistas pré-operatórias (**a-e**). Resultados pós-operatórios 11 meses depois de colocação subfascial de implantes de silicone sólido de 276 mL (**f-j**).
Nota: Melhor projeção e realce global da região glútea.

23.5.3 Caso 3

Mulher de 25 anos com 1,70 m de estatura e pesando 53 kg solicita aumento de volume da região glútea. Vista pré-operatória (▶Fig. 23.8a-e) e resultados pós-operatórios (▶Fig. 23.8f-j).

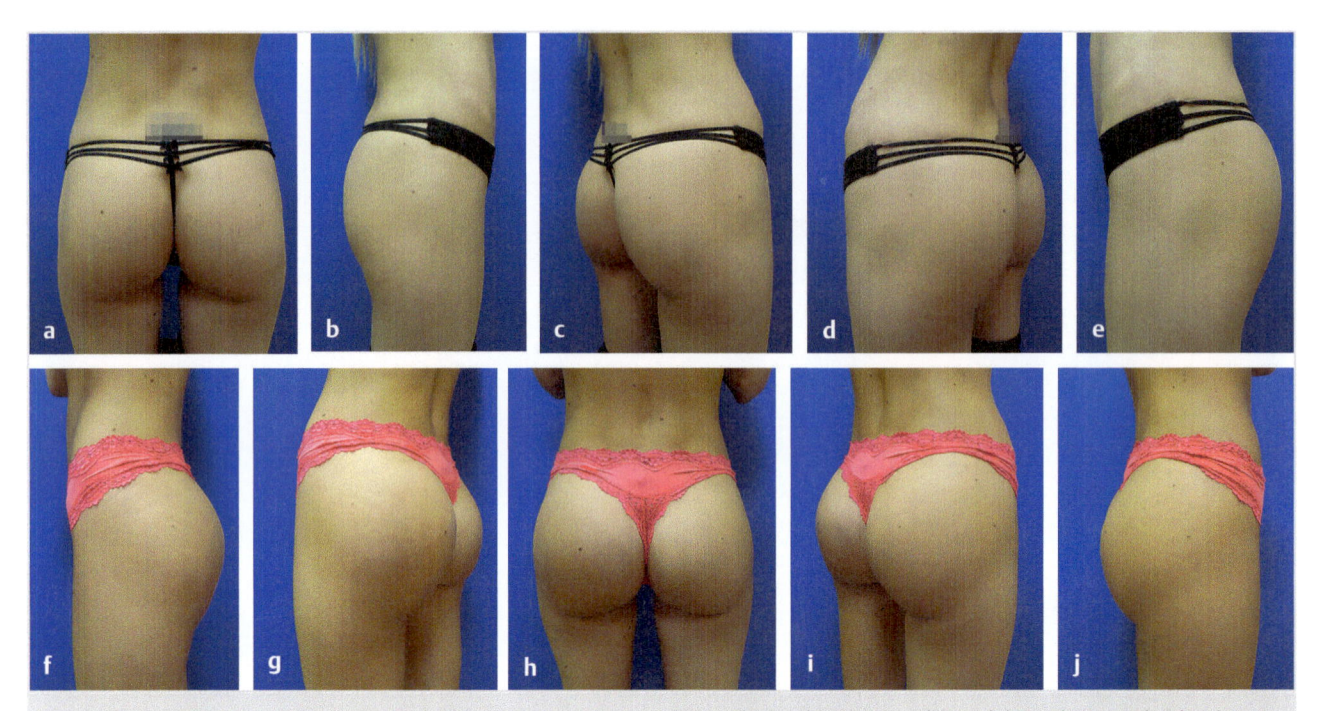

Fig. 23.8 Vistas pré-operatórias (**a-e**). Resultados pós-operatórios: Seis meses depois de inserção subfascial de implantes redondos de silicone sólido de 218 mL (**f-j**).
Nota: Melhora da projeção e do volume dos aspectos superior, central e inferior das nádegas com discreto alargamento da região glútea lateral.

Referências Bibliográficas

[1] Mendieta CG. Classification system for gluteal evaluation. Clin Plast Surg 2006; 33(3):333–346
[2] Centeno RF, Young VL. Clinical anatomy in aesthetic gluteal body contouring surgery. Clin Plast Surg 2006; 33(3):347–358
[3] Serra F, Aboudib JH, Cedrola JP, de Castro CC. Gluteoplasty: anatomic basis and technique. Aesthet Surg J 2010; 30(4):579–592
[4] Cuenca-Guerra R, Lugo-Beltran I. Beautiful buttocks: characteristics and surgical techniques. Clin Plast Surg 2006; 33(3):321–332
[5] Vergara R, Marcos M. Intramuscular gluteal implants. Aesthetic Plast Surg 1996; 20(3):259–262
[6] de la Pea JA. Subfascial technique for gluteal augmentation. Aesthet Surg J 2004; 24(3):265–273
[7] Bartels RJ, O'Malley JE, Douglas WM, Wilson RG. An unusual use of the Cronin breast prosthesis. Case report. Plast Reconstr Surg 1969; 44(5):500
[8] Cocke WM, Ricketson G. Gluteal augmentation. Plast Reconstr Surg 1973; 52(1):93
[9] Robles J, Tagliapietra J, Grandi M. Gluteoplastia de aumento: implante submuscular. Cir Plast Iberolatinoamericano 1984; 10:365–369
[10] de la Pea JA, Rubio OV, Cano JP, Cedillo MC, Garcs MT. History of gluteal augmentation. Clin Plast Surg 2006; 33(3):307–319
[11] Serra F, Aboudib JH, Neto JI, et al. Volumetric and functional evaluation of the gluteus maximus muscle after augmentation gluteoplasty using silicone implants. Plast Reconstr Surg 2015; 135(3):533e–541e
[12] Flores-Lima G, Eppley BL, Dimas JR, Navarro DE. Surgical pocket location for gluteal implants: a systematic review. Aesthetic Plast Surg 2013; 37(2):240–245
[13] Hwang SW, Nam YS, Hwang K, Han SH. Thickness and tension of the gluteal aponeurosis and the implications for subfascial gluteal augmentation. J Anat 2012; 221(1):69–72
[14] de la Pea JA, Rubio OV, Cano JP, Cedillo MC, Garcs MT. Subfascial gluteal augmentation. Clin Plast Surg 2006; 33(3):405–422
[15] Senderoff DM. Aesthetic surgery of the buttocks using implants: practice-based Recommendations. Aesthet Surg J 2016; 36(5):559–576
[16] Mofid MM, Gonzalez R, de la Pea JA, Mendieta CG, Senderoff DM, Jorjani S. Buttock augmentation with silicone implants: a multicenter survey review of 2226 patients. Plast Reconstr Surg 2013; 131(4):897–901
[17] Mezzine H, Khairallah G, Abs R, Simon E. [Buttocks enhancement using silicone implants: a national practices assessement about 538 patients] Ann Chir Plast Esthet 2015; 60(2):110–116
[18] Mendieta CG. Intramuscular gluteal augmentation technique. Clin Plast Surg 2006; 33(3):423–434
[19] Gonzalez R. Gluteal implants: the "XYZ" intramuscular method. Aesthet Surg J 2010; 30(2):256–264
[20] Gonzalez R, Mauad F. Intraoperative ultrasonography to guide intramuscular buttock implants. Aesthet Surg J 2012; 32(1):125–126
[21] Crdenas-Camarena L, Paillet JC. Combined gluteoplasty: liposuction and gluteal implants. Plast Reconstr Surg 2007; 119(3):1067–1074
[22] Roberts TL, III, Weinfeld AB, Bruner TW, Nguyen K. "Universal" and ethnic ideals of beautiful buttocks are best obtained by autologous micro fat grafting and liposuction. Clin Plast Surg 2006; 33(3):371–394
[23] Aiache AE. Gluteal re-contouring with combination treatments: implants, liposuction, and fat transfer. Clin Plast Surg 2006; 33(3):395–403
[24] Singh D. Universal allure of the hourglass figure: an evolutionary theory of female physical attractiveness. Clin Plast Surg 2006; 33(3):359–370
[25] Cardenas-Camarena L, Silva-Gavarrete JF, Arenas-Quintana R. Gluteal contour improvement: different surgical alternatives. Aesthetic Plast Surg 2011; 35(6):1117–1125
[26] Aboudib JH, Serra F, de Castro CC. Gluteal augmentation: technique, indications, and implant selection. Plast Reconstr Surg 2012; 130(4):933–935
[27] Bruner TW, Roberts TL, III, Nguyen K. Complications of buttocks augmentation: diagnosis, management, and prevention. Clin Plast Surg.2006; 33(3):449–466
[28] Senderoff DM. Buttock augmentation with solid silicone implants. Aesthet Surg J 2011; 31(3):320–327
[29] Mendieta CG. Gluteoplasty. Aesthet Surg J 2003; 23(6):441–455
[30] Vergara R, Amezcua H. Intramuscular gluteal implants: 15 years' experience. Aesthet Surg J 2003; 23(2):86–91
[31] Senderoff DM. Revision buttock implantation: indications, procedures, and recommendations. Plast Reconstr Surg In press
[32] Serra F, Aboudib JH. Gluteal implant displacement: diagnosis and treatment. Plast Reconstr Surg 2014; 134(4):647–654
[33] Jaimovich CA, Almeida MW, Aguiar LF, da Silva ML, Pitanguy I. Internal suture technique for improving projection and stability in secondary gluteoplasty. Aesthet Surg J 2010; 30(3):411–413

24 Contorno das Coxas com Base em Tecnologia

W. Jason Martin

Resumo

Os procedimentos e tratamentos de contorno das coxas que dependem de tecnologias invasivas e não invasivas apresentam um desafio peculiar a qualquer nível de cirurgião. A despeito da competência técnica, os resultados costumam ser influenciados negativamente pela anatomia tridimensional complexa desta região, a notável variedade de apresentações clínicas dos pacientes e o perfil de risco inerente das próprias tecnologias de contorno. Mas o domínio da técnica é alcançável. Depende de muitos fatores pré-tratamento e pré-operatórios, inclusive da adequação do exame físico, da análise competente das imagens do paciente, do manejo racional das expectativas do paciente e, mais importante, da força do plano de tratamento, que leva em conta quanto cada tecnologia funciona bem nas subunidades estéticas específicas. Também se devem esperar desfechos bem-sucedidos e reproduzíveis. Os bons resultados são amplamente dependentes da adequação das marcações pré-tratamento e pré-operatórias, da manutenção do conforto do paciente durante o tratamento ou cirurgia, do uso seguro da tecnologia de contorno, que sistematiza o posicionamento do paciente, e de uma abordagem conservadora da lipoplastia quando incluída, especialmente se combinada a uma lipólise com base em tecnologia. Por fim, os cuidados pós-tratamento e pós-operatórios podem ser facilmente padronizados e se deve levar em conta a duração de tempo para se perceberem resultados completos, o que significa 6 meses ou mais quando se usa lipólise assistida por *laser* (LAL) ou lipólise assistida por radiofrequência (RFAL).

Palavras-chave: lipólise assistida por *laser*, lipólise assistida por radiofrequência, VASER.

24.1 Introdução

Ao considerar o surgimento da lipoaspiração no campo da cirurgia estética na década de 1980, foi notável a compreensão de Illouz sobre as complexidades dos procedimentos de contorno das extremidades inferiores. Sua descrição das zonas de aderência da extremidade inferior (▶ Fig. 24.1) e das complicações relacionadas com a lipoaspiração sem corte (edema, ulceração e hiperpigmentação) nessas áreas criaram um roteiro que os cirurgiões plásticos usam até o dia de hoje.[1] No entanto, do tempo de Illouz até o presente dia, os tratamentos e procedimentos de contorno das extremidades inferiores têm apresentado um desafio especial aos cirurgiões, tendo um número desproporcional na média de desfechos insatisfatórios. Invariavelmente multifatorial, essa dificuldade inerente não se correlaciona muitas vezes com a competência técnica do cirurgião. Adiposidade assimétrica localizada, elasticidade variável, deformidades de contorno, incluindo celulite, deformidades pós-cirúrgicas, anormalidades da pele, como estrias e varicosidades, heterogeneidade da gordura da coxa e variâncias tridimensionais bilaterais são apenas alguns dos muitos fatores que turvam as águas da apresentação clínica de um paciente. Acrescente-se a isso o campo explosivo dos aparelhos de contorno corporal invasivos e não invasivos assistidos por energia, a abordagem do contorno da coxa se torna mais elaborada e progressivamente mais confusa. Portanto, para verdadeiramente fazer o contorno das coxas com base em tecnologia, é preciso ter tanta facilidade e ser competente com a criação de um plano de tratamento como com os próprios tratamentos e procedimentos de contorno.

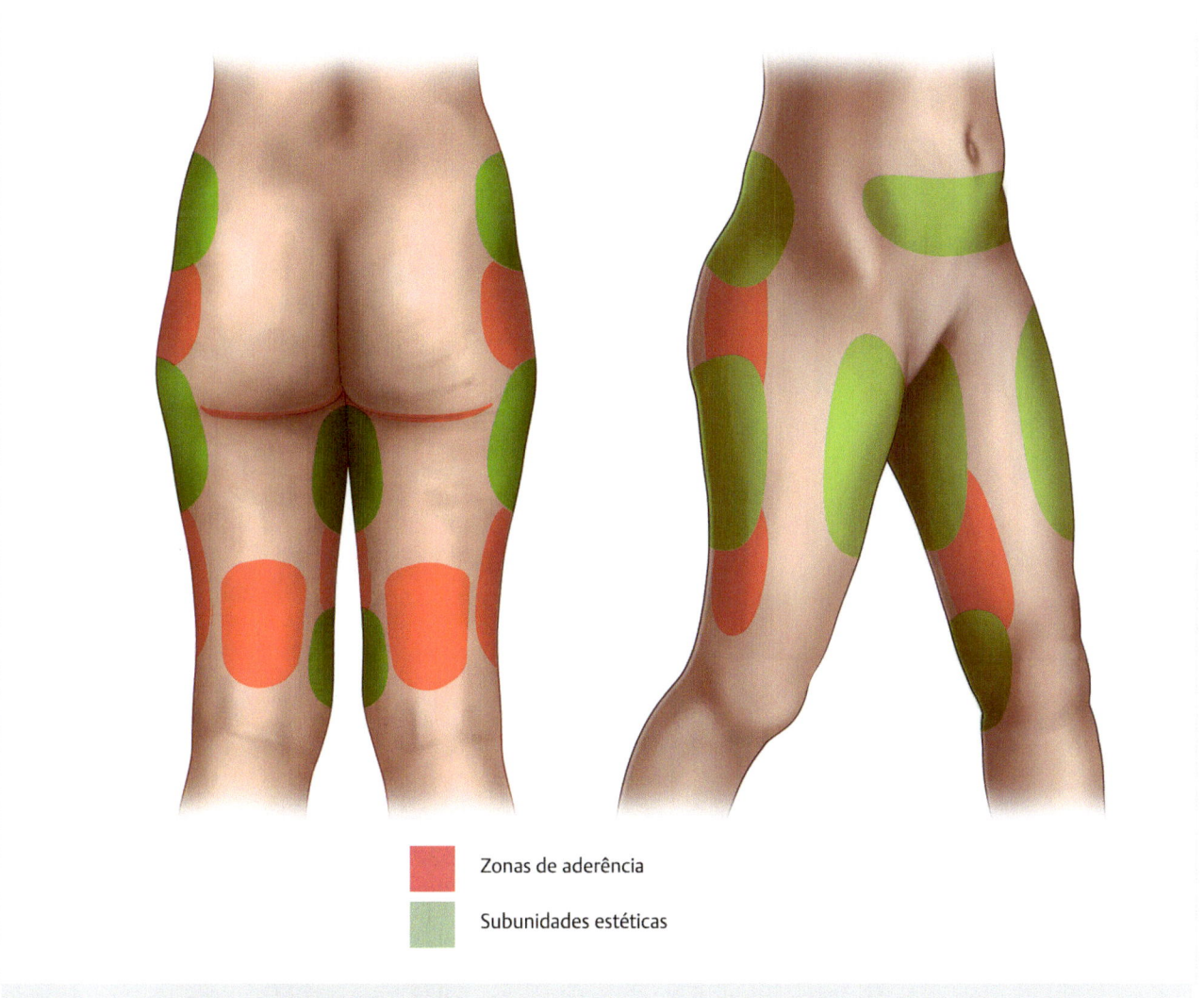

Fig. 24.1 Zonas de aderência descritas por Illouz.

Zonas de aderência

Subunidades estéticas

Como todas as subunidades estéticas das extremidades inferiores devem ser abordadas em bloco, limitar seu foco a uma área diminuirá o poder de resultado de qualquer tratamento ou procedimento. A bem da clareza, este capítulo enfocará unicamente as coxas ou a área das extremidades inferiores acima da patela e da fossa poplítea e inferior às pregas inguinal e glútea.

24.2 Avaliação do Paciente

A avaliação das coxas deve sempre levar em conta a variável distribuição tridimensional da gordura superficial. Como com o nariz, avaliar uma localização anatômica tridimensional complexa como a coxa com finalidades estéticas deve incorporar subunidades estéticas. Este autor verificou benefício em definir essas subunidades unicamente nas áreas comuns de adiposidade localizada. Isso inclui a parte medial da coxa, a parte lateral da coxa, *banana rolls* (adiposidade localizada na região infraglútea), 2/3 superiores da parte anterior da coxa, terço inferior da parte anterior da coxa e a parte posterior da coxa (▶Fig. 24.2). A parte lateral de cada coxa, inferior aos "culotes", raramente tem problemas relacionados com adiposidade localizada em paciente com peso normal. A gordura, nessa área, costuma ser fibrosa e em pequena quantidade ao longo do tensor da fáscia *lata*. De maneira seme-

Contorno das Coxas com Base em Tecnologia

Fig. 24.2 Subunidades estéticas da coxa.

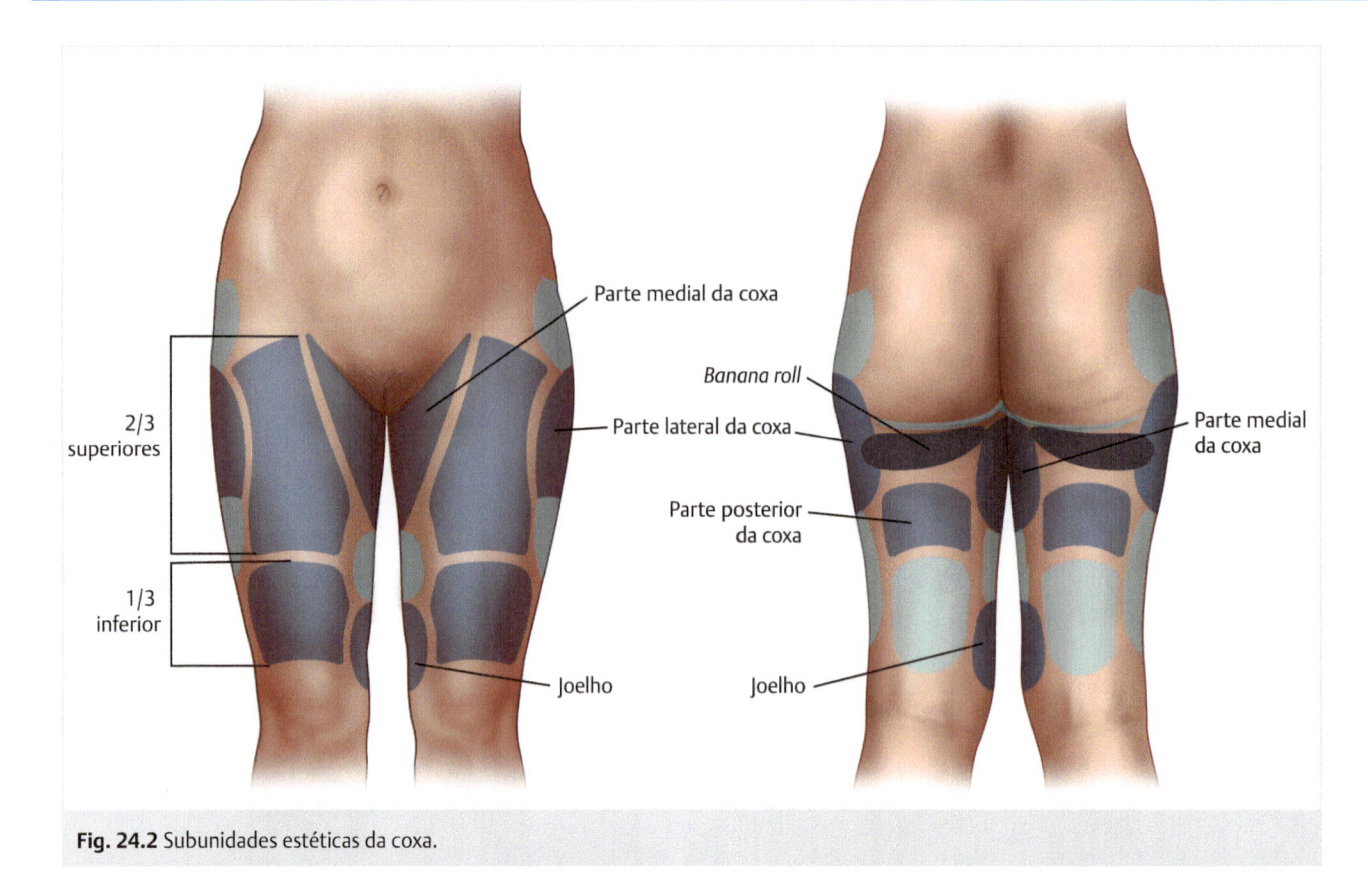

lhante, a parte medial de cada coxa, inferior ao coxim adiposo da parte medial da coxa, geralmente é pobre em gordura superficial e deve ser abordada com cuidado. É importante observar que a apresentação de celulite costuma ser fora do comum, muitas vezes sendo encontrada nas zonas medial e lateral. Portanto, ao avaliar unicamente a celulite, este autor divide a coxa em quatro quadrantes iguais e depois ainda divide cada quadrante com um padrão em grade ou quadriculado.

O exame clínico deve assim prosseguir:

- Revisão minuciosa dos antecedentes clínicos pertinentes do paciente, incluindo histórico cirúrgico, condições comórbidas, história psiquiátrica e medicações em uso, mas não se limitando a elas.
- Uma discussão das expectativas relacionadas com o contorno da coxa do paciente, seja com roupas ou sem elas, é essencial para estabelecer expectativas realistas. Isso deve ser completado antes do exame, de modo a não ser introduzido viés.
- O exame físico deve ser completo nas posições em pé e sentado. Além disso, iluminação tangencial deve ser incorporada ao exame para melhor elucidar as deformidades de contorno superficiais, como a celulite.
- A documentação com imagens fotográficas e/ou tridimensionais, durante o exame clínico inicial, é altamente recomendada. Rever essas imagens durante a consulta inicial permite uma discussão mais construtiva com o paciente no que se refere ao plano de tratamento. Na prática do autor, as imagens são projetadas a proporções do tamanho de meia-vida na parede do consultório com revestimento de diagramação, de modo que o paciente visualize claramente as áreas de interesse.

24.3 Planejamento e Preparação Pré-Operatórios

São numerosas as opções de tratamento para o contorno das coxas com base em tecnologia. Na ocasião desta publicação, havia pelo menos 15 dispositivos de contorno corporal não invasivo liberados pela FDA ou em aplicação *off label* para contorno das coxas e pelo menos evidências de nível 4 de estudos clínicos usando a Escala de Classificação de Níveis de Evidência da American Society of Plastic Surgeons.[2] Isso não inclui os múltiplos dispositivos e tratamentos, como lipólise por injeção, que estão apenas entrando no mercado para contorno da coxa. Uma revisão minuciosa dos dispositivos de contorno corporal não invasivos pode ser encontrada na Seção 2 deste livro. Como não seria exequível integrar todos os dispositivos em um contexto clínico sequer para os maiores serviços, é importante a concentração dos gastos de capital de seu serviço na diversidade da tecnologia de tratamento e na combinação do potencial de tratamento. Mas não se engane, o campo do contorno corporal está caminhando em uma direção menos invasiva e é obrigatório ter pelo menos um dispositivo não invasivo em seu consultório. Na experiência do autor, o tratamento da adiposidade localizada na parte superficial da coxa com dispositivos não invasivos de contorno corporal oferece, na melhor das hipóteses, uma redução de 30% da gordura tratada. Isso fica muito distante da eficácia da lipoplastia e, portanto, não deve ser apresentado como alternativa igual. Considere esses dispositivos adjuntos e uma ferramenta em formação para potencializar os resultados da lipoplastia. Além disso, como tratamentos autônomos, oferecem uma opção poderosa para pacientes que não sejam bons candidatos à lipoplastia ou para aqueles que não desejam uma opção mais invasiva. Essas opções vão variar conforme o médico, dependendo de sua identificação com o dispositivo e seu foco de prática. Os contextos de tratamento devem ser ajustados conforme o julgamento clínico do médico e as recomendações do fabricante.

Os dispositivos de lipoplastia com base em tecnologia oferecem o tratamento mais absoluto da adiposidade localizada da coxa. Uma descrição minuciosa dessas tecnologias pode ser encontrada neste livro. Ao desenvolver um plano de tratamento para contorno da coxa, é útil classificar a aplicação dessas tecnologias por sua utilidade em cada subunidade estética e, o que é mais importante, pela qualidade da pele na área de tratamento. Em geral, a lipoaspiração assistida por ultrassom (UAL) e a lipoaspiração assistida por água (WAL) são mais úteis nas grandes áreas de desbastamento que ofereçam menos preocupações com a elasticidade da pele, como os 2/3 superiores da parte anterior da coxa e a maior parte da coxa posterior. Essas tecnologias também têm acrescentado o benefício de preservar a viabilidade dos adipócitos para transferência de gordura autóloga, preservando a rede linfática superficial, assim diminuindo o edema pós-operatório e tendo o perfil de segurança mais desejável.[3,4] LAL e RFAL são mais úteis em áreas de adiposidade localizada com níveis variáveis de elasticidade da pele, como a parte medial das coxas e o terço inferior da parte anterior da coxa. Embora a tecnologia UAL, como a VASER, de fato pareça melhorar a retração da pele, em comparação com a lipoaspiração assistida por sucção (SAL) (17% *versus* 10%), os aparelhos de LAL, como Smart Lipo, e os aparelhos de RFAL, como Bodytite, costumam oferecer mais potencial para retração da pele (18% a 22% e até 35% respectivamente).[3,5,6] Os aparelhos Smart Lipo têm o acréscimo do bônus de que Cellulaze pode ser adicionada à plataforma. Cellulaze, atualmente, é a opção de tratamento invasivo assistido por energia mais efetiva para celulilte.[7] A aplicação recomendada de cada tecnologia pertinente às subunidades estéticas pode ser encontrada na ▶ Figura 24.3. Por fim, como cada um dos aparelhos permite melhora do tratamento e recuperação, em comparação com a SAL, o foco primário deve ser a inclusão em um **caso** de lipoaspiração, não a exclusão com base em uma subunidade estética.

Como com qualquer procedimento estético, deve haver uma abordagem do planejamento pré-operatório equilibrando as expectativas do paciente com a apresentação clí-

Contorno das Coxas com Base em Tecnologia

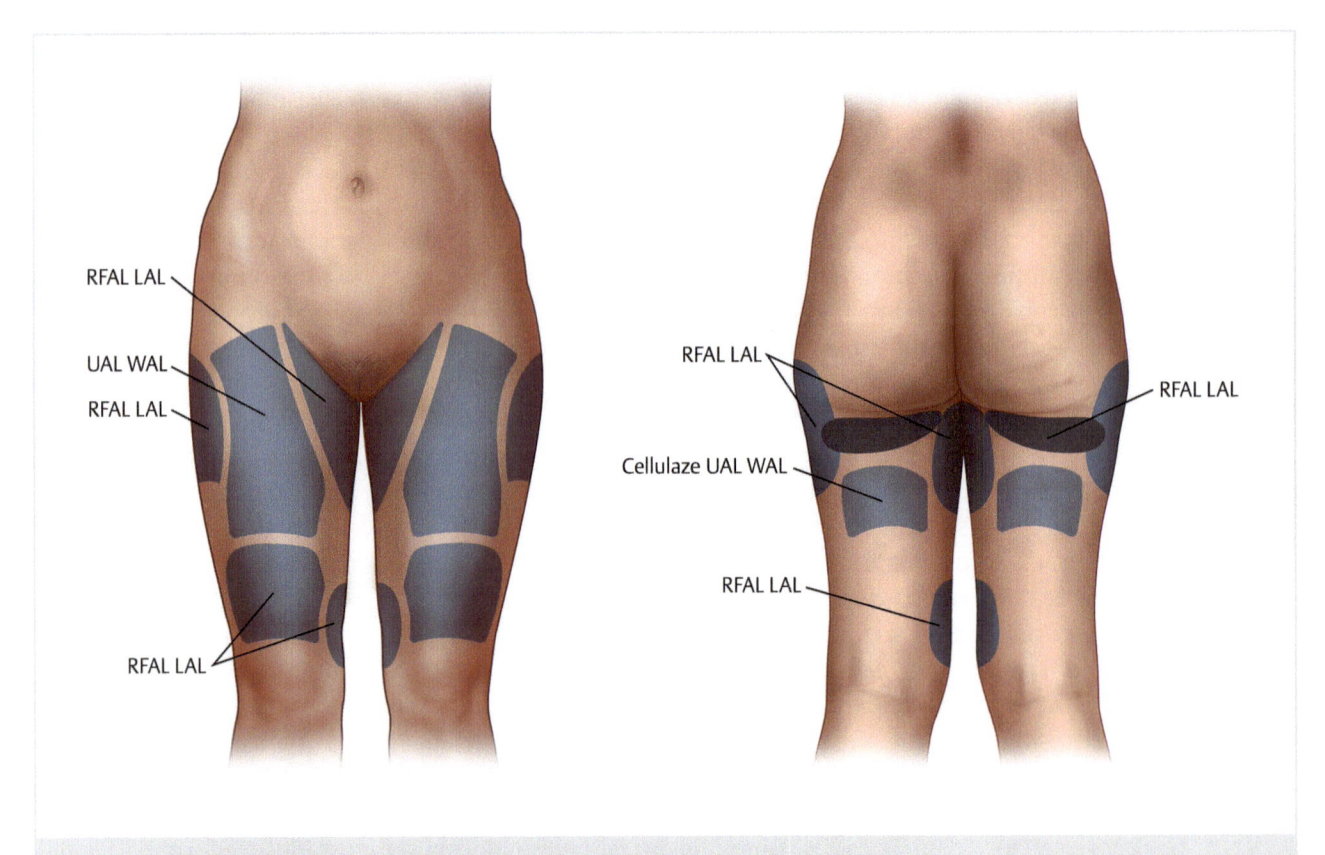

Fig. 24.3 Tecnologia recomendada pelo autor em cada subunidade estética.

nica. Não se estimula a abordagem *à la carte*, pois a adiposidade localizada residual em subunidades estéticas não tratadas diminuirá os resultados. Para áreas que precisem de menos de 30% de melhoria, dá-se ao paciente a opção entre modalidades invasivas e não invasivas. Para níveis mais notáveis de adiposidade localizada, a lipoplastia com base em tecnologia é o tratamento de escolha. Práticas progressivas incorporam tratamentos combinados de modalidades invasivas e não invasivas. Além disso, as modalidades não invasivas geralmente são a primeira introdução de um paciente à prática, permitindo comercialização mais significativa das opções invasivas.

Os critérios de exclusão para lipoaspiração e os requisitos para a cirurgia de consultório são analisados na Seção 1. Os casos de lipoplastia da coxa podem ser completados no ambiente de consultório, a menos que combinados com outros procedimentos que exijam um grau de anestesia mais alto. A diagramação nas fotos pré-operatórias é ferramenta importante para finalizar o plano cirúrgico e é um acréscimo aos registros médicos.

24.4 Técnica Cirúrgica

A grande maioria de procedimentos de lipoplastia da coxa com base em tecnologia pode ser completada no consultório com anestesia tumescente. O autor prefere incluir analgesia oral adicional e agentes sedativo-hipnóticos para a maioria dos casos. Isso inclui Percocet (5-10/325 – oxicodona/paracetamol) e 0,25 mg de triazolam administrados 30 minutos antes do horário de início da cirurgia e depois de obtido o consentimento informado para a cirurgia. Um dos benefícios dos procedimentos feitos com o paciente acordado é que a anestesia pode ser ajustada com informações vindas do paciente. A titulação dessa medicação continua no intraoperatório e podem ser administradas segundas doses em uma base caso necessário. Nos casos combinados, que exijam um ambiente em suíte operatória, a sedação intravenosa é a anestesia de escolha, usando-se infusão de propofol, titulada até o nível desejado de sedação. Em conjunto, acrescenta-se midazolam no pré-operatório como ansiolítico e se inclui fentanila para melhora da analgesia, sendo frequentemente acrescentada cetamina por suas propriedades dissociativas. Esses agentes são todos titulados para se obter um despertar fácil depois de finalizado o procedimento e subsequente alta em menos tempo. Se a lipoaspiração da coxa estiver sendo combinada a procedimentos de contorno do tronco, como uma abdominoplastia, a anestesia regional é um complemento útil. Cateteres epidurais diminuirão as demandas de sedação com doses mais altas e também diminuem a necessidade de controle de dor no pós-operatório. A preferência do autor é fornecer ao paciente uma epidural na região lombar para cobrir os dermátomos associados da coxa. Uma alternativa seria um anestésico espinal em injeção única com um agente que tenha meia-vida mais curta. As doses de anestésico local administradas pelo anestesiologista devem ser consideradas quando se calcula a dose total de anestésico local administrado durante o caso. Para evitar toxicidade nesse contexto, a dose de lidocaína em cada bolsa de líquido tumescente é reduzida em 50 Por cento. A dose de epinefrina permanece inalterada.

As marcações cirúrgicas, em essência, são uma projeção da visão pré-operatória de um cirurgião para o formato animado. Ao trabalhar em topografia complicada na coxa, o processo de marcações cirúrgicas dá ao cirurgião um *feedback* tátil e visual essencial para refinamento da abordagem. Todas as marcações se completam na posição em pé e são reavaliadas na posição sentada se necessário. Espelhos em três painéis também são úteis, pois permitem que o paciente confirme a localização das marcações com o cirurgião. A ▶ Figura 24.4 traz exemplos de marcações cirúrgicas nas diferentes subunidades estéticas da coxa. O Dr. Pitman descreveu uma abordagem útil das marcações de lipoplastia onde uma área de adiposidade localizada é inicialmente marcada em torno dos seus limites e depois é dividia em quatro quadrantes iguais.[8] Essa divisão permite ao cirurgião monitorar e garantir a aspiração simétrica de cada quadrante, assim reduzindo o risco de deformidades pós-operatórias. Dependendo da localização da incisão utilizada na lipoplastia, o ponto central da área de adiposidade localizada marcada inerentemente tem o risco mais alto de aspiração excessiva em decorrência do maior número de passagens que a cânula faz nessa área. Cercar a confluência dos quatro quadrantes dá ao cirurgião um lembrete visual útil para evitar a aspiração excessiva nessa área, assim diminuindo a probabilidade de deformidades cirúrgicas pós-operatórias.

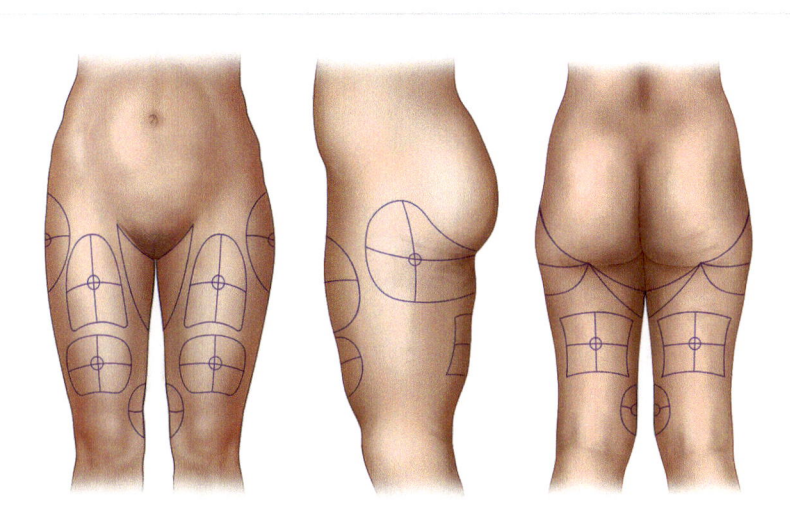

Fig. 24.4 Exemplos de marcações cirúrgicas em cada subunidade estética da coxa.

São necessários antibióticos perioperatórios e se deve empregar posologia com base no peso. Eles podem ser administrados por via oral ou intravenosa, dependendo da abordagem anestésica do caso. Não há dados clínicos convincentes que deem apoio à utilidade de um curso de antibióticos no pós-operatório. Compreendendo isso, o autor ainda utiliza um curso oral de 7 dias de antibióticos no pós-operatório.

Embora a abordagem de uma preparação cirúrgica possa variar, dependendo da localização anatômica, o autor sempre utiliza uma preparação em pé para a lipoplastia das extremidades inferiores. Isso permite acesso fácil a todas as áreas da extremidade inferior, e o paciente consegue rotacionar cada perna para facilitar a preparação. Com uma preparação em pé, dispositivos de compressão sequencial e cateteres intravenosos são colocados na extremidade superior. De igual modo, para conforto do paciente, a preparação cirúrgica deve ser mantida na temperatura ambiente ou acima dela, seguindo-se as recomendações do fabricante. Antes de fazer a preparação, a mesa cirúrgica é coberta com um campo estéril. Depois da preparação, ajuda-se o paciente a ter acesso à mesa, tendo-se o cuidado de evitar contaminação do lençol estéril previamente colocado. Cada extremidade inferior abaixo do joelho é cuidadosamente envolvida com um campo estéril ou coberta com malha tubular estéril. Uma vez finalizada essa parte e com o restante do corpo coberto de maneira estéril, o corpo do paciente então pode ser rodado, e as extremidades inferiores podem ser manipuladas sem comprometimento da esterilidade. Essa liberdade de manobra é crítica para se obterem resultados de sucesso na lipoplastia da coxa. Um ponto importante com uma preparação em pé é que a administração de anestesia oral e intravenosa precisa ser limitada antes do início da preparação. É obrigatório informar ao anestesista e/ou à equipe de enfermagem, de maneira oportuna, que será usada uma preparação em pé. Isso evita problemas de segurança relacionados com a colocação do paciente em uma posição em pé depois da administração de sedativos e ansiolíticos.

As preferências de posicionamento do paciente para lipoplastia da extremidade inferior variam imensamente, dependendo do treinamento do cirurgião. O autor prefere abordar a parte lateral das coxas e a medial dos joelhos em um decúbito lateral, a parte posterior das coxas com um decúbito ventral, a parte medial das coxas com um decúbitos ventral e dorsal com posição em pernas de rã, enquanto, com a parte anterior das coxas, o decúbito é dorsal. As incisões de bisturi usadas para introdução da cânula de lipoplastia devem ser feitas nas pregas anatômicas, como o sulco glúteo ou a prega inguinal, quando possível. De outro modo, por causa do pequeno tamanho da incisão, a realização dessas incisões deve melhorar a capacidade do cirurgião de aspirar e, nesse caso, tira-se a ênfase em uma localização que não seja visível com roupas. Uma lâmina nº 11 aplicada enquanto a pele e os tecidos moles são pinçados resultará em incisão de tamanho apropriado. Igualmente, aplicar pomada de antibiótico ao local da incisão diminuirá as lesões por maceração que ocorrem pelo contato repetido da pele com a cânula de lipoplastia.

A injeção de anestesia tumescente com um paciente acordado no consultório deve ser completada lentamente de um plano profundo para o superficial (200 a 250 mL/minuto). O autor usa uma cânula flexível de infiltração calibre 18 com seis orifícios que têm 27 cm de comprimento. Essa cânula com diâmetro menor provoca muito menos desconforto, em comparação com as cânulas maiores de calibre 14. O Capítulo 1 dá em profundidade uma revisão da anestesia tumescente feita em consultório e as concentrações recomendadas da solução de umidificação. Em geral, o autor prefere uma técnica *Superwet* (proporção de 1:1 para infiltrado e aspirado) com dose máxima de lidocaína de 40 mg/kg. Para cada bolsa de 1.000 mL de cloreto de sódio a 0,9%, o assistente adiciona 100 mL de lidocaína a 1%, 12 mL de bicarbonato a 8,4% e 1 mL de epinefrina 1/1.000. A dose total de lidocaína, em cada uma dessas bolsas, é de 1.000 mg, o que torna mais eficiente a visualização e o registro da dose de lidocaína injetada durante o caso. Isso é extremamente importante, pois a toxicidade da lidocaína é uma complicação evitável. No contexto operatório que inclua anestesia intravenosa, inalatória ou regional, a dose de lidocaína em cada bolsa é reduzida em 50%. Isso permite ao cirurgião abordar mais áreas de adiposidade localizada sem aumentar o risco de toxicidade pela lidocaína.

O tratamento das coxas assistido por tecnologia deve ser finalizado antes do início da lipoplastia. Isso é essencial ao usar tecnologia assistida por RF e *laser*. Ambas essas tecnologias dependem da ação do líquido tumescente como um dissipador de calor, diminuindo a incidência de queimaduras dérmicas. Em geral, essas tecnologias permitem lipoplastia mais efetiva e, portanto, reforçam a importância de tratar as áreas de adiposidade localizada antes da aspiração. Como as áreas de adiposidade localizadas das coxas costumam apresentar concomitantemente flacidez da pele, deve-se enfatizar a escolha de tecnologias que confiram mais firmeza à pele dessa área.

A técnica recomendada para aspiração segue um padrão semelhante em quase todas as áreas das coxas. Uma vez injetado o líquido tumescente, obtém-se uma linha de base pinçando os tecidos cercados na área de adiposidade localizada. A seguir, introduza a cânula de lipoplastia e aspire o volume de sucção planejado. Pince novamente os tecidos para avaliar o progresso e destaque quaisquer irregularidades, correndo lentamente uma das mãos sobre a superfície. Complete cuidadosamente a aspiração, evitando a aspiração agressiva perto da pele.[8] A escolha da cânula de aspiração e do plano recomendado de aspiração variam com cada localização. Nas áreas de adiposidade localizada volumosa, como os culotes, a lipoplastia é iniciada no plano mais profundo (a mais de 1 cm da pele) com cânula Mercedes radial com três portas e 4 mm, tendo 20 a 30 cm de comprimento. A seguir, o plano mais superficial (a 1 cm da pele) é abordado de modo conservador com uma cânula Mercedes radial de 3 mm com três portas, com 20 a 30 cm de comprimento. Nas áreas de adiposidade localizada leve a moderada, como na parte medial das coxas e joelhos, a lipoplastia é mantida em um plano mais superficial com uma quantidade conservadora de aspiração usando cânula Mercedes radial de três portas com 2,5 a 3 mm e comprimento de 20 a 30 cm. Para as partes anterior e posterior das coxas, onde a gordura não é localizada, recomenda-se uma cânula Mercedes radial de três portas com 3 a 4 mm e comprimento de 20 a 30 cm. Sempre é necessária uma abordagem conservadora nessas áreas. Embora a ponta da cânula deva ser mantida em um plano mais profundo para limitar deformidades pós-operatórias, o cirurgião precisa também estar ciente da localização da ponta da cânula, evitando áreas anatômicas problemáticas importantes, como a fossa poplítea e o triângulo femoral. Por fim, os volumes de aspiração vão variar para cada área de adiposidade localizada, dependendo da apresentação do paciente e da quantidade de líquido tumescente utilizado. Por experiência, os autores afirmam que, ao usar uma técnica *superwet* em paciente com peso normal (IMC < 30), os volumes do aspirado costumam cair em uma faixa: culotes, 300 a 500 mL; parte medial das coxas, 100 a 300 mL, parte medial dos joelhos, 50 a 100 mL, e partes anterior e posterior das coxas, 100 a 200 mL. É importante observar que esses volumes de aspiração vão variar, dependendo da tecnologia empregada com o procedimento de lipoplastia.

Nunca é demais enfatizar a importância de usar marcações pré-operatórias como guia intraoperatório. Essas marcações permitem ao cirurgião usar tanto indícios visuais como dados quantificáveis durante o procedimento. Especificamente, usando essas marcações como guia, um assistente pode manter um registro intraoperatório que quantifique o volume do aspirado para cada área de adiposidade localizada, incluindo os quatro quadrantes marcados. Ter essas medidas se contrapõe a uma das causas primárias de técnica de lipoaspiração insatisfatória: a incapacidade do cirurgião de visualizar uma área de assimetria no intraoperatório. Mesmo quando a capacidade do cirurgião de apreender visualmente os sinais durante a lipoplastia melhora com a experiência, a importância de quantificar as quantidades de aspirado de cada área de tratamento permanecerá inalterada. Isso se torna mais evidente ao abordar a adiposidade localizada da parte lateral das coxas em um decúbito lateral. Durante esses procedimentos, a quantidade aspirada registrada atua como guia útil ao mudar de um lado para outro, pois a visualização síncrona não é possível.

24.5 Resultados e Consequências

24.5.1 Problemas e Complicações

O Capítulo 1 dá uma revisão abrangente dos riscos associados à lipoplastia feita em consultório sob anestesia local. Como pertence ao equipamento de lipoplastia com base em contorno corporal e tecnologia não invasivos, a 2ª e a 3ª parte deste livro abordam os riscos gerais e complicações associadas a cada tecnologia. É opinião do autor que os procedimentos de contorno corporal da coxa, especialmente quando combinados a tratamentos ou procedimentos assistidos por tecnologia, devam ser abordados com cautela. Isso é especialmente verdade com a lipoplastia da coxa, que tem incidência mais alta de complicações pós-operatórias, em comparação com a maioria das outras áreas anatômicas.

A coxa oferece um desafio complexo quando se usa equipamento que depende de energia térmica, como o equipamento LAL e RFAL. Devido à topografia complicada e à tendência para pele mais fina, há um aumento do risco de lesões térmicas nessa área. Isso é especialmente verdade quando se considera que o contorno em 3D da coxa também incentiva a colisões da extremidade da cânula do dispositivo com a derme profunda da pele. Colisões da extremidade podem ter efeito desastroso sobre a pele por causa da natureza mecânica e térmica da lesão. Deve-se enfatizar que as lesões térmicas são complicação evitável, especialmente no caso de colisões de extremidade, já que quase sempre são causadas pela técnica. Portanto, ao usar esses equipamentos, tenha certeza de que o paciente esteja apropriadamente posicionado e confirme se todos os quadrantes do campo cirúrgico podem ser visualizados. Utilize a mão não dominante como guia tátil perto da ponta da cânula, proporcionando reforço da profundidade da cânula. Incorpore monitoração contínua da temperatura, quando possível, e siga as diretrizes de tratamento para a localização anatômica, conforme recomendado pela fabricante. Se ainda assim ocorrer uma lesão térmica, recomenda-se tratamento conservador e raramente é necessária uma revisão cirúrgica.

As deformidades de contorno pós-lipoplastia da coxa frequentemente são atribuídas à dificuldade inerente de avaliar as variâncias de contorno da coxa em 3D no pré-operatório e no intraoperatório. A análise fotográfica, incluindo imagens em 3D, é útil, mas não garante proficiência cirúrgica. A avaliação intraoperatória também é limitada, pois o líquido tumescente distorcerá o campo cirúrgico e vai mascarar assimetrias. Esses e outros fatores testam as habilidades técnicas do cirurgião e a tomada de decisão cirúrgica. Portanto, dependa de um plano cirúrgico bem elaborado e abrace uma abordagem mais sistemática do posicionamento do paciente. Certifique-se de que as marcações cirúrgicas sejam acuradas e deliberadas. Esteja sempre consciente da localização da cânula com referência à pele e as estruturas mais profundas. O mais importante é ceder para uma abordagem mais conservadora durante a aspiração, enfatizando a remoção de volume nos planos teciduais mais profundos, ao mesmo tempo poupando as camadas mais superficiais.

Referências Bibliográficas

[1] Illouz YG. Refinements in the lipoplasty technique. Clin Plast Surg 1989;16(2):217–233
[2] Nassab R. The evidence behind noninvasive body contouring devices. Aesthet Surg J 2015;35(3):279–293
[3] Nagy MW, Vanek PF, Jr. A multicenter, prospective, randomized, single-blind, controlled clinical trial comparing VASER-assisted Lipoplasty and suction-assisted Lipoplasty. Plast Reconstr Surg 2012;129(4):681e–689e
[4] Man D, Meyer H. Water jet-assisted lipoplasty. Aesthet Surg J 2007;27(3):342–346
[5] DiBernardo BE. Randomized, blinded split abdomen study evaluating skin shrinkage and skin tightening in laser-assisted liposuction versus liposuction control. Aesthet Surg J 2010;30(4):593–602

[6] Irvine Duncan D. Nonexcisional tissue tightening: creating skin surface area reduction during abdominal liposuction by adding radiofrequency heating. Aesthet Surg J 2013;33(8):1154–1166
[7] DiBernardo BE, Sasaki GH, Katz BE, Hunstad JP, Petti C, Burns AJ. A multicenter study for cellulite treatment using a 1440-nm Nd:YAG wavelength laser with side-firing fiber. Aesthet Surg J 2016;36(3):335–343
[8] Pitman GH. Thighs and buttocks. In: Pitman GH, ed. Liposuction and aesthetic surgery. St Louis: Quality Medical Publishing; 1993:337–385

25 Contorno da Panturrilha, do Tornozelo e do Joelho

Christopher T. Chia ▪ *Stelios C. Wilson* ▪ *Gerald H. Pitman*

Resumo

A panturrilha, o tornozelo e o joelho têm papel importante na aparência estética global da extremidade inferior. Além disso, essas áreas costumam ficar expostas quando se caminha, quando se fica em pé ou sentado. Essas subunidades anatômicas exigem consideração especial antes do procedimento de contorno. Diferentemente das áreas mais comumente tratadas, essas áreas têm camada de gordura relativamente fina, o que pode se prestar a um potencial para deformidades de contorno. Neste capítulo, oferecemos nossas técnicas para o contornou bem-sucedido, eficiente e seguro dessas áreas, ao mesmo tempo minimizando as deformidades de contorno. Dada a natureza dependente do contorno abaixo do joelho, pode ocorrer edema prolongado e, desse modo, pode ser necessária uma compressão pós-operatória mais longa quando tolerada. Quando realizado sob reflexão e com conhecimento das dificuldades inesperadas em potencial, o contorno da panturrilha, do tornozelo e do joelho pode levar a resultados satisfatórios em pacientes selecionadas adequadamente.

Palavras-chave: contorno corporal, contorno da extremidade inferior, lipoaspiração, panturrilha, tornozelo, joelho.

25.1 Introdução

Panturrilhas, tornozelos e joelhos são áreas anatômicas de interesse comum a muitas pacientes que desejam benefícios tanto cosméticos como funcionais. Universalmente, coxas fortes, afilando-se para panturrilhas mais finas e tornozelos delicados são consideradas características desejáveis. Além disso, joelhos finos sem abaulamentos também são desejados por todas as mulheres. O aparecimento de excesso de tecido adiposo no joelho, especialmente na região medial, exacerba-se com as pernas cruzadas. Conquanto sejam passíveis de lipectomia assistida por sucção (LAS) ou lipoplastia para diminuir o volume, criar um perfil da perna mais esculpido, diminuir o edema e oferecer a possibilidade de adequação a certos estilos de botas, as panturrilhas, tornozelos e joelhos continuam a ser uma área incomum para tratamento pela maioria dos cirurgiões plásticos. Em pacientes adequadamente selecionadas, a lipoaspiração dessas áreas pode ser feita confiável e reprodutivelmente para proporcionar alta satisfação às pacientes.

25.2 Avaliação Pré-Operatória

História e exame físico completos com um foco nas extremidades inferiores, sendo pedidos exames laboratoriais e liberação clínica, conforme a necessidade, são conduzidos como em qualquer investigação de contorno corporal. Mais especificamente, o plano cirúrgico da perna precisa ser abordado de maneira tridimensional e circunferencial, levando em conta as diferenças nas quantidades relativas de pele, gordura, músculo e osso, dependendo do nível em que a panturrilha e o tornozelo sejam operados. As pacientes apresentarão diferentes queixas, bem como áreas diversas de deposição de gordura. Devido à posição dependente da perna, o edema pós-operatório é prolongado, em comparação com outras áreas do corpo, podendo persistir por *seis* meses ou mais. Mesmo com meias de compressão, a paciente deve ser conscientizada sobre isso durante a consulta. Durante o exame físico e a história, o cirurgião busca motivos fisiológicos para aumento do calibre da perna que sejam contraindicações à lipoaspiração. Linfedema, incompetência venosa, causas cardiopulmonares de edema e um conjunto de outras condições clínicas precisam ser primeiramente descartadas.

25.3 Marcações

É importante identificar o componente muscular que contribua para o perfil geral da perna. Nas pacientes com músculos particularmente desenvolvidos, especialmente com baixa inserção do sóleo, o perfil pode não melhorar significativamente por remoção de gordura. Para diferenciar isso, a paciente é examinada "na ponta dos pés" para que as cabeças medial e lateral dos músculos gastrocnêmio e sóleo sejam facilmente identificadas e marcadas. Se o tendão calcâneo distal for curto ou se o músculo sóleo for mais largo que o normal, por exemplo, pode não ser possível uma grande melhora do contorno com a remoção de gordura. Ao contrário, a remoção de um volume relativamente pequeno de gordura em pacientes com tendões normais a longos pode resultar em melhora dramática do perfil. A distribuição de gordura também muda de mais bem definida proximalmente no joelho a mais difusa distalmente. Observa-se que até em pacientes mais pesadas, há escassez de gordura sobre a parte anterior da tíbia, e essa é uma região que raramente exige remoção de gordura.

A cabeça da fíbula é palpada e identificada. É claramente importante essa marcação para determinar a área que não é tratada pela proximidade de um ramo do nervo fibular comum. O contato inadvertido dos instrumentos pode causar neuropraxia e resultante pé caído, o que precisa ser evitado. Como já foi mencionado, a área pré-tibial anterior é marcada com linhas verticais como região que raramente precisa de ressecção de gordura mesmo nas pacientes mais pesadas. Qualquer excesso de gordura na região do tornozelo tende a se localizar em algum dos lados do tendão calcâneo, ficando sobreposta ao grupo muscular medial. É importante diferenciar gordura e músculo nessa região usando o simples teste da preensão.

Os joelhos são tratados medialmente onde a área de abaulamento excessivo é marcada na posição em pé e exacerbada com a rotação externa do pé e a flexão do joelho. Isso, em geral, fica medial à patela e se estende posteriormente até o limite da fossa poplítea. Superiormente, estende-se às inserções do quadríceps e inferiormente ao tubérculo tibial medial. Por exemplo, a gordura medial do joelho é particularmente visível com as pernas cruzadas, sendo boa a oportunidade para melhorar uma área específica de queixa enquanto melhora o perfil geral da perna na posição em pé. A presença de proeminência óssea do fêmur exagera uma quantidade relativamente pequena de gordura que, quando removida, tem grande impacto. Por outro lado, o preenchimento pré-patelar, muitas vezes acompanhado por enrugamento, deve ser abordado com cautela porque a elasticidade da pele, a presença de volume do quadríceps sobrejacente e o excesso de gordura podem contribuir para a perda de sustentação dos tecidos moles se for realizada remoção superagressiva da gordura.

25.4 Procedimento

Conquanto comumente realizado sob anestesia geral, essas áreas prontamente se prestam à técnica com anestesia local. No segundo caso, as pacientes recebem medicações orais aproximadamente 1 hora antes, no pré-operatório, para que níveis séricos adequados sejam alcançados. Elas incluem um antibiótico, medicação opioide analgésica e um benzodiazepínico. A solução tumescente de lidocaína e epinefrina tem concentração mais alta do que com a paciente dormindo. Em nosso serviço, 1.000 mg de lidocaína, 12 mL de bicarbonato de sódio e 1,5 mL de epinefrina na concentração de 1:1.000 são acrescentados a 1.000 mL de Ringer lactato, produzindo uma concentração de 0,10% de solução de lidocaína.

Injeta-se, nas incisões de acesso, lidocaína a 1% com epinefrina a 1:100.000 e se usa uma agulha calibre 14 para a punção. Em nossa experiência, a punção circular cicatriza bem com um comprimento mínimo, ao mesmo tempo ainda sendo capaz de acomodar cânulas de tamanhos variáveis de até 5 mm de diâmetro. Em áreas como os joelhos, panturrilhas e tornozelos, os tamanhos menores de cânulas combinam bem com esta técnica. A infiltração tumescente pode começar com uma agulha espinal calibre 20 para a aplicação de analgesia de "primeira passagem" à medida que a taxa de fluxo da tumescente se correlaciona com a taxa de distensão de tecidos moles e, portanto, dor. Usa-se uma cânula de infiltração-padrão de ponta romba 16 ou 18G para distribuir o líquido tumescente primeiramente no espaço profundo e intermediário da gordura subcutânea em velocidade baixa. Deixa-se que a força hidrostática disperse o líquido por toda a camada adiposa. Uma vez que a paciente sinta a diminuição da sensibilidade do local, usa-se a cânula para injetar a camada de gordura mais superficial e a subderme mais rica em terminações nervosas até que se obtenha analgesia completa e densa.

Independentemente do tipo de anestesia, é necessário um preparo pré-operatório estéril em pé de 360 graus da extremidade inferior inteira para o contorno preciso, de tal modo que todos os aspectos da perna fiquem acessíveis. Os pés são cobertos com campos ou toalhas estéreis. Se forem usados dispositivos de compressão sequenciais para profilaxia de trombose venosa profunda, modelos que se adaptem aos pés abaixo ou aplicados às extremidades superiores permitem o acesso à perna.

Com referência ao posicionamento, a paciente é colocada em decúbito ventral para que a face posterior seja abordada em primeiro lugar para acesso à maior parte da gordura sobre os músculos gastrocnêmios, bem como as faces medial e lateral com a perna estendida e flexionada. Sob anestesia local, a paciente pode então facilmente mudar para a posição em decúbito dorsal com as pernas em posição em perna de rã para acesso às faces medial/lateral, conforme necessário, enquanto as pacientes sob anestesia tradicional são cuidadosamente movidas de maneira coordenada e cuidadosamente orquestrada, em que a equipe de cirurgião, anestesiologista e enfermagem viram a paciente em um movimento, sendo a manutenção da via aérea a prioridade. Limitar as incisões às pregas de ocorrência natural na fossa poplítea para acesso aos joelhos e parte superior das panturrilhas e áreas baixas adjacentes aos maléolos laterais e mediais ajuda a minimizar a visibilidade delas. O uso de cânulas e instrumentação mais longas para as fases tumescente e de aspiração, estendendo-se do joelho ao tornozelo, dispensa a necessidade de uma incisão de acesso na parte média da panturrilha, a qual seria muito mais prontamente vista.

Ao aspirar o joelho com a perna estendida, se for removido um excesso de gordura do lado medial, resultando em um perfil completamente reto, resultará uma concavidade quando a paciente estiver sentada com a perna flexionada. Em lugar disso, coloque a paciente em uma posição discreta em perna de rã, sendo a incisão de acesso feita na prega posterolateral do joelho. A mão não dominante é usada para desviar os tecidos moles anteriormente e melhorar o ângulo com o qual a cânula é direcionada. A aspiração radial da gordura se faz no nível da fáscia superficial e é afastada da fossa poplítea e de seu conteúdo. A gordura suprapatelar, na extremidade anterior distal do fêmur, é área de queixa comum, mas é preciso muito cuidado em evitar uma ressecção excessiva dessa área, o que poderia causar flacidez da pele sobrejacente. Vale a pena repetir que, embora o excesso de gordura seja removido, a flacidez da pele sobre a patela pode resultar em um aspecto enrugado.

O contorno das panturrilhas e tornozelos requer abordagem circunferencial, com ressecção da gordura localizada relativamente à estrutura musculoesquelética. A gordura subcutânea é relativamente esparsa e há pouca margem de erro, especialmente na extremidade distal, de modo que até pequenas irregularidades de contorno são facilmente vistas. Cânulas com um diâmetro menor costumam ser usadas para efetuar a remoção gradual da gordura com menor chance de ressecção excessiva. Com as áreas marcadas em quadrantes desiguais, usam-se incisões de acesso proximalmente perto da fossa poplítea e distalmente perto dos maléolos medial e lateral para infiltrar os tecidos moles com solução tumescente estando a paciente em decúbito lateral. Nesse ponto, os compartimentos laterais de gordura e os compartimentos mediais de gordura da perna contralateral são tratados. Completando-se esse lado, a paciente é cuidadosamente virada e são tratadas as áreas opostas. Na paciente acordada, prefere-se tumescer a perna inteira porque a paciente se movimenta facilmente por si mesma com uma preparação de 360 graus. Uma vez completas as fases de infiltração, usa-se uma combinação de posicionamento em decúbitos ventral e dorsal para maximizar a remoção de gordura em múltiplas posições para maximizar a remoção de gordura e o contorno em uma abordagem cilíndrica. Verificar e repetir a verificação da remoção da gordura em múltiplas posições tem a grande vantagem de garantir um contorno homogêneo e simétrico das panturrilhas e dos tornozelos na paciente acordada.

25.5 Considerações Pós-Operatórias

Em comparação com outras áreas, a lipoaspiração da extremidade inferior envolve uma fase de edema pós-operatório mais prolongada, e as pacientes devem estar cientes disso. Meias de compressão média (30 mm Hg) devem ser usadas por várias semanas a meses. As suturas em náilon 5-0 para fechamento das incisões de acesso são removidas em 10 dias, sendo necessária a elevação da perna pelo menos durante os primeiros 30 dias após a cirurgia. Exercícios pesados e corridas não são permitidos nos primeiros 30 dias de pós--operatório.

25.6 Dicas e Armadilhas

Pérolas

- A preparação estéril circunferencial na posição em pé assegura a disponibilização de um acesso em 360 graus para o contorno preciso da perna inteira.
- Tome nota do contorno do joelho e da perna com a paciente na posição sentada no pré-operatório para evitar uma ressecção excessiva.
- A opção da anestesia local simplifica grandemente o manejo intraoperatório da paciente, com um posicionamento rápido e seguro, bem como fácil acesso a múltiplos ângulos da abordagem à diferentes áreas da perna.
- É mais longa a duração do uso de *leggings* de compressão recomendada devido ao tempo prolongado de edema pós-operatório nas áreas de tratamento dependentes.

Armadilhas

- É importante a marcação da cabeça da fíbula no pré-operatório para identificar a região onde o ramo do nervo fibular atravessa superficialmente e evitar a lesão nervosa inadvertida.
- A camada de gordura relativamente fina se presta a um discreto aumento do risco de deformidades de contorno, em comparação com outras áreas anatômicas, e se recomendam cânulas com menor diâmetro.
- Evite a remoção agressiva de gordura do joelho com a perna estendida para evitar uma concavidade da gordura medial com a perna flexionada na posição sentada.

Leituras Sugeridas

Pitman GH. Liposuction and aesthetic surgery. Quality Medical Publishing, Inc.; 1993:413445
Watanabe K. Circumferential liposuction of calves and ankles. Aesthetic Plast Surg 1990;14(4):259–269
Reed LS. Lipoplasty of the calves and ankles. Clin Plast Surg 1989;16(2):365–368
Mladick RA. Lipoplasty of the calves and ankles. Plast Reconstr Surg 1990; 86(1):84–93,discussion 9496
Ilouz Y-G. Body contouring by lipolysis: A 5-year experience with over 3,000 cases. Plast Reconstr Surg 1984;73:780–794

Índice Remissivo

Entradas acompanhadas por um f ou q em itálico indicam figuras e quadros, respectivamente.

3D (Tridimensional)
  investigação por imagens, 3-7
    benefício da, 5
      intraoperatório, 6
      pós-operatório, 6
      pré-operatório, 5
    limitações, 7
    na cirurgia plástica, 4
      história da, 4
    para tecnologia emergente, 3-7
      em contorno corporal, 3-7

A

Abdome
  alta definição do, 185-190
    contorno corporal de, 185-190
      anatomia feminina, 185
        versus masculina, 185
      biotipos, 186
        resultados de sua influência, 186
      complicações, 189
      enxerto de gordura adjuntivo, 189
        no tronco, 189
      espaços negativos, 187
      lipoaspiração, 189
        da camada intermediária, 189
      masculina, 187
        procedimentos, 187
        variações, 187
      músculo reto abdominal, 188
      padrões de beleza constantes, 186
        versus flutuantes, 186
      prevenção, 189
      tratamento, 189
Acesso Aberto
  para tecido de ginecomastia, 183
    incisão ômega, 183
      invertida, 183
ADC (Ácido Desoxicólico)
  lipólise por, 141
ADSCs (Células-Tronco Derivadas de Gordura), 61
AFT (Transplante de Gordura Autóloga)
  de mama, 120
    WAL e, 120
AL (Anestesia Local)
  LAL com, 81-90
    avaliação, 82
      pré-operatória, 82
    cirurgia no consultório, 81-90
    complicações, 89
    considerações pós-operatórias, 89
    medicamentos, 82
      pré-operatórios, 82
    método de, 82
      considerações intraoperatórias, 87
      solução tumescente, 83
Ampliação
  submental, 142f
    envelhecimento com, 142f
      do pescoço, 142f

Anatomia
  de superfície ideal, 199f
    na gluteoplastia, 199f
  do músculo glúteo, 198f
    máximo, 198f
  do tecido adiposo, 9
    componentes, 11
    estrutura, 9, 11
      celulares, 11
      macroscópica, 9
  feminina, 185
    versus masculina, 185
      planos, 185
      pontos de referência, 185
      superficial, 185
Anestesia
  geral, 75
    atitude em relação à, 75
  na lipoaspiração, 161
    do pescoço, 161
  na lipólise, 145
    com injeção, 145
    pescoço, 145
Área Abdominal
  alta definição na, 187
    masculina, 187
      procedimentos, 187
      variações, 187
ASM (Amplitude Submentual), 146
ASPS (*American Society of Plastic Surgeons*), 21
ATX-101 (Ácido Desoxicólico), 140

B

Biotipo(s)
  e sua influência, 186
    resultados de, 186
      ectomorfos, 186
      endomorfos, 186
      mesomorfos, 186
  variações de acordo com os, 187
    na alta definição masculina, 187
    na área abdominal, 187
Bonito Normal
  anatomia peitoral, 181
    masculina, 181
    padrões de beleza, 181
Braço
  classificação do, 171q
  RFAL no, 171
    seleção de candidatos à, 171
      FPB, 171
      QPB, 171

C

CAD (Coxim Adiposo do Deltoide), 167f
  marcação do, 166
  ponto de inserção, 168f
Cânula(s)
  para vibrolipoaspiração, 124-128
  tipos de, 124-128

  complicações, 127
  equipamento, 124
  história da PAL, 124
  novas aplicações, 127
  procedimento, 127
  vantagens, 125
    para o cirurgião, 125
    para o paciente, 126
Células-Tronco
  papel das, 61-70
    no contorno corporal das, 61-70
      aplicações clínicas, 64
      discussão, 69
      seleção de pacientes, 62
      técnica, 62
Contorno
  da panturrilha, 220-223
    armadilhas, 223
    avaliação pré-operatória, 220
    considerações pós-operatórias, 223
    dicas, 223
    marcações, 221
    procedimento, 221
  das coxas, 210-218
    com base em tecnologia, 210-218
      avaliação do paciente, 211
      consequências, 218
        complicações, 218
        problemas, 218
      planejamento pré-operatórios, 213
      preparação pré-operatórios, 213
      resultados, 218
      técnica cirúrgica, 214
  do joelho, 220-223
    armadilhas, 223
    avaliação pré-operatória, 220
    considerações pós-operatórias, 223
    dicas, 223
    marcações, 221
    procedimento, 221
  do tornozelo, 220-223
    armadilhas, 223
    avaliação pré-operatória, 220
    considerações pós-operatórias, 223
    dicas, 223
    marcações, 221
    procedimento, 221
Contorno Corporal
  com base em tecnologia, 131-224
    de acordo com a anatomia, 131-224
      alta definição do abdome, 185-190
      coxas com base em tecnologia, 210-218
      da panturrilha, 220-223
      do joelho, 220-223
      do tornozelo, 220-223
      facelifting sem cicatriz, 133-139
        com assistência por RF bipolar, 133-139
      Facetite, 174-179
        técnica do procedimento, 174-179

Índice Remissivo

flancos, 191-196
gluteoplastia com implantes, 197-209
lipoaspiração do pescoço, 160-164
   técnica clássica, 160-164
lipólise com injeção, 140-148
   pescoço, 140-148
pescoço, 150-158
   RFAL, 150-158
quadris, 191-196
RFAL, 165-173
   para contorno do braço, 165-173
tratamento de ginecomastia masculina, 181-184
não invasivo, 19-77
a *laser*, 21-28
criolipólise 3D para, 40-50
   aplicações clínicas, 45
   avaliação-consulta, 43
   critérios de exclusão, 42
   cuidados posteriores, 45
   para redução de gordura, 41q
   seleção de pacientes, 42
   técnica, 42
   tratamento, 43
lipoaspiração, 71-77
   considerações étnicas em, 71-77
modelagem corporal, 30-38
   ultrassom em, 30-38
papel das células-tronco no, 61-70
   aplicações clínicas, 64
   discussão, 69
   seleção de pacientes, 62
   técnica, 62
RF para, 52-60
   destruição de gordura por, 52-60
tecnologia emergente em, 3-7
   investigação por imagens 3D para, 3-7
Contorno do Braço
RFAL para, 165-173
   aplicação, 170f, 172
   de RF, 172
   no MLMT, 170f
CAD, 166, 167f, 168f, 173f
   marcação do, 166
   ponto de inserção, 168f
classificação do braço, 171q
coxim adiposo do tríceps, 168
   marcação do, 168
   parâmetros de tratamento, 168
pontos anatômicos, 165
   de referência, 165
seleção de candidatos, 171
   FPB, 171
   QPB, 171
terra de ninguém, 166, 167f
zona, 166, 167f
   1, 166, 167f
   2, 166, 167f
Coxa(s)
contorno das, 210-218
   com base em tecnologia, 210-218
      avaliação do paciente, 211
      consequências, 218
         complicações, 218
         problemas, 218

planejamento, pré-operatórios, 213
preparação, pré-operatórios, 213
resultados, 218
técnica cirúrgica, 214
subunidades da, 212f
   estéticas, 212f
      marcações cirúrgicas, 215f
      tecnologia recomendada, 214f
Coxim Adiposo
do tríceps, 168
   marcação do, 168
   parâmetros de tratamento, 168
Criolipólise 3D
para contorno corporal, 40-50
   aplicações clínicas, 45
   avaliação-consulta, 43
   critérios de exclusão, 42
   cuidados posteriores, 45
   para redução de gordura, 41q
   seleção de pacientes, 42
   técnica, 42
   tratamento, 43

D

Deformidade(s)
análise das, 182
do tórax masculino, 182
   pele *versus* glândula, 182
      versus gordura, 182
Destruição
de gordura, 52-60
   por RF não invasiva, 52-60
   para contorno corporal, 52-60
Dissecção
na gluteoplastia, 201f, 202f
   com implantes, 201f, 202f
      colocação intramuscular, 203f
      inicial, 201f
      subfascial, 202f

E

Ectomorfo(s)
influência do biotipo, 186
resultados de, 186
Endomorfo(s)
influência do biotipo, 186
resultados de, 186
Envelhecimento
do pescoço, 142f
   com ampliação submentual, 142f
Enxertia
de gordura, 16
   implicações biológicas da, 16
Enxerto
de gordura adjuntivo, 189
   no tronco, 189
Espaço(s) Negativo(s)
emulsificação, 188
extração, 188
incisões, 187
infiltração, 188

F

Facelifting
sem cicatriz, 133-139

com assistência por RF bipolar, 133-139
   aplicações clínicas, 138
   contra, 139q
   contraindicações, 134
   discussão, 136
   indicações, 134
      escolha dos pacientes, 134
   prós, 139q
   técnica, 134
   terapia combinada, 138
FaceTite
técnica do procedimento, 174-179
casos de pacientes, 178
FC (Fosfatidilcolina), 141
Fisiologia
do tecido adiposo, 12
   desenvolvimento do, 12
   giro do, 12
   metabolismo do, 12
   órgão adiposo, 12
   funções do, 12
Flanco(s), 191-196
anatomia, 191
complicações, 196
cuidados pós-operatórios, 196
marcações, 192
posicionamento, 192
tratamento, 193
FPB (Flacidez da Pele do Braço)
RFAL na, 171
FSN (Rede Fibrosseptal), 191

G

Ginecomastia Masculina
opções cirúrgicas na, 183
   algoritmo para, 183
      específico masculino, 183
tratamento de, 181-184
   acesso aberto para tecido de, 183
      incisão ômega invertida, 183
   bonito normal, 181
      anatomia peitoral, 181
      padrões de beleza, 181
   complicações, 184
   deformidades do tórax, 182
      pele *versus* glândula, 182
         versus gordura, 182
   papel do enxerto de gordura, 183
      para melhorar a aparência musculosa, 183
      para reduzir a cicatriz, 183
   peitoral maior, 182f
      divisão estética, 182f
   prevenção, 184
   VASER, 183
      abordagem mista, 183
Glândula
versus gordura, 182
pele *versus*, 182
   nas deformidades, 182
      do tórax masculino, 182
Gluteoplastia
com implantes, 197-209
   avaliação da paciente, 197
   candidata à, 199f

complicações, 204
exemplos de casos, 206
músculo glúteo máximo, 198*f*
   anatomia do, 198*f*
   estrutura mais profunda, 198*f*
planejamento, pré-operatórios, 200
preparação, pré-operatórios, 200
superfície ideal, 199*f*
   anatomia de, 199*f*
técnica cirúrgica, 200
   colocação intramuscular, 203*f*
   dissecção, 201*f*, 202*f*
      inicial, 201*f*
      subfascial, 202*f*

Gordura
  destruição de, 52-60
    por RF não invasiva, 52-60
      para contorno corporal, 52-60
  enxerto de, 189
    adjuntivo, 189
      no tronco, 189
    glândula *versus*, 182
    pele *versus*, 182
      nas deformidades, 182
         do tórax masculino, 182
    papel do enxerto de, 183
      para melhorar a aparência musculosa, 183
      para reduzir a cicatriz, 183

H

HIFU (Ultrassom Direcionado de Alta Intensidade), 30
  procedimento para, 35
  tratamento com, 31*f*
    equimoses após, 31*f*
    linha básica após, 36*f*

I

Illouz
  zonas descritas por, 211*f*
    de aderência, 211*f*
Imagem(ns) 3D
  investigação por, 3-7
    benefício da, 5
      intraoperatório, 6
      pós-operatório, 6
      pré-operatório, 5
    limitações, 7
    na cirurgia plástica, 4
      história da, 4
    para tecnologia emergente, 3-7
      em contorno corporal, 3-7
Implante(s)
  gluteoplastia com, 197-209
    avaliação da paciente, 197
    candidata à, 199*f*
    complicações, 204
    exemplos de casos, 206
    músculo glúteo máximo, 198*f*
      anatomia do, 198*f*
      estrutura mais profunda, 198*f*
    planejamento, pré-operatórios, 200
    preparação, pré-operatórios, 200
    superfície ideal, 199*f*
      anatomia de, 199*f*
    técnica cirúrgica, 200
      colocação intramuscular, 203*f*
      dissecção, 201*f*, 202*f*
        inicial, 201*f*
        subfascial, 202*f*
Implicação(ões) Biológica(s)
  da enxertia de gordura, 16
  da lipoaspiração, 14
    efeitos, 14
      biológicos no resultado cosmético, 14
      metabólicos, 15
Incisão
  ômega invertida, 183
  no acesso aberto, 183
  para tecido de ginecomastia, 183
Investigação
  por imagens 3D, 3-7
    benefício da, 5
      intraoperatório, 6
      pós-operatório, 6
      pré-operatório, 5
    limitações, 7
    na cirurgia plástica, 4
      história da, 4
    para tecnologia emergente, 3-7
      em contorno corporal, 3-7
IRM (Imagens por Ressonância Magnética), 58

J

Joelho
  contorno do, 220-223
    armadilhas, 223
    avaliação pré-operatória, 220
    considerações pós-operatórias, 223
    dicas, 223
    marcações, 221
    procedimento, 221

L

LAL (Lipoaspiração a *Laser*)
  com AL, 81-90
    avaliação, 82
      pré-operatória, 82
    cirurgia no consultório, 81-90
    complicações, 89
    considerações pós-operatórias, 89
    medicamentos, 82
      pré-operatórios, 82
    método de, 82
      considerações intraoperatórias, 87
      solução tumescente, 83
Laser
  contorno corporal a, 21-28
    não invasivo, 21-28
      interação de tecidos, 21
      resposta do tecido, 22
      seleção de pacientes, 23
      técnica, 23
      tratamento, 21, 25, 28
        hipertérmico, 21
        limitações de, 28
        resultado do, 25
      irradiação do, 23*f*
        resposta tecidual à, 23*f*
        prazo da, 23*f*
      matriz de, 24*f*
        colocação da, 24*f*
        apropriada, 24*f*
        variações de, 24*f*
Lipoaspiração
  a *laser*, *ver* LAL
  circunferencial, 170*f*
    a 270°, 170*f*
  com água, *ver* WAL
  com VASER, *ver* VAL
  considerações étnicas em, 71-77
    anestesia geral, 75
    atitude em relação à, 75
    cicatrização, 76
    corpo ideal, 72
    demografia cosmética, 72*q*
      nos EUA, 72*q*
    IMC, 74
      diferenças de, 74
    obesidade, 74*q*
      prevalência em diferentes grupos, 74*q*
    qualidade da pele, 75
  da camada intermediária, 189
    no contorno corporal, 189
      de alta definição do abdome, 189
  do pescoço, 160-164
    acesso, 162*f*
      paramedianos, 162*f*
      retroauriculares, 163*f*
      submentual, 162*f*
    técnica clássica, 160-164
      anestesia, 161
      avaliação do paciente, 160
      complicações, 164
      consequências, 164
      cuidados pós-operatórios, 163
      marcações, 161
      planejamento pré-operatório, 160
      posicionamento do paciente, 161
      preparação da pele, 161
      preparação pré-operatória, 160
      problemas, 164
      procedimentos auxiliares, 163
      recuperação, 163
      resultado, 164
  implicações biológicas da, 14
    efeitos, 14
      biológicos no resultado cosmético, 14
      metabólicos, 15
  por RF, *ver* RFAL
  por ultrassom, *ver* UAL
  tecnologia de, 79-129
    PAL, 124-128
      técnica para, 124-128
      tipos de cânulas, 124-128
    VASER, 102-111
      para contorno corporal, 102-111
Lipólise
  com injeção, 140-148
    ADC, 141
    avaliação do paciente, 142
    complicações, 147

consequências, 146
pescoço, 140-148
　de jovem, 141f
planejamento pré-operatório, 143
preparação pré-operatória, 143
problemas, 147
resultados, 146
técnica cirúrgica, 143
　marcações, 143
　posicionamento, 143

M

MAC (Cuidados de Anestesia Monitorados), 161
Marcação(ões)
do CAD, 166
do coxim adiposo, 168
　do tríceps, 168
na lipoaspiração, 161
　do pescoço, 161
na lipólise, 143
　com injeção, 143
　　aplicação da grade, 145f
　　para Kybella, 144f
Mesomorfo(s)
influência do biotipo, 186
　resultados de, 186
Metabolismo de Gordura
conceitos clinicamente aplicáveis de, 9-16
　anatomia do tecido adiposo, 9
　　componentes, 11
　　estrutura, 9, 11
　　　celulares, 11
　　　macroscópica, 9
　fisiologia do tecido adiposo, 12
　　desenvolvimento do, 12
　　funções do órgão adiposo, 12
　　giro do, 12
　　metabolismo do, 12
　implicações biológicas, 14, 16
　　da enxertia de gordura, 16
　　da lipoaspiração, 14
MFU (Ultrassom Multifocado), 133
MLMT (Meridiano da Linha Média do Tríceps), 168
aplicação de RF, 172
costura interna, 169f
　conceito da, 169f
RFAL no, 170f
Modelagem Corporal
não invasiva, 30-38
　ultrassom em, 30-38
　　aplicações clínicas, 37
　　contra, 37
　　desvantagens, 38q
　　prós, 37
　　seleção de pacientes, 34
　　técnica, 35
　　tratamentos de combinação, 37
　　vantagens, 38q
MSCs (Células-Tronco Mesenquimatosas/ *Mesenchymal Stem Cells*), 62
Músculo
glúteo máximo, 198f
　anatomia do, 198f

estrutura mais profunda, 198f
reto abdominal, 188

P

Padrão(ões) de Beleza
constantes, 186
versus flutuantes, 186
PAL (Lipoaspiração Assistida por Energia/ *Power-Assisted Liposuction*), 81
complicações, 127
equipamento, 124
história da, 124
novas aplicações, 127
procedimento, 127
vantagens, 125
　para o cirurgião, 125
　para o paciente, 126
Panturrilha
contorno da, 220-223
　armadilhas, 223
　avaliação pré-operatória, 220
　considerações pós-operatórias, 223
　dicas, 223
　marcações, 221
　procedimento, 221
Peitoral
maior, 182f
　divisão estética, 182f
Pele
preparação da, 161
　na lipoaspiração, 161
　　do pescoço, 161
retração da, 108
　com VASER, 108
versus glândula, 182
versus gordura, 182
　nas deformidades, 182
　　do tórax masculino, 182
Perda
sanguínea, 109
e VASER, 109
Pescoço
de jovem, 141f
envelhecimento do, 142f
　com ampliação submental, 142f
jovial, 155f
lipoaspiração do, 160-164
　técnica clássica, 160-164
　　anestesia, 161
　　avaliação do paciente, 160
　　complicações, 164
　　consequências, 164
　　cuidados pós-operatórios, 163
　　marcações, 161
　　planejamento pré-operatório, 160
　　posicionamento do paciente, 161
　　preparação da pele, 161
　　preparação pré-operatória, 160
　　problemas, 164
　　procedimentos auxiliares, 163
　　recuperação, 163
　　resultado, 164
lipólise com injeção, 140-148
　ADC, 141
　avaliação do paciente, 142
　complicações, 147

consequências, 146
planejamento pré-operatório, 143
preparação pré-operatória, 143
problemas, 147
resultados, 146
técnica cirúrgica, 143
　marcações, 143
　posicionamento, 143
RFAL, 150-158
aparelhos, 151
complicações, 156
cuidados pós-operatórios, 154
dicas cirúrgicas, 153
estatística, 154
estudos de casos, 156
gel, 153
incisões, 151
infiltração, 151
pré-operatório, 151
　planejamento no, 151
　preparação no, 151
resultados, 155
seleção dos pacientes, 150
técnica, 151, 153
　cirúrgica, 151
　　marcações, 151, 152f
　tratamento, 153
　profundidade do, 153
　zona de, 154f
Posicionamento
na lipólise, 143
　com injeção, 143
　　localização da, 145f
PSM (Plenitude Submentual), 143

Q

QPB (Qualidade da Pele do Braço)
RFAL na, 171
Quadril(is), 191-196
anatomia, 191
complicações, 196
cuidados pós-operatórios, 196
marcações, 192
posicionamento, 192
tratamento, 193

R

RCQ (Relação Cintura-Quadril), 203
Retração
da pele, 108, 109f
　com VASER, 108
RF (Radiofrequência)
aplicação de, 172
　no braço, 172
bipolar, 133-139
　facelifting sem cicatriz com assistência por, 133-139
　　aplicações clínicas, 138
　　contra, 139q
　　contraindicações, 134
　　discussão, 136
　　indicações, 134
　　　escolha dos pacientes, 134
　　prós, 139q
　　técnica, 134

terapia combinada, 138
não invasiva, 52-60
  para contorno corporal, 52-60
    destruição de gordura por, 52-60
RFAL (Lipoaspiração por Radiofrequência), 81
  dispositivo de, 93*f*, 94*f*
    Bodytite, 93*f*, 94*f*
  mecanismo de ação, 91
  para contorno corporal, 91-100
    armadilhas, 99
    parâmetros de segurança, 94
    pérolas, 99
    RF, 91, 92
      dispositivo de, 92
      tecnologia de, 91
    seleção de pacientes, 95
      candidatos à, 96
      insatisfeitos, 98
  para contorno do braço, 165-173
    aplicação, 170*f*, 172
      de RF, 172
      no MLMT, 170*f*
    CAD, 166, 167*f*, 168*f*, 173*f*
      marcação do, 166
      ponto de inserção, 168*f*
    classificação do braço, 171*q*
    coxim adiposo do tríceps, 168
      marcação do, 168
      parâmetros de tratamento, 168
    pontos anatômicos, 165
      de referência, 165
    seleção de candidatos, 171
      FPB, 171
      QPB, 171
    terra de ninguém, 166, 167*f*
    zona, 166, 167*f*
      1, 166, 167*f*
      2, 166, 167*f*
  pescoço, 150-158
    aparelhos, 151
    complicações, 156
    cuidados pós-operatórios, 154
    dicas cirúrgicas, 153
    estatística, 154
    estudos de casos, 156
    gel, 153
    incisões, 151
    infiltração, 151
    pré-operatório, 151
      planejamento no, 151
      preparação no, 151
    resultados, 155
    seleção dos pacientes, 150
    técnica, 151, 153
      cirúrgica, 151
        marcações, 151, 152*f*
    tratamento, 153
      profundidade do, 153
      zona de, 154*f*

S

SAL (Lipectomia por Sucção), 81
SAL (Lipoaspiração Assistida por Sucção), 168
SAT (Tecido Adiposo Subcutâneo), 30

SEL (*Stromal Enriched Lipograft*), 61
  técnica do, 63*f*
SFS (Sistema Fascial Superficial), 191
Subunidade(s)
  da coxa, 212*f*
    estéticas, 212*f*
      marcações cirúrgicas, 215*f*
      tecnologia recomendada, 214*f*
SVF (Fração Vascular do Estroma/*Stromal Vascular Fraction*), 62

T

Tecido Adiposo
  anatomia do, 9
    componentes, 11
    estrutura, 9, 11
      celulares, 11
      macroscópica, 9
  fisiologia do, 12
    desenvolvimento do, 12
    giro do, 12
    metabolismo do, 12
    órgão adiposo, 12
    funções do, 12
Técnica
  para vibrolipoaspiração, 124-128
    complicações, 127
    equipamento, 124
    história da PAL, 124
    novas aplicações, 127
    procedimento, 127
    vantagens, 125
      para o cirurgião, 125
      para o paciente, 126
Tecnologia
  contorno corporal com base em, 131-224
    de acordo com a anatomia, 131-224
      alta definição do abdome, 185-190
      coxas com base em tecnologia, 210-218
      da panturrilha, 220-223
      do joelho, 220-223
      do tornozelo, 220-223
      facelifting sem cicatriz, 133-139
        com assistência por RF bipolar, 133-139
      facetite, 174-179
        técnica do procedimento, 174-179
      flancos, 191-196
      gluteoplastia com implantes, 197-209
      lipoaspiração do pescoço, 160-164
        técnica clássica, 160-164
      lipólise com injeção, 140-148
        pescoço, 140-148
      pescoço, 150-158
        RFAL, 150-158
      quadris, 191-196
      RFAL, 165-173
        para contorno do braço, 165-173
      tratamento de ginecomastia masculina, 181-184
    de lipoaspiração, 79-129
      LAL, 81-90

  com AL, 81-90
    cirurgia no consultório, 81-90
  RFAL, 91-100
    para contorno corporal, 91-100
  VASER, 102-111
    para contorno corporal, 102-111
  vibrolipoaspiração, 124-128
    técnica para, 124-128
    tipos de cânulas, 124-128
  WAL, 113-123
Tecnologia Emergente
  investigação por imagens 3D para, 3-7
    em contorno corporal, 3-7
      aplicações, 3*q*
      pontos técnicos, 3*q*
Terra de Ninguém, 167*f*
  no braço, 166
Tórax
  masculino, 182
    análise das deformidades do, 182
      pele *versus* glândula, 182
      versus gordura, 182
Tornozelo
  contorno do, 220-223
    armadilhas, 223
    avaliação pré-operatória, 220
    considerações pós-operatórias, 223
    dicas, 223
    marcações, 221
    procedimento, 221
Tríceps
  coxim adiposo do, 168
    marcação do, 168
    parâmetros de tratamento, 168

U

Ultrassom
  em modelagem corporal, 30-38
    não invasiva, 30-38
      seleção de pacientes, 34
      técnica, 35
    focalizado, 36
      de baixa frequência, 36
        aplicações clínicas, 37
        procedimento de, 36
        tratamentos de combinação, 37
      não térmico, 36
        contra, 37
        desvantagens, 38*q*
        prós, 37
        vantagens, 38*q*

V

VAL (Lipoaspiração com VASER), 107
  viabilidade após, 109
    das células, 109
VASER (Amplificação da Vibração da Energia Sonora na Ressonância/*Vibration Amplification of Sound Energy at Ressonance*)
  energia ultrassônica da, 109*f*
  ginecomastia, 183
    abordagem mista, 183
      para reduzir sangramento, 183
      para retração da pele, 183

Índice Remissivo

sistema, 103f
   emulsificação de gordura, 105f
tecnologia para contorno corporal, 102-111
   complicações, 110
      prevenção, 110
      tratamento, 110
   configuração, 110
      conforme cada paciente, 110
   conversão de calor, 106
   desenho, 106
   física da, 104
      como funciona, 104
   indicações, 105
   liberação de energia, 106
   método contínuo, 106
      versus pulsado, 106
   perda sanguínea e, 109
   retração da pele, 108, 109f
   sondas, 110
   ultrassônica, 102
      em medicina, 102
      história, 102
      refinamentos, 102
      usos, 102

uso de sondas, 106
VAL, 107
   viabilidade das células após, 109
Vibrolipoaspiração
   complicações, 127
   equipamento, 124
   novas aplicações, 127
   PAL, 124
      história da, 124
   procedimento, 127
   técnica para, 124-128
   tipos de cânulas, 124-128
   vantagens, 125
      para o cirurgião, 125
      para o paciente, 126

W

WAL (Lipoaspiração com Água/*Water-Assisted Liposuction*), 113-123
   aplicações clínicas, 120
   contras da, 122
   descartáveis, 123
   dispositivos, 123
   prós da, 122
   seleção de pacientes, 113
   contraindicações, 113
   indicações, 113
   técnica, 114
      cuidados posteriores, 119
      dispositivo, 114
      LipoCollector, 118
      modos de operação da, 117
      sequências, 118
      solução tumescente, 118
   tratamento, 120
      de combinação, 120
      AFT, 120
WAT (Substância Adiposa Branca/*White Adipose Tissue*), 62
WHR (Proporção Ideal de Cintura:Quadril/*Waist to Hip Ratio*), 72

Z

Zona(s)
   de aderência, 211f
      descritas por Illouz, 211f
   no braço, 166, 167f
      1, 166, 167f
      2, 166, 167f